老年病多学科整合管理

Interdisciplinary Integrated Management for Aged Diseases

陈 峥 主编

中国协和医科大学出版社

图书在版编目（CIP）数据

老年病多学科整合管理/陈峥主编. —北京：中国协和医科大学出版社，2013.5
ISBN 978 - 7 - 81136 - 846 - 8

Ⅰ．①老…　Ⅱ．①陈…　Ⅲ．①老年病 - 卫生管理　Ⅳ．①R592

中国版本图书馆 CIP 数据核字（2013）第 058811 号

老年病多学科整合管理

主　　编：陈　峥
责任编辑：吴桂梅　林　娜

出版发行：**中国协和医科大学出版社**
　　　　　（北京东单三条九号　邮编100730　电话65260378）
网　　址：www. pumcp. com
经　　销：新华书店总店北京发行所
印　　刷：北京佳艺恒彩印刷有限公司

开　　本：787×1092　　1/16 开
印　　张：12.25
字　　数：260千字
版　　次：2013 年 6 月第一版　　2013 年 6 月第一次印刷
定　　价：35.00 元

ISBN 978 - 7 - 81136 - 846 - 8/R · 846

老年病多学科整合管理

主　编　陈　峥

副主编　宋岳涛

编　者（按撰写内容次序排序）

宋岳涛　北京市中西医结合老年病学研究所

姬长珍　北京老年医院营养科

杨丽珺　北京老年医院医务处

隋　彧　北京老年医院社工部

王　烨　北京老年医院药剂科

陈　峥　北京老年医院院办

夏　东　北京老年医院急诊科

姚　锐　北京老年医院门诊部

刘小鹏　北京老年医院医务处

吕继辉　北京老年医院精神心理科

陈雪丽　北京老年医院康复科

邓宝凤　北京老年医院护理部

刘丽君　北京老年医院卒中单元

姜宏宁　北京老年医院临终关怀科

王庆雷　北京老年医院骨二科

马　毅　北京老年医院体检中心

刘前桂　北京老年医院呼吸康复科

张进平　北京市中西医结合老年病学研究所

秘　书　杨颖娜　李保英

主 编 简 介

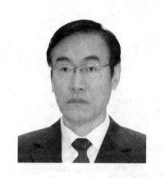

陈峥，医学硕士，主任医师，硕士研究生导师，北京老年医院院长，兼北京市中西医结合老年病学研究所所长。2002 年在加拿大多伦多 – 约克大学苏里克商学院学习 MBA，于 2006 年相继到加拿大多伦多大学和美国霍普金斯大学公共卫生学院接受医院管理培训和 DRG 培训，2009 年到联合国老年研究所接受老年医学培训，2012 年到法国接受公共卫生管理培训，还多次到日本、澳大利亚、新西兰和韩国等老年医疗服务机构进行参观考察。现任全国老年医院联盟理事会主席、中国老年学学会老年医学委员会副主任委员、老年保健与康复学委员会副主任委员、中国生命关怀协会副理事长、首都医科大学老年医学系副主任、中国康复学会老年康复分会副主任委员等职。主持完成"多学科整合式管理模式在老年病医疗和护理中的应用研究"、"数字化北京老年疾病防控体系的建设"和"北京老年医疗连续性服务的构建策略和应用研究"等多项课题。目前正组织实施首发专项联合攻关项目"老年患者中期照护的临床对照研究"。主译或主编的老年医学论著有《实用老年医学》、《老年综合征管理指南》、《健康大百科·老年篇》和《老年病诊疗手册》等。

内 容 提 要

  老年人是一个特殊群体，是人体生命过程的最后一个阶段。老年人随着年龄的增长，解剖组织结构逐步发生老化，生理功能不断退化，在营养代谢、精神心理、社会、环境和临床药理学等方面也与成年人具有明显不同的特点。老年人是疾病的高发人群，老年病具有多因素致病、多病共存、多脏器衰竭或多系统功能障碍、多种老年综合征表现和多种老年问题出现等特点，加之受到社会、经济和环境等多种因素的影响，老年病异常复杂，这就决定了老年医疗服务和管理的特殊性。为了给老年人提供一个良好的就医环境，全面而系统地解决老年人存在的各种心身疾病，在老年医疗服务过程中应该采取多学科整合管理的服务模式。本书在系统介绍老年人和老年疾病的特点、老年医疗服务和老年心理健康管理的基础上，重点介绍了老年病多学科整合管理的概念、多学科团队的组成、医院与社区卫生服务机构老年病的多学科整合管理模式以及在多学科整合管理工作中常用的老年综合评估方法。

前　言

　　健康长寿是人类永恒的主题，维护老年人的健康使其长命百岁是一项浩大的系统工程，需要动员社会、医院、社区、家庭和个人的力量，只有实现老年人"老而不病或老而少病、病而不残、残而不废、废而不弃、死而不痛"的老年医学目标，才能使老年人安度晚年，快乐幸福。

　　老年人是一个特殊群体，由于其机体的老化和生理功能的衰退，自身表现出一系列不同于正常成年人的特点，如机体免疫力低下、营养状况不佳、抗病能力降低、躯体功能减退、认知功能下降、情绪波动性较大、社会参与能力减低、适应环境能力变差、药物代谢水平减退、药物不良反应增多，如此诸多问题，导致老年人多病共存、多系统功能障碍和多器官衰竭，使得老年病难以处理。为了帮助读者全面了解或掌握老年人的特点和老年疾病的特点，本书系统地介绍了有关老年人解剖生理、营养代谢、精神心理、社会经济、环境适应和临床药理学等方面的特点和老年疾病的特点，希望读者能从中受益。

　　由于老年人和老年病的特殊性，老年学和老年医学应运而生。国际上对老年医疗服务和老年病管理研究得比较多，而我们国家在这方面研究尚处于初级阶段。为了便于大家更好地了解老年医疗的服务形式和管理模式，本书在介绍老年慢病管理、老年病急性期的医疗服务、老年中长期照护、舒缓治疗与临终关怀、日托照护和居家服务等老年医疗服务形式的基础上，重点介绍了老年心理健康管理的方法和老年病的多学科整合管理模式。

　　本书中多学科的概念源于跨学科（interdisciplinary）、交叉学科（transdisciplinary）和多学科（multidisciplinary）三个概念。由于现在国内应用多学科诊疗比较普遍，但是与老年医学中采用的跨学科有一定的区别。为了简化词汇和考虑到国人的习惯，我们都简称为多学科整合模式，而不用跨学科整合这个概念。老年病的多学科整合管理（interdisciplinary integrated management for aged diseases），是在老年病的管理中，针对老年人病理、心理和社会环境等问题和影响因素，采用"生物－心理－社会－环境－工程"的医学模式，组成由全科医师、老年病医师、康复师、护士、心理师、营养师、临床药师、个案管理者、社会工作者、护工、宗教工作者、患者本人及其家属等构成的多学科团队，对老年病患者实施综合性医疗、康复和护理服务，它体现的是一种以人为本的服务理念。本书系统地介绍了十一种医院多学科整合管理模式和四种社区多学科整合管理模式。希望读者能从中受到启迪，并将这种管理模式自觉应用于老年医疗服务的过程之中，不断推动我国老年医学事业的向前发展。

本书的出版，有赖于北京市卫生系统"215"人才工程建设项目学科骨干培养经费、北京市卫生局 2012 年度老年卫生项目"北京市社区老年保健适宜技术推广与研究"和首发专项"老年患者中期照护临床对照研究"等项目经费的支持，在此真诚致谢中共北京市委组织部、北京市卫生局、北京市医院管理局和北京老年医院的各级领导！

在编写本书的过程中，来自山西医科大学的庞工力、苗彦明、杜超翔、董志永和黄新五位同学在资料的收集和整理中付出了辛勤的汗水，所有的编委不辞劳苦、加班加点倾注了大量的心血，北京老年医院的各级领导给予积极支持，北京市中西医结合老年病学研究所全体人员给予密切配合，在此一并致以诚挚的谢意！由于编写时间仓促，编者水平有限，书中的缺点和错误在所难免，如读者发现书中有任何不妥之处敬请不吝赐教。

陈　峥　宋岳涛

2012 年 12 月 26 日

目　录

第一章　老年人与老年病的特点

第一节　老年人的解剖生理特点

人体在生命的进程中，发育成熟后，机体的结构和功能就会随年龄增加而逐渐出现各种不利的变化。这些不断发生、发展的变化过程称为老化。老化随时间的推移而出现，一旦出现则不可逆转。人体随着老化而产生的变化引起机体功能降低、内环境稳态失衡，一旦失衡，因环境变化而不能保持机体自身的稳定，逐渐趋于死亡。由于老化的发展变化规律决定了老年人在解剖形态结构和生理功能上都有其特定的变化，只有确切地掌握老年人的这些变化特点，才能为老年人提供更加合理的医疗卫生保健服务。

一、皮肤

随着年龄的增长，人体皮肤会出现一系列的变化，尤其步入老年以后变化更加明显。概括地讲，老年人的皮肤具有以下特点：

1. 皮肤变薄、变干、变皱　老年人皮肤逐渐变薄，皮下脂肪逐渐变少，汗腺、皮脂腺和血管的数量也在减少，故皮肤逐渐变得干燥和缺乏弹性。由于缺乏弹性会出现日益加深的皱纹。研究发现常年暴露在阳光下的皮肤会产生更加明显的皱纹，并容易使皮肤变得粗糙和过早出现斑点。只要比较暴露在阳光下的皮肤（例如脸部皮肤）和没有暴露在阳光下的皮肤（例如臀部皮肤），就可以看出阳光对皮肤的作用。避免长期暴露在阳光下的人往往看起来要比他们的实际年龄小很多。

2. 耐寒性降低　老年人皮肤下的脂肪层变薄并被更多的纤维组织代替。脂肪具有贮存热量的功能，脂肪层作为皮肤的软垫对皮肤具有保护和支持作用，当脂肪层变薄时，皮肤容易裂伤和产生皱纹，耐寒性会降低。

3. 温、痛、触觉功能变差　老年人皮肤的神经末梢数量逐渐减少，各种浅感觉功能即温、痛和触觉功能逐渐减弱，对疼痛的敏感性降低，因而更容易受到伤害。

4. 皮肤调节体温的能力降低　老年人皮下浅层和深层的血流量都在减少。通常，身体的热量通过血管从身体的内部传输到身体表面。血流量减少时，身体释放的热量减少，就不能像以往那样冷却自己。因此，老年人就更容易因过度体热而生病，例如热卒中。同时，因为血流量的减少，皮肤损伤恢复得也更慢。

5. 抗紫外线能力降低　老年人皮肤生产色素细胞（黑素细胞）的数量减少，皮肤对来自紫外线伤害的抵抗能力降低。

6. 头发变稀、变白　随着年龄的增加，老年人毛囊下端生长毛发的毛乳头逐渐减少，头发变稀、变白甚至秃顶。由于皮脂腺萎缩，皮脂分泌减少，皮肤和毛发失去光泽。甲体失去光泽，生长速度变慢，可出现纵脊。

二、运动系统

老年人躯体功能的衰退在运动系统表现得更为明显，具体有以下特点：

1. **骨质疏松易骨折**　由于老年人骨质中的有机物减少，骨密质变薄、骨小梁变稀疏，致使骨密度降低和骨质量减轻，出现骨质疏松，加之骨矿物质增多使骨质脆性增加，易发生骨折。骨质疏松的轻重程度受性激素的影响，骨质疏松的表现在脊柱部位更为突出，常常表现为背痛和自发性压缩性骨折，多数导致老年性驼背。

2. **关节的灵活性降低**　老年人软骨变性多出现在关节软骨的中心带，骨质增生出现在关节软骨的四周。由于软骨变硬失去弹性和骨刺的形成，关节囊周围韧带退变，使关节的灵活性降低，影响关节的运动。此外，关节囊滑膜萎缩变薄，表面的皱襞和绒毛增多，滑液分泌减少、软骨素基质减少，代谢功能减弱，表现为关节僵硬，导致关节灵活性的降低。

3. **衰老性肌萎缩**　老年人的肌肉组织脱水会慢慢失去弹性，肌纤维不断萎缩，肌肉变硬，肌力减退，逐渐表现出衰老性肌萎缩，致使老年人的动作逐渐迟缓、笨拙，易于疲劳和发生腰酸腿痛；面部、颈部和背部肌肉也会逐步变紧张，进行性影响其功能活动。

三、消化系统

老年人消化功能的退化在消化道和消化腺都有其特有的变化，主要特点如下：

1. **口腔**　最明显的变化是牙和牙周组织的退行性变，以及由于牙齿脱落引起的上、下颌骨和颞下颌关节的改变，如下颌头变小、下颌窝变平和关节盘萎缩，加之关节周围韧带松弛，易发生颞下颌关节半脱位。舌黏膜上的舌乳头逐渐消失，舌表面光滑，味蕾减少、萎缩，味阈升高，味觉障碍，对酸甜苦咸的敏感性明显减退，对咸味显著迟钝。由于涎腺萎缩，唾液分泌减少，易口干、口腔不适或罹患疾病。老年人张口幅度和咀嚼力均降低，吃饭速度明显减慢，易致消化不良。

2. **胃和肠**　胃肠道肌肉运动减弱，可引起咽下困难和排空时间延迟，出现便秘。胃管壁上皮细胞腺体分泌功能降低，胃酸减少可引起消化功能减退和胃肠道细菌性感染。由于胃蛋白酶内因子缺乏，易诱发贫血。因肠道吸收功能降低易导致骨质疏松，因盆底肌收缩功能下降易导致便失禁。

3. **肝与胆**　老年人肝脏经尸检和腹腔镜观察呈棕色，并有较多纤维化。此种肝包膜周围及肝实质纤维化的增多，不应混为"肝硬化"（liver cirrhosis），可称为"肝损伤"（liver damage）。肝的重量随增龄而减轻，从20岁至70岁肝重量可下降25%左右。肝血流量随增龄逐渐减少，60岁时可减少40%左右，逐步影响到体内的代谢。肝细胞缩小，肝细胞合成蛋白质的功能减退，血浆白蛋白减低；肝储糖功能障碍，肝脏解毒功能下降，特别会影响到一些药物的代谢，因此老年人易出现药物的不良反应。胆囊壁增厚，胆汁浓稠，胆固醇较多，易形成胆结石。

4. **胰腺**　胰腺呈脂肪退性变和血管硬化导致胰腺萎缩，结缔组织增生，腺泡萎缩。胰液中胰淀粉酶和脂肪酶减少约20%，对脂肪的消化吸收能力降低。

四、呼吸系统

老年人呼吸系统组织结构逐渐退化，呼吸功能逐渐降低，且随增龄而加速。如以正常成人20岁的肺功能为100%，则60岁、80岁的老人肺功能将分别降低到75%和60%。

1. **鼻**　老年人鼻黏膜变薄，黏膜内血管变少，腺体萎缩，分泌功能减退，上呼吸道的加温和湿化作用明显减弱，呼吸道变得比较干燥，防御功能减退。老年人嗅区黏膜萎缩退变，嗅觉功能明显下降。下鼻道后方近鼻咽处表浅静脉扩张呈丛状，称吴氏鼻。鼻咽静脉丛，是鼻出血的好发部位。

2. **咽和喉**　咽部黏膜角化，黏膜下腺体及淋巴组织萎缩，尤其是腭扁桃体萎缩最明显，分泌减少，常口干、咽干，易患上呼吸道感染，感染甚至波及下呼吸道。咽部肌肉萎缩，吞咽功能减退，神经末梢感觉减退，进流质时易呛咳，甚至将大块食物团块吸入呼吸管导致窒息。喉黏膜随年龄变薄，甲状软骨钙化，防御反射变得迟钝，容易罹患吸入性肺炎；环杓关节滑膜囊下纤维化，周围肌肉萎缩及纤维化，加之声带肌肉萎缩，使声带震动不良。

3. **气管和支气管**　气管内径增大，以横径增大为主，呼吸性细支气管口径可大于1.0mm而无破坏性改变。气管及支气管黏膜上皮和黏液腺退行性变，纤毛运动减弱，防御能力降低，易患支气管炎。细支气管黏膜萎缩折叠，黏液分泌增加，导致管腔狭窄，气流阻力增大，肺残气量增加，并影响分泌物的排出，容易发生呼气性呼吸困难。

4. **肺**　老年人肺组织呈灰黑色，乃长期吸入的尘粒沉积在肺组织所致。肺萎缩变小、变轻，肺内胶原纤维交联增多，肺的硬度加大，弹性降低，顺应性变差。肺泡壁断裂，肺泡互相融合，肺泡数量减少和剩余肺泡的腔隙扩大，呈现出"老年肺气肿"。老年人肺活量减小，70～80岁时只有年轻人的40%左右。老年人肺通气量也随增龄有所降低，只有年轻人的50%～60%。老年人肺残气量增加，影响新鲜空气的吸入，对缺氧和酸碱失衡的调节活动能力降低。肺泡壁变薄，壁间毛细血管床及血流量减少，肺换气功能下降。肺换气功能的下降，表现为动脉血氧分压（PaO_2）随增龄而减少，而二氧化碳分压（PCO_2）、肺泡氧分压（PaO_2）基本不变，表明CO_2在肺内的弥散不受增龄的影响，而氧在肺内的弥散则随增龄而降低。肺泡管及呼吸性细支气管管腔增大。胸膜变薄、干燥、粘连、不透明，可有钙化。

5. **胸廓**　前后径增大，横径减小，呈桶状胸。肋骨脱钙，肋软骨钙化甚至骨化，胸廓的顺应性降低，活动度减弱。呼吸肌萎缩和脂肪增加，收缩力减弱，呼吸频率降低。咳嗽的力量差，肺内分泌物滞留，易致感染。

五、泌尿系统

1. **肾**　老年人肾脏逐渐萎缩，重量约减少20%，肾血流量也较青年人减少30%～40%。肾皮质脂类减少，上皮细胞消失，皮质变薄，纤维组织增生，血流减少也比肾髓质明显。肾单位数自30岁以后逐渐减少，到80岁时可减少30%。由于肾实质减少，肾功能减退，如有脱水、感染、休克等原因，易致肾衰竭。肾血管发生粥样硬化改变，波及肾入球小动脉和出球小动脉，导致肾小球和肾小管周围毛细血管床缩小。肾小球滤过率降低，尿素清除率、肌酐清除率下降。肾小管功能减退，对葡萄糖的重吸收功能和尿浓缩能力下降。血浆肾素活性降低，可减少 30%～50%。血和尿中醛固酮水平约降低 50%。氨的产生减少，排泄酸的能力也较年轻人缓慢。肾糖阈值升高，兼有肾小球滤过率下降，因而即使血糖较高而尿糖也可以阴性，或较预期的排泄量减少。由于肾的储备能力下降，易受药物毒性作用的损伤。

2. 输尿管　老年人输尿管肿瘤需要受到重视，多为恶性，其中移行上皮细胞癌占多数。

3. 膀胱　主要是肌肉萎缩，肌层变薄，纤维组织增生。由于膀胱容量减小而出现尿频、夜尿和残余尿量增多。由于括约肌萎缩易出现尿频和尿失禁。

4. 尿道　尿道纤维化、变硬，尿流速度减慢，男性常有尿急，女性常有排尿困难或尿失禁。患尿失禁的妇女中 2/3 有尿道外口黏膜脱垂。由于尿潴留，加上膀胱抵抗细菌的能力减弱，泌尿系统感染的发生率增加。

六、生殖系统

（一）男性生殖系统

1. 睾丸　睾丸逐渐萎缩，生精上皮外面的基膜和固有膜增厚，生精上皮变薄，曲精小管的管腔变窄，最后导致阻塞，小管间质纤维化。精子数量减少，间质细胞数目略有减少，但脂褐素的含量明显增加，分泌雄性激素的能力下降，睾酮分泌量减少。

2. 前列腺　前列腺逐渐出现腺体皱缩、腺泡塌陷、上皮细胞变矮等退行性变。前列腺的血液供应减少，纤维组织增生腺体肥大，以中叶为主，易出现排尿不畅，严重时可压迫尿道引起排尿困难，甚至尿潴留。

3. 阴茎　尿道海绵体内的小梁有纤维组织增生，动脉和静脉逐渐硬化；阴茎海绵体也发生硬化，表现为阴茎勃起不坚或不能勃起，性功能逐渐降低，但个体差异很大。

（二）女性生殖系统

1. 卵巢　绝经期后卵巢内的卵泡不再成熟和排卵，几乎全部由结缔组织代替，卵巢可缩小到原体积的一半。

2. 输卵管　输卵管黏膜上皮萎缩，管腔狭窄或闭锁。

3. 子宫　子宫体和子宫颈等长，子宫萎缩如拇指大小。子宫内膜变薄，腺体稀少，分泌物减少，结缔组织增多，螺旋动脉几乎消失。子宫肌层中的间质呈纤维样变，其间的血管壁硬化增厚。

4. 阴道　阴道黏膜下结缔组织增多，变窄和缩短，黏膜苍白、干燥、皱襞消失，上皮层变薄，上皮细胞中的糖原减少，阴道杆菌不能产生足够的乳酸，抗感染能力下降，易发生阴道炎。

5. 外阴　显著萎缩，阴毛稀疏、灰白，大阴唇皮下脂肪减少，小阴唇和阴蒂变小。

七、心血管系统

心血管系统的老化一般从 30 岁开始，随增龄心脏重量逐渐增加，平均每年增加 1.0～1.5g，30 岁约为 240g，90 岁可增至 300g 左右。老年人的心血管系统从形态结构到生理功能都有相应的变化。

（一）心脏

1. 心腔　心的形态随增龄而变化，老年人心底与心尖的距离缩短。老年人左右心室容积在收缩期和舒张期均有轻度缩小，伴左心房扩大 20% 左右。此外，20% 老年人卵圆孔仍然处于一种潜在性开放状态，栓子穿过该孔引起栓塞的发生率比预想的要多，可引发心肌梗死。

2. 心内膜与心瓣膜　由于心内膜、心瓣膜长期受到血流的冲击以及以往感染、免疫反应和自身老化等因素的影响，逐渐发生淀粉样变性和脂肪沉积，其胶原纤维和弹力纤维随增龄而增生。一方面使心内膜呈弥漫而不均匀的增厚，出现一层灰白色物质，使心室舒张功能受限；另一方面，使心瓣膜特别是游离缘增厚、变硬，瓣叶钙化及瓣环扩大和钙化，有时呈锯齿状，特别是二尖瓣和主动脉瓣变形，造成瓣膜关闭不全，血液反流，产生心脏杂音。这种增龄性瓣膜反流量少，一般不产生明显的血流动力学改变，见于大多数高龄健康老年人。二尖瓣环与房室束关系密切，二尖瓣环钙化可引起房室传导阻滞。

3. 心肌组织　老年心肌组织的变化具体表现在心肌细胞、肌间组织和心传导系统等的变化，具体如下：

（1）心肌细胞：老年心脏增重的原因主要是心肌细胞体积增加而非数目增多。心肌细胞老化的典型表现是脂褐质在心肌纤维中聚积造成褐色萎缩，心肌细胞核内出现染色质凝集块，色泽加深或碎裂溶解，有的核内包涵体增多，线粒体减少，肌节老化。肌原纤维缩短，使心肌舒缩功能下降，心脏顺应性降低。因老年心肌细胞退化，表现出以下生理功能的变化：①收缩功能降低：老年人心肌细胞由于糖原合成与分解异常，细胞质中常出现嗜碱性变性物质。老年人由于心肌 ATP 酶活性降低、心肌线粒体老化，使收缩蛋白合成减少以及心脏收缩和舒张时由肌质网释放和摄取钙离子的速度缓慢，引起心室收缩力随增龄而降低（每年降低 1%），表现在左心室射血期缩短，射血前期延长；②舒张功能受损：老年人心肌的兴奋性、传导性和收缩性均减弱，对肾上腺素、强心苷类等药物的反应性下降。老年人心肌肥厚、心肌间质纤维化、淀粉样变、脂肪浸润及心包增厚等变化，使心肌紧张度增加，其顺应性降低，心室舒张不充分，导致舒张早期被动充盈速率减慢；③心肌细胞对 O_2 的利用率、静息时左心室功效和心脏储备力等均逐年下降，而心脏对颈动脉压的敏感度随增龄而增加。

（2）肌间组织：老年人心肌间的纤维组织及胶原增多，心脏增大。纤维组织增多使心肌的顺应性下降。

（3）心脏传导系统：心脏传导系统随增龄而表现为细胞数量减少、弹力纤维或胶原纤维则逐渐增多、脂肪浸润。

1）窦房结：窦房结的老化影响激动的形成和传导，是老年人发生病态窦房结综合征的重要原因。老年人窦房结自律性降低，表现在最大心率和固有心率（交感和副交感神经封闭后的心率）随增龄而降低（表 1-1），窦房结恢复时间随增龄而延长。窦房结自律性降低，削弱了对心脏其他节律点的控制，因而容易发生心律失常。

表 1-1　年龄与心率的关系（次/分）

	30 岁	40 岁	50 岁	60 岁	70 岁	80 岁
固有心率	100	95	90	84	79	74
最大心率	190	182	174	164	155	146
静息心率	76	72	68	66	62	59
最大心率与固有心率之差	90	87	84	80	76	72
固有心率与静息心率之差	24	23	22	18	17	15

注：引自：李源. 老年病学. 西安：第四军医大学出版社，2005

窦房结的老化，也可使冲动在窦房结内传导速度延缓。随着年龄增长，静息心率轻度降低，而最大运动心率明显减慢，固有心率与静息心率之差（反映迷走神经张力）和固有心率与最大心率之差（反映交感神经张力）均随增龄而减少，提示老年人窦房结对迷走神经和交感神经的敏感性降低。老年人活动时心率增加较年轻人少，其恢复时间延长。老年人窦性心率随增龄而下降，异常节律或心律失常（包括传导阻滞）的发生率随增龄而增加。

2）房室结、房室束及其分支：老年人房室结纤维增生或脂肪浸润，结间束与房内束的正常组织明显减少，房室束、左右束支及其远端直达浦肯野纤维发生脂质浸润。室内传导系统与心脏纤维支架间的纤维化、钙化及退行性变，引起心脏传导障碍，称为原发性传导束退化症。老年人房性心律失常较常见，可能与心房扩大、心房肌纤维化及淀粉样变有关。此外，心脏其他传导组织的老化可使冲动传导速度减慢，表现为 PR 间期和 QRS 时限随增龄而轻度延长。

4. 心外膜与心包　心包的弹性纤维随增龄而增生，使心包增厚、变硬，导致左心室舒张期顺应性降低。心外膜下脂肪随增龄而增多，尤其是大血管根部、左心室及房室沟等部位，增加了心脏的负担。

5. 老化对泵血功能的影响　老化对心肌收缩和舒张功能的影响，使其恢复时限均延长，最终表现为泵血功能减退。例如静息和运动时每搏量随增龄而降低，如按 30 岁的每搏出量为 100%，中年后每年减少 0.7%～1%（表 1-2）。由于每搏量和心率降低，静息心排出量（每搏量×心率）也随增龄而下降，每年降低约 1%。心排出量减少直接影响冠状动脉血流量，老年人冠状动脉最大流量较中青年人低 35%。中年后心脏指数（心排出量/体表面积）每年降低 0.8%。老年人因心室舒张末期容积缩小，静息射血分数（每搏量/心室舒张末期容积）并不降低，但运动时射血分数低于中青年人。由于老年人每搏量、心排出量、心脏指数及射血分数等降低，对外界适应能力减弱，在各种应激时容易发生心力衰竭和心肌缺血。

表 1-2 每搏量随年龄增长而递减的变化表

年　龄	30 岁	40 岁	60 岁	70 岁	80 岁	90 岁
心搏量	100%	90%	80%	75%	65%	42%

注：引自：李源. 老年病学. 西安：第四军医大学出版社，2005

6. 心脏老化的心电图改变 由于上述老年性心肌细胞的自律性、传导性等电生理特性的改变，正常老年人心电图也逐渐发生了一些不显著的、非特异性变化。其主要变化有：

（1）P 波振幅降低，肢体导联 P 波甚至看不出，胸前导联 P 波可见切迹，其中 V_1 导联多呈左心房负荷型，与心房内传导阻滞有关。

（2）PR 间期轻度延长，由于房室交界处心肌传导系统的退行性变，可出现轻度房室传导阻滞，造成 PR 间期轻度延长。

（3）QRS 波电轴左偏（左心室增厚所致），QRS 波振幅降低，时间延长（变宽），可有切迹，与胸壁厚度增加和心室内传导功能下降等因素有关。

（4）QT 间期延长，但不超过青年人正常值上限。有报道老年人的 QT 间期随着增龄而延长。

（5）老年人 T 波低平，T 波在 Ⅱ、Ⅲ 导联几乎均直立，Ⅲ 导联呈多形性（直立、平坦、双向、倒置）。

（二）血管

1. 动脉 由于动脉壁的弹性蛋白减少、胶原增多及钙沉积，血管壁增厚变硬，弹性减弱，动脉硬化。

（1）主动脉：随着年龄增长，主动脉胶原纤维增生和弹性纤维减少、断裂或变性，使主动脉壁僵硬度增加。一方面表现为主动脉扩张性降低和主动脉脉搏波传递速度增快，另一方面表现在主动脉容积增大（80 岁老年人主动脉容积较年轻人增加 4 倍），管壁增厚（40 岁为 0.25mm，70 岁后可超过 0.50mm），弹性减弱，长度增加，屈曲明显。胸主动脉和腹主动脉硬化，可有主脉瘤。由于主动脉和大动脉老化，其弹性减退，伸展性降低，大约 20 岁后，大动脉伸展率每增长 10 岁减少 10%，因而老年人大动脉弹性储备作用降低。尽管主动脉容积扩大在一定程度上代偿了弹性储备作用的减退，但其容积扩大的程度并不与弹性储备功能的明显减退相平行。因此，左心室射血时，主动脉不能相应扩张，使左心室收缩压几乎不变地传至主动脉内，造成收缩压升高，而舒张期主动脉又无明显弹性回缩，舒张压不升高，使脉压增大，故老年人常表现为单纯收缩期高血压或以收缩压升高为主的原发性高血压。

（2）冠状动脉：随增龄粥样硬化程度逐渐显著，管腔变窄，出现冠状动脉缺血症状。冠状动脉管壁增厚、硬化、弹性减弱，使左心室后负荷增加。冠状动脉流量与增龄呈负相关，60 岁时冠状动脉流量约相当 30 岁青年人的 65%。

（3）外周动脉：外周动脉随增龄平滑肌减少，胶原纤维增生，弹性纤维减少，钙盐沉着及内膜增厚。由于老年人心排出量减少、外周动脉弹性减弱和外周血管阻力增加，各器官血流减少，但减少程度不一，一般心脑血流减少相对较轻，而肝肾血流减少显著。下肢动脉粥样硬化，造成末端血管供血减少，可导致间歇性跛行。

值得注意的是，增龄引起的动脉老化与动脉粥样硬化既有区别又有联系。理论上，生理性动脉老化的特点是动脉全层弥漫性和连续性的变化，管腔扩大。动脉粥样硬化是以内膜病变为主，局灶性细胞、纤维增殖性肥厚，通常伴有脂质和钙盐沉着，如病情恶化则形成血栓、出血和溃疡等病变，特点是主要病变在内膜，呈局灶性和阶段性变化，管腔变窄。但实际上两者往往难以严格区分，因为动脉的老化，特别是内膜改变，为动脉粥样硬化的形成提供了条件，而动脉粥样硬化的发生又加速了血管的老化。

2. 静脉　静脉增龄性变化有管壁胶原纤维增生、弹性降低，管腔扩大，内膜增厚，静脉瓣萎缩或增厚，因此老年人容易发生静脉曲张。一般浅层静脉可有轻度硬化，极少有脂质沉着或钙化，深层静脉则不发生硬化。静脉回心血量减少，导致全身循环血容量减少。在肛门局部循环障碍时易发生痔疮。老年人因静脉壁张力、弹性减退和静脉血管床扩大，静脉压随增龄而降低（表1-3）。

表1-3　平均静脉压的增龄性变化

年龄组（岁）	平均静脉压（mmHg）
20 ~ 40	95 ± 4.4
61 ~ 70	71 ± 4.0
71 ~ 80	59 ± 2.5
81 ~ 90	56 ± 4.4
91 ~ 100	54 ± 4.3

注：1mmHg≈0.133kPa

3. 毛细血管　随着年龄的增长，毛细血管内皮细胞减少，基膜增厚，弹性降低，外膜纤维化，脆性增加，代谢率下降。单位面积内有功能的毛细血管数目减少，加之毛细血管纤细、迂曲、淤血，血流缓慢，流态异常，偶可见微血管结构改变和微血栓形成。由于肺毛细血管老化导致肺血氧合作用障碍，导致老年性缺氧；由于肢体毛细血管老化和功能性毛细血管数目减少，老年人容易出现肌肉疲劳。

4. 血压　老年人血压的变化为①收缩压升高和脉压增大：由于老化使主动脉弹性储备作用降低，静息血压随增龄而升高，以收缩压明显，但到80 ~ 90岁后收缩压才稳定，60岁后舒张压有下降趋势，因而老年人表现为收缩压升高和脉压增大。老年人运动时收缩压升高比中青年人明显，且恢复时间延长，而舒张压无差异；②易发生直立性低血压：老年人由于主动脉弓和颈动脉易发生动脉粥样硬化，调节血压和血容量的压力感受器敏感性降低，生理功能下降，对突然体位变化失去及时、精确的调节，使老年人容易发生直立性低血压，导致意识障碍或晕倒；③对肾素－血管紧张素－醛固酮活性降低：这可能是血管紧张素转换酶抑制剂对老年高血压疗效差的原因之一。

八、血液系统

老年人血容量增加，但造血系统功能下降，血液成分也发生一系列变化。

1. 骨髓 Custer 和 Ahlfeldt 研究发现有造血功能的骨髓，随人的衰老而减少。骨髓造血组织主要组成是红骨髓。刚出生时，骨髓几乎全部具有造血功能，从 4~7 岁起骨髓脂肪组织逐渐增加，30~60 岁则处于稳定状态。正常成人大约有骨髓 1500ml。进入老年期后，造血组织逐渐减少，并被脂肪和结缔组织所代替。这种退化最早发生在长骨，扁骨发展较慢，椎骨最晚。在椎骨骨髓，60 岁以前少部分为脂肪组织，但在 60 岁、70 岁和 80 岁以后骨髓脂肪可分别增加至 42%、61% 和 76%。在胸骨骨髓，50% 的 70 岁以上老年人造血组织减少一半。脂肪组织主要填补于老年疏松骨质的空隙。脂肪的积聚开始于大静脉附近，后向周围扩展。骨皮质下为主要造血场所。正常成人骨髓造血细胞约为 10 万个/mm³，60 岁以后减少一半以上。青壮年在应激情况下黄骨髓可转变成具有造血功能的红骨髓，使机体尽快恢复造血能力，而老年人这种应激能力明显减低。

2. 造血干细胞 骨髓干细胞的增生力有一定限度，随着年龄的增长，干细胞的增生力也明显减低。有学者研究衰老对造血功能的影响，发现老年小鼠骨髓造血干细胞（CFU-S）和粒–单核系造血祖细胞（CFV-CM）的数目明显减少。老年人的骨髓与年轻人的骨髓在组织培养中维持的生成时间一样，但骨髓中干细胞的数量则随年龄增长而明显下降。不仅如此，健康老年人骨髓红系和粒–单核系祖细胞对红细胞生成素（EP）和粒–单核细胞集落刺激因子（GM-CSF）的反应能力亦明显降低。可能是由于衰老使 DNA 复制能力减低，增大刺激因子的浓度不能使造血祖细胞的增生能力恢复。

3. 红细胞和血红蛋白 国外资料统计显示，老年人周围血液中红细胞、血红蛋白及血细胞比容的平均值随年龄增长略有下降，但仍在成年人的正常范围内。60 岁以后，男、女性平均血红蛋白值分别为 12.4~14.9g 和 11.7~13.8g。随着年龄的增长，男、女之间血红蛋白浓度的差别越来越小，可能是由于老年男性睾丸的萎缩致雄激素分泌减少，而对造血的刺激作用减弱所致。红细胞平均体积随年龄的增加而略有增加，红细胞分布宽度（RDW）也增加，红细胞体积的均一性也发生改变。老年人红细胞脆性增加，其对促红细胞生成素的反应性随年龄增长而降低。

老年人红细胞的生物学功能发生如下改变：①红细胞内的 2,3-二磷酸甘油含量随年龄的增长而降低；②红细胞渗透脆性随年龄的增长而增加；③红细胞对 K^+ 的运转力和红细胞的渗透性和抗机械性能减低，红细胞寿命缩短；④红细胞膜流动性在非老年健康人明显低于健康老年人，影响信息传递过程；⑤老化红细胞细胞质中的蛋白激酶 C（PKC）活性降低，而膜上的 PKC 活性增加。PKC 被激活后由细胞质转向膜，使膜上的骨架蛋白磷酸化，从而使膜结构趋于松散。

此外，老年人血清铁水平随年龄增加而降低，骨髓铁储备减少，血清运铁蛋白水平降低，血清总铁结合力降低。放射性铁吸收试验显示，铁吸收随年龄增长而减少。增龄后的改变使骨髓铁储备力降低，对需求增加的反应能力不足，从而易致贫血。

4. 白细胞 老年人外周血白细胞总数偏低，但颗粒细胞计数无明显下降。有学者观察老年人外周血中淋巴细胞数量较中青年人显著降低。老年人白细胞减少的主要原因是 T 淋巴细胞数减少，约为 $1100/mm^3$（年轻人约为 $1700/mm^3$）。老年人白细胞对应激、药物等的反应能力低于年轻人。注射肾上腺素后，外周血白细胞计数上升，老年组上升程度低于青年组，出现增数效应的时间亦延缓。注射脂多糖后，青年人平均白细胞升高 108.07%，而老年人仅为 29.09%。可能是由于老年人骨髓粒细胞储备减少所致。老年人白细胞功能降低，对微生物的趋化作用、吞噬性及杀伤作用减弱，加之 T 细胞数目减少，B 细胞产生抗体能力降低，可能是老年肺炎、泌尿系感染、肿瘤等发生率和严重程度增加的主要原因。由于老年人白细胞在感染时储备减少，老年人常表现感染严重而白细胞数不高。

5. 止血与凝血系统　老年人血管内皮、血小板、凝血因子及抗凝成分等均随年龄发生变化：①血管内皮细胞前列环素（PGI_2）的生成分泌能力随增龄而降低，致血小板黏附及聚集性增高，易发生释放效应，内皮表面硫酸乙酰肝素含量明显低于青年，降低了血管自身的抗凝能力，也使抗凝血酶Ⅲ（AT-Ⅲ）的活性下降；②老年人血小板聚集、释放功能明显增强。老年人血小板对二磷酸腺苷（ADP）、胶原、去甲肾上腺素等聚集诱导剂非常敏感，血浆中 β 血小板球蛋白（β-TG）、血小板第 4 因子（PF4）水平、血小板膜表面 CMP-140 分子数在老年人中明显升高，表明血小板活化速度随增龄而升高；③血浆中因子Ⅴ、Ⅶ和Ⅷ的活性，血管性血友病因子和纤维蛋白原含量在 60 岁以后显著升高。随着年龄增长，老年人纤溶酶原激活物（PA）活性降低，纤溶酶原激活物抑制因子（PAI）活性明显升高；④60 岁以上老年人，AT-Ⅲ、凝血酶（TM）-蛋白 C 系统的抗凝活性下降。老年人机体止血与凝血系统发生的上述变化，使血液凝固性增强，抗凝活性减弱，纤溶能力降低，致老年人血液呈持续渐进性高凝状态，有利于血管内血栓形成，成为老年人易发生心脑血管血栓栓塞性疾病等的重要影响因素。

6. 红细胞沉降率　老年人红细胞沉降率（血沉）随着其年龄的增长而增快。用魏氏法，男性正常值 5～15mm/第 1 小时末，女性正常值 5～20mm/第 1 小时末。50 岁以后红细胞沉降率正常最高值男性 20mm/第 1 小时末，女性 30mm/第 1 小时末。红细胞沉降率的高低主要取决于血浆纤维蛋白原含量，而老年人中血浆纤维蛋白含量升高。另外，丙种球蛋白增加及高脂血症也可提高红细胞沉降率。

九、淋巴系统与免疫功能

（一）淋巴组织　随着老年期的到来，淋巴组织随着年龄的增长而老化。淋巴组织减少，淋巴小结数目减少、体积减小，生发中心消失，而纤维组织增生。65 岁后脾脏逐渐萎缩，70 岁后扁桃体重量减轻。老年人胸腺退化，几乎全部被脂肪组织所替代。

胸腺退化是老年免疫功能减退的主要因素。胸腺退化，到老年期仅为儿童的 1/10，胸腺素分泌显著减少。胸腺至老年退化后，上皮细胞网状结构裂解为小囊状，囊中不含胸腺淋巴细胞和上皮细胞，而为巨噬细胞、浆细胞和成纤维细胞所代替。由于胸腺的退化，导致 T 细胞分化减少，输入淋巴和脾脏中胸腺依赖区的 T 细胞减少。胸腺的发育和退化与垂体有关。实验研究表明，垂体功能低下的小鼠胸腺明显退化，以致淋巴和脾脏中胸腺依赖区的淋巴细胞萎缩，血中 T 细胞减少，小鼠很早出现老化。对寿命短的小鼠注射生长激素和甲状腺素后，可延长其寿命 2～3 倍；若先将胸腺切除，再注射这两种激素则不能延长其寿命。

（二）免疫细胞

1. 干细胞 干细胞是骨髓中生成淋巴细胞的原始细胞。随着年龄的增长，干细胞在体内虽不丧失分化淋巴细胞的能力，但分化免疫活性细胞的反应常受影响，表现在产生 B 细胞转化率下降。

2. B 细胞 B 细胞是体液免疫细胞，通过转化为浆细胞分泌免疫球蛋白完成其免疫功能。在老年人的脾脏和淋巴结中，B 细胞数改变不显著。血液中计数，老年人与中青年人相比也无很大差异。但测定老年人血中免疫球蛋白时，体液免疫反应降低，主要不是 B 细胞数减少，而是由于 B 细胞对抗原应答反应下降，抗体生成能力下降。因此老年人对接种疫苗的反应差，皮肤试验反应低。也有学者测定健康老年人 IgG 和 IgA 增高的。即使测定老年人 IgG、IgA、IgM 水平在正常范围，但老年人的免疫球蛋白含量分散度大，没有年轻人稳定，说明老年人免疫功能的稳定性降低。

3. T 细胞 T 细胞是细胞免疫细胞，通过 T 淋巴细胞的介导，产生多种淋巴因子而完成其免疫功能。在动物和人类中从中年开始血中 T 细胞数逐渐降低，至老年更呈进行性降低。老年人 T 细胞对分裂原的反应能力下降，识别新抗原的能力减弱。细胞免疫功能的减退，也随年龄的增加而加重。老年人细胞免疫功能的减退表现在：①结核菌素试验：老年组结核菌素试验阳性反应者明显低于青壮年组；②白细胞移动抑制试验：老年组较青壮年组抑制显著；③淋巴细胞转化试验：用植物血凝素（PHA）为刺激剂，淋巴细胞转化率老年组比青年组明显降低；④T 细胞对抗肿瘤细胞毒性活性产物的能力下降；⑤有抑制功能的"抑制性 T 细胞"在老年人中减少。

（二）免疫功能 机体免疫系统的完整性是保持身体健康的必要条件。随着人的老化，免疫器官及其免疫活性趋于衰退，免疫功能降低，使老年人容易感染疾病，或使免疫系统完整性失调而造成自身免疫和自身免疫性疾病。

1. 免疫功能变化 老年人机体免疫功能减退的主要原因是胸腺的退化。概括老年人免疫功能降低的原因有①免疫细胞绝对数量降低，包括淋巴细胞总数减少和 T 细胞数减少（表1-4）；②单个免疫细胞的活性减退，包括 T 细胞和 B 细胞的活性降低；③免疫细胞亚群减少，如抑制性 T 细胞的减少。上述任何一种改变均能引起免疫功能的减退。如有几种细胞之间和几个因素同时存在缺陷，则可使免疫反应出现明显紊乱。

表1-4 不同年龄组血液淋巴细胞绝对数（个/μl）

年龄分组（例）	淋巴细胞	B 细胞	T 细胞
新生儿（13）	4124 ± 1072	1111 ± 341	2742 ± 858
18～49 岁（35）	2430 ± 809	553 ± 281	1904 ± 728
69～95 岁（49）	1775 ± 802	611 ± 388	1119 ± 559

由于胸腺的退化导致 T 细胞减少，实验表明在动物和人类，从中年开始血中 T 细胞数即逐渐降低，至老年更呈进行性降低。国内外报道表明老年人 CD3 细胞减少，CD4/CD8 细胞之间平衡失调，表现为 CD4 细胞减少，CD8 细胞增多，CD4/CD8 降低。细胞免疫功能随年龄的增加而减退。在增龄过程中，体液免疫反应降低，抗体质量变化明显。老年人血清球蛋白升高。从抗体类型来看，IgG 和 IgA 升高，而 IgM 和 IgE 无明显变化；从抗体性质来讲，自身抗体（抗白细胞核抗体、抗甲状球蛋白抗体、胃壁细胞抗体等）增多，而天然抗体减少。总之，老年人体液免疫变化是对外源性抗原的反应降低，对内源性抗原的反应亢进。T 细胞与 B 细胞质量的变化，使免疫监视功能减退。这些变化可能是导致老年人肿瘤患病率明显增高的原因之一。

2. 免疫功能减低与老年疾病

（1）感染：一般在老年时骨髓干细胞减少，胸腺退化，T 细胞和 B 细胞免疫活性降低，抵抗力下降，易感染，且疾病愈合较慢。

（2）自身免疫病：由于老年人异常的免疫增强，会产生多种自身抗体，如抗核抗体、抗甲状腺抗体、抗平滑肌抗体等，肿瘤、糖尿病等自身免疫病也与之有关。动物实验见自身免疫疾病与 T 细胞功能减退关系密切，如患自身免疫病时，抑制性 T 细胞常减少。常见的老年自身免疫病是自身抗体抗原复合物病，即产生的自身抗体与组织细胞起交叉反应，从而引起炎症和破坏性病变，如自身免疫性肝炎、心肌炎、类风湿关节炎等。当 T 细胞缺陷时，如移植同种基因的年轻胸腺后，可使自身抗体消失。

（3）恶性肿瘤：老年人免疫功能减退时，恶性肿瘤的发病率明显增加，且常以淋巴瘤为主，慢性淋巴细胞性白血病、恶性淋巴瘤、恶性浆细胞增生等多见。恶性淋巴瘤主要是 T 细胞免疫反应的消失，造成 B 细胞过度免疫增生而致病。

（4）淀粉样变：实验证明，切除小鼠胸腺后发生的淀粉样变，可通过胸腺移植或输入淋巴细胞，阻止病变的发生，或使已形成的病变消退。因此，老年人多由于免疫缺陷而常发生淀粉样变。

因老年人免疫功能的稳定性降低，不应随意服用不必要的药品和保健食品。

十、内分泌系统

老年人内分泌系统的变化，除内分泌器官本身的分泌功能下降外，靶细胞对激素的敏感性也降低。以下重点介绍内分泌器官结构和功能的变化。

1. 甲状腺　甲状腺在人发育成长时期起着促进全身器官发育与中枢神经成熟的作用，成年后承担组织氧化和物质代谢作用。因此，它是维持发育与代谢的重要内分泌腺。人体在衰老的过程中，甲状腺纤维化、腺体萎缩和重量逐渐减轻，甲状腺滤泡的数目、大小、胶质和分泌颗粒均减少，合成及分泌功能降低，基础代谢率逐年减低。甲状旁腺也随着增龄重量减轻。甲状腺和甲状旁腺结构的变化，必然伴随功能方面的改变。甲状腺滤泡同化碘的能力较差，使 T_4 向 T_3 的转化下降。此外，在外周甲状腺素与靶细胞 T_3、T_4 受体的结合也可能发生变化，使结合型（T_3）与游离活动型（FT_3）动态平衡失调。在老年期，活力较强的 T_3 减少，估计降低 10%~15%。甲状旁腺分泌的三种调节钙代谢的激素，包括甲状旁腺素、降钙素和维生素 D，在老年人中主要表现为维生素 D_3 水平较年轻人低，可能与老年人肾脏对甲状旁腺素的反应性降低有关。

2. 肾上腺 人体在衰老过程中，肾上腺发生退行性改变，主要是肾上腺纤维化使其重量减轻，皮质出现结节，皮质和髓质细胞减少，脂褐素颗粒沉积。肾上腺皮质激素分泌减少，使机体的应激能力明显减弱。肾上腺皮质随增龄对促肾上腺皮质激素（ACTH）反应性下降，但因皮质醇的分泌速率和排泄率幸免减少，故皮质醇的浓度仍保持不变，其分泌的昼夜节律亦维持正常。但雄酮、脱氢异雄酮和去氢异雄酮硫酸盐减少，无论男女在 20 岁以后开始随年龄的增长而逐渐下降，到 70 岁时仅为年轻人的 10%，反映了肾上腺皮质网状带尚不能解释的衰竭。

3. 垂体 50 岁以上人群磁共振（MRI）检查显示腺垂体高度和体积明显缩小，组织结构呈纤维化和囊性改变。老年人垂体重量可减轻 20%，血液供应明显减少。腺垂体激素分泌的模式随着衰老有轻度改变，生长激素脉冲分泌时限缩短和幅度减小，如生长激素（HGH）的水平在 21 岁时为 10mg/100ml，60 岁后降到 2mg/100ml，即下降了 80%，随着这种激素水平的下降，人们的青春逐年消逝。促肾上腺皮质激素（ACTH）、促甲状腺素（TSH）、促黄体素的释放及储备功能不受增龄影响；在妇女绝经期后促卵泡激素（FSH）、催乳素（PRL）分泌增加。此外老年男性亦可见到 PRL 的升高。

4. 性腺 老年人性腺活性降低，分泌减少，性功能减退。50 岁前后即进入更年期的女性，卵巢体积缩小，腺体萎缩，功能衰退，最后缩小为一小片结缔组织。一般认为睾丸精曲小管固有膜和基膜增厚，管腔变窄、硬化，生精上皮细胞减少。性腺激素受脑垂体支配，女性更年期后，主要靶器官——卵巢功能停止，雄激素、雌二醇不能从卵巢分泌，只能靠肾上腺供给，因此总量显著减少。睾丸分泌睾酮和抑制素，有报道男性 50 岁以后睾酮值开始下降，也有学者认为老年男性与青年男性睾酮水平基本相同。有学者认为，机体内雄激素与雌激素比例的改变可能是老年人许多疾病发生的原因之一。这种改变在男性多发生在 50～60 岁、女性多发生在 60～70 岁。女性更年期后雌激素水平下降，骨质疏松和冠心病等的患病率明显增加。

5. 胰腺 老年胰腺结构的改变，在显微镜下有胰岛 B 细胞量的减少，A 细胞相对增加，透明性变占 36.4%，δ 细胞在 60 岁以上老年人占 20%，而健康青年人仅占 3%。近年研究发现，胰岛内胰淀粉样多肽沉积增加，直接损害胰岛素的分泌。老年人胰岛素分泌减少，糖耐量随年龄增高而降低。老年人糖耐量降低，机体处理糖的能力下降，老年期胰岛素释放延缓。据报道，老年人的血糖水平随增龄上升，空腹血糖平均每增龄 10 岁，上升 0.05mmol/L，餐后血糖上升 0.4～0.7mmol/L。胰岛素受体数量减少，对胰岛素的敏感性下降（胰岛素抵抗），约 1/3 老年人会发生胰岛素抵抗，引发 2 型糖尿病。

十一、视觉器官

老年人眼角膜前弹力层和基质层的脂肪发生变性，在角膜的上、下方出现灰色弧形混浊带，形成老年环。巩膜弹力纤维变硬或玻璃样变。瞳孔相对较小，晶体增大，房水循环阻力增加。视网膜血管硬化，易发生视网膜动脉和静脉阻塞等。老年期前房变浅，易发生闭角型青光眼。晶体出现核硬化，调节能力下降，晶体内的抗氧化防御机制减弱，晶体蛋白被氧化而致混浊，形成不同类型的晶体病。眼睑皮肤逐渐松弛，上睑下垂，睑内翻、睑外翻及眼袋形成。泪腺组织逐渐萎缩，早期表现为室内泪液减少，而在室外代偿性分泌亢进表现为流泪现象。泪点常较小，容易外翻，致虹吸功能不全，发生溢泪。

十二、前庭器官

耳郭软骨和软骨膜的弹性纤维减少，血管弹性降低，血运差，易冻伤和感染。外耳道皮肤毛囊、皮脂腺和耵聍腺萎缩，皮肤变薄、干燥、瘙痒，易患外耳道炎，耵聍不易排除者易患耵聍栓塞。鼓膜固有层脂肪沉积，趋于混浊、增厚，呈乳白色，鼓膜周边见白色斑或环，或钙化斑，光锥消失，鼓膜弹性和活动度降低。听骨链退行性变、韧带松弛、关节纤维化甚至钙化，活动度减弱，听力下降。鼓室肌肉退变、萎缩，收缩力减弱，对内耳保护能力降低，易发生爆震性耳聋。耳蜗内、外毛细胞均减少，内耳血管的外膜增厚，管径变小，致使耳蜗功能减退，听力下降。前庭壶腹嵴和囊斑上的感觉上皮细胞减少，前庭神经节细胞和前庭神经纤维减少，耳石减少、脱钙，致平衡功能减退。

十三、神经系统

（一）形态结构的改变

1. 重量　人脑在 20 岁前重量持续增长，平均 1400g 左右；30 岁以后开始逐渐减轻，但 60 岁以后才可看到明显的萎缩，65 岁时约 1360g，90 岁时 1260～1290g。女性较男性脑重量轻 150g 左右。

2. 形态学　脑的萎缩主要见于大脑皮质，以额叶、颞叶最显著，皮质下灰质（基底核和背侧丘脑）和小脑的体积也有减少，顶叶和枕叶一般不受累。由于脑萎缩，皮质变薄，相应地引起蛛网膜下隙增大，脑室扩大，脑沟增宽加深，脑回变窄。蛛网膜有轻度增厚，尤以脑底部为著。老龄脑内均有不同程度的脑动脉硬化，大血管多发生动脉粥样硬化，血管内膜有不规则增厚。脑内小动脉及细动脉可有广泛内膜增厚、管壁玻璃样变。

（二）组织学变化

1. 神经细胞脱失　细胞学的变化出现于 40 岁以后，主要是神经元丧失，每增长 1 岁丧失成年初期的 0.8%。到了老年神经元丧失更为明显，70 岁以后，某些脑区（如颞上回）的皮质神经元将丧失 30%～50%，运动皮质与黑质的神经元数量减少 20%～50%，小脑浦肯野细胞数量下降 25%，其他部位（脑干、Meynert 基底核）的神经元丧失不多。除神经细胞数量随增龄而减少外，其中形态结构也有一定改变，包括突触总数减少、突触密度减低、树突分支小棘脱失、神经元胞体进行性肿胀、胶质细胞增生等。神经纤维萎缩退变，外周神经传导速度减慢。

2. 其他退行性改变　因脂褐素沉积（由细胞器内多种不饱和脂肪酸的氧化与蛋白质和不饱和肽类聚合而成）、神经元纤维缠结（神经元纤维发生融合、增粗、断裂或形成特征性缠结）、老年斑（大量变性的神经突起形成的嗜银性斑块）、细胞内脂质和淀粉样物沉积等，导致神经细胞退行性改变。

（三）生化改变

1. 蛋白质 脑内蛋白质和酶含量随增龄而降低，脑蛋白质含量减少 25%～33%，下降最明显的部位为脑桥、背侧丘脑、尾状核和枕叶皮层；酶活性下降幅度为 30%～70%，如磷酸果糖激酶的显著减少引起 ATP 合成减少。但神经元纤维缠结（NFT）和老年斑内的异常蛋白质连同细胞外的淀粉样蛋白却逐渐增加，使神经递质失活的酶活性增强。

2. 脂类 脂含量占脑干重 50% 以上，50 岁以后总脂含量开始下降，只是不同脂类下降速度不同。髓鞘糖脂、半乳糖苷脂和硫酸脂的丧失率最高，60 岁以后，髓鞘磷脂以一种相当恒定的速率下降，其他脂质及胆固醇也降低。

3. 分子遗传学方面 神经元核中的 DNA 含量亦随老化而递减，RNA/DNA 随增龄而升高，并可见部分线粒体的 DNA 缺损。在某些与年龄相关的疾病中，脑细胞浆和核内 RNA 含量均有丧失。脑神经元内 DNA 结构和转录机制受损，导致神经元萎缩、DNA 聚合酶及组蛋白乙酰化速率的改变，引起 DNA 结构的变化。

4. 神经递质 神经递质随增龄而发生改变，特别是多巴胺和胆碱能系统。表现为胆碱乙酰脂酶、胆碱能受体、γ-氨基丁酸、5-羟色胺和儿茶酚胺水平降低，胆碱能纤维和纹状体系统多巴胺能纤维普遍退化。酶和神经递质的变化与功能改变密切相关，如乙酰胆碱和胆碱能受体的减少导致健忘或失智，多巴胺减少导致肌肉运动障碍、动作缓慢和震颤麻痹等，去甲肾上腺素减少导致睡眠不佳、精神抑郁，5-羟色胺减少导致失眠、痛阈降低和智力减退等。

5. 脑代谢 正常老年人脑血流量逐渐下降 10%～30%，脑循环阻力增加。脑病变时（动脉硬化、多发性腔隙性脑梗死）脑血流下降更明显。老年期脑代谢率平均减少 10%～30%，其降低与脑血流量下降有关。

（四）功能改变

由于老年人神经系统形态和生化方面的变化，以及脑动脉硬化引起脑部循环阻力增大，血流速度减慢，脑血流量与氧代谢率降低，必然导致神经生理功能退化，表现为记忆衰退（典型表现是对名字发生遗忘）、思维活动缓慢、行动迟缓、视听能力下降、嗅觉和味觉功能减退、睡眠形式改变等，严重者出现老年性痴呆。

1. 脑电图 脑电图因人而异有较轻的改变，总的特点为 α 节律减慢，快活动增加，弥散活动增多和局灶性改变（如出现颞部局灶性慢活动）。

2. 诱发电位 50 岁以后视觉诱发电位的 P_{100} 潜伏期随增龄有延长，每 10 年增加 2～5ms。随年龄增加，脑干听觉诱发电位的潜伏期、波间期和波幅有轻微变化，表现为波间期稍延长。体感诱发电位随增龄轻度延长。

3. 肌电图 老年人由于周围神经的结间距离不等和节段性脱髓鞘，运动及感觉传导速度均随增龄而减慢，波幅降低，传导速率按每年 0.15m/s 的速率递减，70 岁老年人的波幅约为年轻人的一半。老年人由于神经纤维萎缩退变，外周神经传导速度减低，使感觉功能减退、触觉和温度觉阈值下降，反射延缓甚至消失，所以对外界事物的反应迟钝，容易发生烫伤、烧伤和跌倒等事件。

（宋岳涛）

第二节 老年人的营养与代谢特点

一、老年人营养状况的改变

1. 体重及身体成分的变化 随着年龄的增长，机体肌组织下降，内脏萎缩，体重也随增龄而改变。不论男性或女性，体重在60多岁前逐渐增长到达高峰，之后呈逐渐下降的趋势。大多数老年人的体重增长是以脂肪增长为主，脂肪在体内分布也在改变，更多地分布在腹部及内脏器官周围。体重的减少随着年龄增长以骨质流失为主。

2. 口腔功能的退化 龋齿、牙周炎、涎腺功能不良会引起口腔干燥病，口腔黏膜炎及牙齿松动，从而导致老年人的营养失调。牙齿的缺失会引起咀嚼困难，也将增加营养失调的可能。随着年龄的增长，味蕾乳头及唾液分泌的减少均会影响味觉。50岁以后嗅觉逐渐减弱，80岁时嗅觉的灵敏度将减少至最佳时的50%，老年人味觉明显减退，对甜、咸味都不敏感。

3. 胃肠功能减退 老年人咀嚼及吞咽功能降低、胃肠蠕动能力减退、胃酸分泌减少、胃排空延迟、胃肠道细菌均会影响营养物质的吸收和利用。另外随着年龄的增长，小肠动力减退、肠黏膜萎缩和吸收面积减少以及消化道分泌激素减少，小肠的吸收功能减退，也会影响营养物质的吸收和利用。

二、老年人对营养物质的需求

1. 热量 应适当控制每天热量摄入，因为老年人活动量逐渐减少，能量消耗降低（基础代谢低10%~15%）。建议50~59岁能量供给减少10%，60~69岁减少20%，70岁以上减少30%，以保持能量和营养平衡。住院老年患者普遍存在热量摄入不足的现象，这与食欲下降、疾病影响、营养物质摄入不足或吸收不良等有关。另外，在手术创伤、感染等应激状态下，能量需要量要增加。

2. 蛋白质 衰老使蛋白质分解代谢增加而合成代谢变慢，易产生负氮平衡，因此蛋白质供应量不宜低于成年人。由于消化功能衰退，对蛋白质的质和量有较高的要求，需补充优质蛋白质。同时还要避免蛋白质摄入过量，防止加重肝肾负担。一般每日蛋白质为1~1.5g/kg（体重），优质蛋白应占总蛋白质1/3以上，如动物性食品和豆类食品等。

3. 脂类 脂肪摄入采取以植物性脂类为主、动物脂肪为辅的原则。老年人对脂肪的消化能力下降，但吸收能力没有降低，可获取足量必需脂肪酸和热量，其脂肪摄入以全日总能量的20%~25%为宜，例如1800~1900kcal（1kcal=4.186kJ）总能量中脂肪约占450kcal，相当于50g食物脂肪和烹调油总和，不饱和脂肪酸和饱和脂肪酸的比例应适宜，胆固醇不宜多于300mg/d。

4. 碳水化合物 易被老年人消化吸收，是最重要的能源物质。老年人胰岛素作用减弱，糖耐量低，有血糖升高风险，同时过多摄入可转化为三酰甘油，诱发高脂血症，所以老年人应适当控制热量摄入，如糖果、甜点心等，摄入蔗糖量不应超过30~50g/d，但果糖等多糖摄入不宜过少（如水果、果酱和蜂蜜等）。

5. 膳食纤维 适量摄入可刺激肠蠕动，有效防治老年性便秘；可防治高血脂、胆石症、结肠癌以及降血糖等，因此老年人需摄入适量的膳食纤维，如粗粮、蔬菜及水果等。

6. 微量元素、矿物质和维生素 老年人应多吃含钙量较高的食物，如奶及奶制品；骨质疏松症者应补充钙质，还应多晒太阳，以增加维生素 D 和促进钙质吸收。钙摄入量不宜低于成年标准。老年人易发生贫血（铁吸收能力和造血能力下降），与铁的质量有关，应选用铁吸收率高的食物，如动物肌肉和血液等。应摄取多种维生素，如维生素 A、维生素 B_1、维生素 B_2、维生素 C 和维生素 D 等，这有利于食物消化和肠蠕动、预防便秘、防治结肠癌和降低血清胆固醇等。

7. 水和液体 老年人应养成饮水习惯，否则易造成体内水分不足，每天不少于 30ml/kg（体重），约 2000ml，也不要过多摄入。膳食上应适当增加汤、羹类等流质食物。清晨、临睡前及活动后多饮用白开水，因其中常含有较多的矿物质。

（姬长珍）

第三节 老年人的心理学特点

老年心理学是研究老年期个体的心理特征及其变化规律的科学，又称老人心理学或衰老心理学，它是社会心理学的一个分支，也是老年学、心理学和老年社会学的一门交叉学科。由于人的心理活动以神经系统和其他器官功能为基础，并受社会的制约，所以老年心理学涉及生物和社会两方面的内容。研究范围包括因年老而引起的感知觉、学习、记忆、思维等心理变化过程以及智力、性格、社会适应等心理变化特点。

在中国，有关老年心理学和养生学的思想历史悠久。早在春秋战国时期，诸子百家在调适情志以益寿延年方面就有不少论述。在《道德经》和《庄子》中，明确提出了无欲、无知、无为的"返璞归真"思想，对中国历代养生学有重要影响。又如唐代孙思邈的《千金翼方》中载：论曰："人年五十以上，阳气日衰，损与日至，心力渐退，忘前失后，兴居急惰，计授皆不称心，视听不稳，多退少进，日月不等，万事零落，心无聊赖，健忘嗔怒，情性变异，食饮无妙，寝处不安……"。生动地论述了人在衰老过程中的记忆、视觉、听觉、味觉以及性格、情绪状态等的一系列变化。

一、老年心理变化的基本特征

1. 感知觉功能下降 感知觉是个体心理发展过程中最早出现和最早衰退的心理功能。老年人视觉退化出现"老花眼"，听力也会出现下降，味觉、嗅觉和皮肤感觉也发生变化。老年人听力减退比视力减退更为明显。一般对高频听力丧失较多。由于视听功能的减退，老年人的活动受限，交往减少，逐渐局限在家庭的小天地中，易产生孤独、焦虑和抑郁等不良心理反应。当视听功能严重降低时，容易产生否认心理，而出现猜忌、怀疑，甚至人格的偏执现象。老年人的皮肤感觉包括触觉、温痛觉均有所减退，因此容易产生碰伤和烫伤。由于痛觉阈的升高，往往造成疾病诊断及治疗的延误。老年人平衡觉明显减退，容易发生跌倒等意外伤害，应注意采取适当的保护措施。老年人的知觉是在感觉的基础上产生的，各种感觉功能的衰退，必然引起知觉能力的衰减，但由于以往经验和知识的积累，知觉比感觉衰退得要慢，程度要轻。

2. 学习与记忆能力减退　学习和记忆能力衰退是老年期最常见的心理学变化特征。老年人记忆力下降，但再认保持相对较好，而回忆和重现能力明显减退。近期记忆差，易遗忘，表现为常忘事；远期记忆保持效果好，常能对往事准确而生动地回忆，即"记远不记近"。机械记忆减退较快，速记、强记困难，而意义识记（理解性、逻辑性记忆）尚佳。老年人的学习和记忆能力下降，与神经递质随增龄而减少有关，可导致学习新事物发生困难，由于额叶和海马结构损害而使记忆力减退，注意力不集中、注意范围缩小、联想缓慢、远期记忆明确、近期记忆模糊。

3. 智力衰退　老年人在概念学习、逻辑推理和解决问题方面的能力有所减退，尤其是思维的敏捷度、灵活性、流畅性和变通性均下降，但老年人的智力有很大的潜力和可塑性，通过学习、锻炼和积累，老年人的智力水平还可得到很好的发挥。老年人由于记忆减退和反应缓慢等原因，说话、阅读和书写的速度减慢，词语流畅性减低，往往说话不利落，话到嘴边说不出来，说话或写字时找词困难及提笔忘字等。老年人普遍缺乏柔韧性，而影响操作能力，对事物往往不能进行准确的评判。

4. 情绪不稳定和自控能力差　老年人情绪趋于不稳定，表现为兴奋、激惹、喜唠叨，常与人争论，动不动便大发雷霆，情绪激动后需较长时间才能恢复。老年人更多地关注自身的健康状况，更倾向于控制自己的情绪表现和情感流露，消极悲观的负性情绪常占上风，经常产生抑郁、焦虑、孤独感、自闭和对死亡的恐惧等心理，如常抱怨人心不古、世风日下；哀叹自己老不中用，行将就木；对外界的人和事漠不关心，不易被环境激发热情，还经常出现消极言行。由于老年人常有高血压、动脉硬化、脑组织萎缩，加上离退休后社会地位下降、不被人尊重、与过去的社会关系逐渐隔绝、社交减少，往往会产生诸如抑郁、自卑、愤怒及不安等消极情绪。如果再有疾病、丧偶等不幸，更会产生孤独、悲伤，甚至绝望情绪。因此，老年人必须重视培养积极的情感，控制和克服消极情绪，以增进健康。

5. 人格变化　老年人在老化过程中，欲望和要求日益减少，驱动力及精神能量日益减退，出现退缩、孤独，从外向性格向内向性格转变，从主动变为被动。多数老年人由于神经抑制高于兴奋，喜安静而不喜嘈杂、喧闹的环境，愿意在安静、清闲的环境中生活、工作和学习。老年人表现出以自我为中心，具有猜疑、保守、情绪性、内倾性和顺从性等特点。男女均爱唠叨，两性出现同化趋势，但女性更甚。老年人注重身体健康，生活安定；希望后继有人，生命和事业得以延续；期待家人和社会的尊重与接纳；渴望亲情与友情，对子女和老伴的依恋感增强。如果这些需求得不到满足，容易产生不安全感和孤独感。在家庭中，不少老年人既愿意享受儿孙绕膝之乐，又对持续喧闹的环境，感到心烦意乱。各种人格的改变与老年人遇到的社会问题紧密相连：离退休、丧偶、生活贫困、疾病，甚至面临死亡等，这些问题常常困扰着他们，使他们处于一种特殊的心理状态之中。

6. 气质和性格改变　老年人趋向保守，固执己见。许多老年人在多年的社会实践中，养成了一定的生活作风和习惯，随着年龄的增长，这些作风和习惯不断受到强化，加之老年人对新事物和新环境的适应性差，常表现为拘泥刻板行为；由于抽象概括能力差、思维散漫、说话抓不住重点，学习新鲜事物的机会减少，比较看重自己的经验。因此，老年人在评价和处理事物时，往往容易坚持自己的意见，不愿意接受新事物、新思想，经常以自我为中心，很难正确认识和适应生活现状，办事固执己见、墨守成规。常常沉湎于旧事，悔恨无法挽回的美好的过去。稍有成就者则变得高傲自大，拒听逆耳良言。还有部分人变成"老顽童"，言语、行为极其幼稚。但大多数老年人还是通情达理的，只要经过认真研究、讨论，他们也会放弃己见，服从真理。

7. 精神易兴奋和易疲劳交织　易兴奋主要表现为联想与回忆增多，思维内容杂乱无意义，感到苦恼；注意力不集中，易受无关因素的干扰；对外界的声光等刺激反应敏感，情绪易激动。精神疲劳是脑功能衰弱的主要表现，有时还伴有躯体疲劳，如烦恼、紧张，甚至苦闷、压抑，休息不好，看书就打呵欠，脑子里杂乱无章，昏昏沉沉，常常感到"心有余而力不足"。

8. 希望健康长寿　老年人能够看到自己从事过的事业蓬勃发展，看到社会的进步与儿孙们的茁壮成长是老年人的共同心愿。因此他们都希望自己有一个健康的身体，一旦生了病则希望尽快痊愈，不留后遗症，不给后辈增加负担，尽可能达到延年益寿，希望看到自己愿望的实现。

二、常见的老年心理问题

1. 依赖心理　依赖是指老年人做事信心不足、被动顺从、感情脆弱、犹豫不决、畏缩不前等，事事依赖别人去做，行动依靠别人决定。长期的依赖心理，就会导致情绪不稳，感觉退化。

2. 抑郁、焦虑心理　这主要是身体老化或疾病原因引起的心理问题。老年人由于身体器官与组织老化，免疫能力降低，人体功能及活动能力下降，容易引起悲观、失落和忧虑等老年抑郁情形，或表现出压抑、沮丧、厌世或自杀等老年抑郁症状，这些与老年人脑内生物胺代谢改变有关。由于生活中烦心的事情或受老年疾病的长期困扰，容易产生焦虑心理，而长期存在的焦虑心理又会使老年人变得心胸狭窄、吝啬、固执、急躁，久则会引起神经内分泌失调，促使疾病发生，甚至出现愤怒、恐惧、绝望等情绪反应，有时还会出现敏感多疑、冷漠无情、脾气暴躁等现象。

3. 孤独心理　孤独是指老年人不能自觉适应周围环境，缺少或不能进行有意义的思想和感情交流。产生孤独心理的原因主要有①老年人从工作岗位退下来后，工作、生活、学习等从紧张有序转向松散状态，与外界交往日趋减少，信息不灵，出现与世隔绝的感觉；②子女离家独立生活（空巢现象），亲友来往减少，门庭冷落；③因离婚、丧偶失去伴侣的体贴和安慰，感到孤独无助，甚至伤感。孤独心理最易产生抑郁感，长期抑郁就会焦虑不安，心神不宁。

4. 权威心理　许多老年人因离退休难以适应自身社会功能与社会角色的转变而产生"离退休综合征"，不知道自己该干什么，心情抑郁焦急。个人经历、工作业绩或事业成就易使老年人产生权威思想，如晚辈不言听计从就生闷气或发牢骚，常因此造成矛盾和冲突。

老年人的行为或各项操作变得缓慢、不准确、不协调，为此苦恼而不服气。

5. 懊悔心理　老年人情感不稳定，易伤感，易激怒，不仅对当前事情易怒，而且容易引发对以往情绪压抑的怒火爆发。发火以后又常常感觉到如果按自己以前的性格，是不会对这点小事发火的，从而产生懊悔心理。

6. 恐惧心理　恐惧也是老年人常见的一种心理状态，表现为害怕，有受惊的感觉。当恐惧感严重时，还会出现血压升高、心悸、呼吸加快、尿频和厌食等症状。老年人常常多病共存、杂症缠身，给晚年生活带来诸多的痛苦和不便，常会想到与死亡有关的问题；急危重症的老年患者、恶性肿瘤晚期患者或接受临终关怀的患者，随时面临接受死神的考验，常表现出惊恐、焦虑、抑郁、睡眠障碍等恐惧心理。一般老年人都希望急病快死，最怕久病缠绵、长期卧床和常死不咽气的情况，为此四处求医、遍寻秘方，谋求养生保健之术。

7. 睡眠障碍　老年人由于大脑皮质兴奋和抑制能力低下，造成睡眠减少或睡眠障碍，表现为睡眠浅、多梦、早醒或易惊醒，晚上不能入睡而白天没精神，或者是晨昏颠倒，晚上不睡而白天昏昏大睡等。老年人睡眠不良是老年人脑功能自然衰退的征兆。

三、常见的老年心理障碍

1. 老年期抑郁　泛指发生于老年期（≥60 岁）以持久情绪低落、沮丧为主要临床表现的心理疾病，包括抑郁症、抑郁障碍、抑郁发作等多种类型，属于情感（心境）性精神障碍。如伴有其他器质性疾病往往会严重危害老年人的身心健康，具有发病率高、伤残率高和死亡率高的特点，是当前世界性主要精神卫生问题。据研究报道 65 岁以上老年抑郁发病率为 10%，门诊老年抑郁患病率为 15%～36%。卒中后 30%～62% 出现抑郁，痴呆尤其是血管性痴呆 40%～50% 出现抑郁，癌症患者约 24% 伴有抑郁。社区研究显示 10%～20% 老年人有抑郁症状，10%～15% 可下临床抑郁诊断，1%～4% 有严重的抑郁症。

2. 老年期痴呆　这是一种获得性进行性认知功能障碍综合征，影响意识内容而非意识水平，表现为记忆、语言、视空间功能不同程度受累，人格异常和认知（概括、计算、判断、综合和解决问题）能力下降，常伴有行为和情感异常。老年期痴呆的病因包括变性病和非变性病，前者包括阿尔茨海默病、额颞叶痴呆、路易体痴呆、帕金森病合并痴呆、皮克病等，后者包括血管性痴呆、感染性痴呆、代谢性或中毒性脑病所致的痴呆等。我国 60 岁以上的老年人痴呆患病率为 0.75%～4.69%，65 岁以上的人群中为 2%～7%，85 岁以上的达 40% 以上。65 岁以上随年龄增加患病率增加，每增加 5 岁，患病率几乎增加 1 倍。目前我国有 500 万以上的老年期痴呆患者，每年又净增约 10 万例。

3. 老年期焦虑　这是老年期常见的一种心理障碍，是因受到难以达到目的或难以克服障碍的威胁，使个体的自尊心与自信心受挫或失败感增加，预感到不祥，形成一种紧张不安、带有恐惧和不愉快的情绪。焦虑症状可以是某些躯体疾病的主要临床表现，在所有进行精神治疗的患者中，5%～42% 患者的焦虑症状由躯体疾病所致。引起焦虑的躯体疾病中，25% 是继发于神经系统疾病，25% 是内分泌原因，12% 是循环系统疾病和慢性感染，14% 是其他系统疾病的误诊。

4. 老年谵妄　老年谵妄是老年的一种急性意识模糊状态，表现为注意力、感受、思维、记忆、精神运动和睡眠周期障碍的短暂性器质性脑综合征。常伴发于躯体疾病、严重传染病、中毒性疾病、大脑器质性病变、手术时或手术后。老年谵妄在综合性医院中最为常见，占内、外科患者的 5%~15%，70 岁及 70 岁以上的老年人的发生率分别为 30% 及 50%，多数可以恢复。以下患者比较容易产生谵妄综合征：①高龄老年人；②术后的老年患者；③烧伤患者；④脑部有损害者；⑤药物依赖者。

5. 心身疾病与心身症状　心身疾病是指在疾病的发生、发展和转归过程中，社会心理因素占主要地位，并且有明显病理组织学变化的疾病，如高血压、糖尿病、甲状腺功能亢进症（甲亢）和哮喘等。其心身症状为：发病前存在着明显的精神因素，有躯体障碍的客观证据，疾病属于受自主神经支配的某个特定器官系统，心理障碍时的生理变化比正常情绪状态下的相同变化强烈而持久，患者不一定察觉甚至否认自己的精神症状。

6. 与心理因素有关的生理障碍　包括进食障碍、睡眠障碍、性功能障碍、自主神经功能障碍及其他生理功能障碍，如单纯应用药物治疗睡眠障碍，可能对很多老年人造成药物依赖。

（杨丽珺　宋岳涛）

第四节　老年人的社会、经济与环境特点

一、老年社会学特点

（一）老年人社会学方面的变化特点

1. 社会地位下降　随着社会的变化与发展，老年人的社会地位大大下降，在各方面都由权威角色转变成平民角色。在社会中，他们逐渐退出舞台，从而为能够快速掌握新技术、接受新思想的年轻人提供了深入发展的机会，推动了经济和社会的发展；但这也不可避免地带来许多负面影响，如老年人出现的养老问题和心理问题，中青年人忽视老年人的价值和作用、漠视老年人的合法权益等。

2. 主动或被动地从主流社会生活中撤离　老年人因活动力的下降和生活中角色的丧失，希望摆脱要求他们具有生产能力和竞争能力的社会期待，愿意扮演比较次要的社会角色，主动、自愿地从主流社会生活中撤离。老年人缩小他们的活动范围，减少与人交往，关注内心的生命体验，这会使老年人过上一种平静而令人满意的晚年生活。同时老年人主动地撤离社会，能使社会权力井然有序地实现交接，社会也不会因老年人的死亡而功能受损，对社会和个人都会产生积极影响。当然，也有部分老年人不愿从工作岗位上退下来，但由于受退休制度和相关的社会制度等方面的制约，只能被动地从主流社会生活中撤离，如处理不当会导致退休综合征或身心疾病。

3. 易受歧视　部分老年人由于社会地位下降和经济上不能独立，常常被认为老朽和无用，对家人和社会都是负担，从而使他们与社会产生隔离感，常常受到来自多方面的歧视，甚至是虐待。

4. 相对缺乏可供交换的资源　多数老年人掌握的权力资源、经济资源和物质资源比年

轻人少，相对缺乏可供交换的资源，在社会生活中只扮演屈从和依赖的角色，社会地位比较低。

5. 社会参与机会减少　许多老年人尽管身心还比较健康，想有所作为但苦于没有机会；一些老年人因退出社会主流生活而导致老年抑郁；有些老年人因独居家中无人交谈而提前进入脑老化进程。

（二）老年社会学应重点关注的问题

1. 理性对待老年人社会地位的下降　社会的发展对人们提出了新的要求，即应理性对待老年人社会地位的下降，做好老年社会工作，注重老年人的养老和心理安全，重视老年人的价值和作用，保护好他们的合情、合理和合法的各项权益。

2. 认真研究老年人的社会撤离问题　随着物质生活水平的提高和医疗条件的普遍改善，老年人预期寿命延长，他们在离开工作岗位后还可生活 20～40 年，因此，如何保持他们退休后的正常活动是需要思考的问题。老年人退出有用的社会角色并不一定对社会有利，如许多 60 岁以上的老年人在文、教、科、卫行业中还可发挥不可替代的积极作用。许多老年人一生中都愿意保持一种活动水平较高的生活方式，这与他们的生活满意度直接相关。事实证明，那些与人交往频繁、积极参与社会生活的老年人比那些独处的老年人更倾向于身心健康。

3. 消除老年歧视　整个社会应消除对老年人的偏见及错误观念，改善老年人的客观环境，通过提倡政府资助的服务来解决老年人的住房、医疗、贫困等问题，鼓励老年人自食其力，安享晚年。

4. 增加老年人可供交换的资源　制定与老年人发展有关的政策，为老年人提供社会服务，最大限度地增加老年人可供交换的资源，以保持老年人在社会互动中的互惠性、活动性和独立性，让他们感到自己有用，仍能给下一代提供帮助和支持。应帮助老年人意识到他们曾经被尊敬、被需要以及对社会做出过巨大贡献，形成尊老、爱老和敬老的社会风尚。

5. 为老人参与社会活动提供条件　一般认为，参与社会活动水平高的老年人比活动水平低的老年人更容易感到生活满意和更能适应社会。老年人应尽可能长久地保持中年人的生活方式，用新的角色取代因丧偶或退休而失去的角色，从而把自身与社会的距离缩小到最低限度。社会不仅在态度上应鼓励老年人积极参与他们力所能及的一切社会活动，而且应努力为老年人参与社会提供条件。现代医学证明，勤于用脑的人比懒于用脑的人脑力活动退化的速度要缓慢得多，较少说话的老人比常有陪伴的老人更多患老年痴呆症。因此让老年人保持较高的活动，积极参与社会生活，对防止老年人脑退化具有毋庸置疑的作用。随着核心家庭和双职工家庭的增多，快速的生活节奏和竞争压力使子女很难抽出更多的时间陪伴老年人，所以鼓励老年人自我调适、积极投身社会生活而不是独处一隅，就显得十分必要了。健康状况是决定老年人生活安排的核心，在开展工作时要特别关注老年人的身体健康状况，处理好涉及老年人隐私的各种健康问题。

二、老年经济学特点

（一）老龄化社会对经济的影响

1. 老龄化对社会生产活动产生直接影响　老年人口的增长并不一定必然与劳动力人口

减少同步，但老年人的体力和智力衰退，直接影响其从事生产劳动的效率和劳动的敏捷程度，对新的产业和就业岗位的适应能力降低。

2. 老龄化对国民收入再分配产生影响　西方发达国家对老年人的负担由家庭转移到社会，一些国家建立了较为完善的退休金制度和养老金制度。老年人口的增多，养老金支出数量必然增加，即国民经济中消费基金的比重上升，生产性积累减少。

3. 老龄化对经济状况的影响　西方老年人的收入主要包括退休金以及各种形式的社会保险津贴、养老金、青壮年时期的积蓄，他们的收入在退休后减少许多。老年人的消费有自己的特点，社会生产结构应随同这种变化进行调整。

（二）老年人经济学方面的特点

1. 老年人经济收入降低　老年人由于退休制度和用人制度等原因逐步退离工作岗位，个人经济收入明显降低。

2. 老年人医疗费用支出比例增大　老年人是疾病的高发人群，消耗的医疗费用比例相对增大。有研究数据显示，老年人发生的医疗费用约占医保总费用的2/3，老年患者人次均住院费用较普通患者高出35%～40%。同时，老年人的经济状况较差，属于弱势人群，往往未能及时就诊和治疗，进一步导致疾病发生增加和疾病程度加重而使支出增加。

3. 老年人因病返贫现象严重　老年人因多病共存，有的伴有多脏器衰竭或多系统功能障碍，且具有多种老年综合征的表现或多种老年问题的出现，疾病治疗难度大，住院时间或门诊治疗时间长，尽管有一定的医疗保险，但高额的医疗费用还是将许多老年人的家庭带入贫困的深渊。尤其是对于一些恶性肿瘤的患者，家庭与子女为了竭力挽救其生命，多会倾其所有孤注一掷，希望会有奇迹出现，但往往是人财两空。

4. 老年人医疗保险不能全覆盖　我国现有的医疗服务模式还是以病为中心的疾病治疗模式，医疗资源的配置多按急性期医疗配置，医保付费方式也多按急性期医疗模式进行支付，故使很多需要在社区或家庭中做康复治疗或长期照护的老年患者无医疗费用的保障，这也是造成老年人残疾率和死亡率高的重要原因之一。

5. 老年妇女相对更加贫困　可以说，人类所有的进步都没有解决大量老年妇女过去和今天的生活贫困问题。对于妇女而言，保证退休有足够的收入是特别困难的，原因包括工作场所中传统的性别歧视、女性角色本身的复杂性、女性相对长的预期寿命、较低的私人养老金收益水平、不充分的遗嘱金，以及长期存在于许多家庭中的"管理财务"非女人之事的传统等，导致老年妇女相对更加贫困。

三、老年环境特点

（一）老年人居住环境的特点

1. 老年人家庭缺乏居家安全设施　我国多数老年人的家庭中无居家安全设施，如走廊、门厅、厕所和浴室中无扶手，台阶上不同区域无颜色区分，厨房中无电话、消防器材和报警装置，铺装地面的材料晃眼、光滑和吸湿性不高，房间中的电源开关、电话等安装部位不当等等，导致老年人常常发生跌倒等意外事故。

2. 社区生活环境难以满足老年人的需要　老年人不管是合居、独居还是与子女毗邻而居，或多或少都存在着以下问题：家庭住房面积不足，导致老年人居住条件无法改善，不利于老有所养；缺乏有组织的精神慰藉活动和提供这些活动的室内外公共活动空间和场所；环境设计和建筑的细节缺乏对老年人特殊的生理、心理的考虑等。随着人口的老龄化日益严重，现有的社区生活环境难以满足老年人的需要。

3. 养老机构缺乏人性化设计 我国的养老设施，如托老院、老年公寓、养老院或敬老院等，为老年人提供住宿、医疗、卫生、娱乐等众多生活便利。建筑模式可分为成套老年公寓住宅、合居老年公寓住宅、护理和医疗型老年住宅或机构，但大多存在以下问题：①布局不尽合理：目前一些老年公寓虽然环境和物质条件都很好，但地点远离社会、远离亲友，交通不便。各级政府所办的社会福利养老机构（敬老院、老年公寓等）有些虽然设在社区附近，但相对来讲占地小、活动场地有限，环境较差；②缺乏人性化设计：犹如筒子楼的设计，缺乏交往空间，老年人的生活空间很小，生活面也很窄；③空间单调：老年公寓处在或邻近社区中心，但相对封闭、独立，自成一体。高墙大院、铁门紧闭，给人以与世隔离的孤僻感，整体气氛压抑。

（二）老年人宜居环境的改造

1. 调整老年人的家庭生活环境 随着老年人生理方面的变化，要对老年人的生活环境做出调整，让老年人能适应这些变化。比如扶手能帮助身体不稳的老年人上下楼梯或者是穿越走廊、门厅；使用明快的颜色区分不同的台阶，并用不晃眼的材料铺装地面，能帮助视力受到损伤的老年人避免摔跤；大的印刷标志和按颜色编号的门能帮助老年人在不熟悉的环境里重新掌握方位；在老年中心和护理院避免使用背景音乐，能帮助老年人集中精力关注谈话内容，而无需过滤掉分散自己注意力的声音。预见到有感觉问题和身体不便的老年人所需的各种环境方面的调整，有助于避免发生意外事故，让老年人无论是在自己家中还是在公共设施及场所中都感到更自信。

2. 重视建筑的细节设计 首先应增加公共交往空间的设计，强化室内外过渡空间、走道、入口、电梯厅、过厅等公共空间的设计，促进老年人因偶然相遇而产生的交往。其次增加阳台、露台、连廊等空间设计，将阳光、绿化、人的活动引入到建筑内，提供更为丰富的交流、活动场所，并注重视线的交流，以此引发老年人参与其中的愿望。注重细部设计，遵循《老年人建筑设计规范》，注重室内光线、过道扶手、地板、色彩等细部设计。鉴于老年人的衰老变化是个较长的时期，住宅设计应考虑到这一变化，做合理的隐蔽设计，便于增添设备、设施改造等工程，及时为老人提供协助，延缓其衰老过程。

3. 改进养老设施 养老设施居住模式应多样化、小型化和社区化，应与其他公共设施相连或接近，或者将社区的公共设施与老年人居住设施穿插布置；规划应合理，布置应灵活，以便促进老年人与外部社会的交流与合作；应重视老年室内生活环境的功能和细部设计，提倡个性化服务和个性空间。

（隋　或　宋岳涛）

第五节　老年临床药理学特点

老年人随着年龄逐渐增大，器官功能都有一定程度的衰退或变化。由于生理储备能力的减弱，通过药物和急慢性疾病的影响进一步加大对生理功能的压力，故老化引起了药代动力学和药效学的改变，影响了对许多药物品种的选用、用药剂量和给药频率。

一、老年人药物代谢的变化

药代动力学，就是人对药物的作用，其基本过程是药物的吸收、分布、代谢和排泄。与年龄相关的药代动力学改变，往往导致老年人血浆和组织中药物浓度增加，药物作用发生变化。老年人和肝、肾功能不全等患者属于特殊人群，他们的生理状态不同于一般成年人，比较脆弱，更容易造成损害。应了解老年人药物的代谢特点，以便控制用量，并进行剂量调整。

1. 吸收　老年人胃黏膜萎缩，胃酸和胃液减少，所以偏碱性的药物解离降低或溶解差，吸收就会减少；老年人胃肠道蠕动减慢，排空推迟，药物滞留时间延长，胃肠道刺激可能增强；老年人胃肠血流减少，药物吸收减少。这些因素都会影响药物吸收的速度和程度，服同样剂量的药物，老年人血药浓度比青年人低，而胃肠道反应增加。但对于大多数药物的吸收总量在老年患者和中青年患者中是相差不大的，由于老年人患病种类多，多种药物同时使用较常见，联合用药也会影响药物吸收。所以要根据药物的性质合理用药。

2. 分布　老年人体内构成发生的变化影响药物在人体内的分布。①老年人脂肪占体重比例增加，对脂溶性药物影响较大，使脂溶性药物更易分布在脂肪组织内，分布容积增大，如地西泮、利多卡因等在体内滞留时间延长。而且一些脂溶性药物发生再分布，易由脑组织转入脂肪组织。对水溶性药物相对影响较小，一般来说水溶性大的药物在老年人体内分布容积减小，如地高辛、青霉素等；②老年人肝脏合成血浆清蛋白的能力降低，使血浆清蛋白浓度随年龄增长而降低，对药物在体内的分布产生影响。因而，老年人血中与血浆蛋白结合的药物减少，而游离的、非结合的药物增多，易致毒性反应。特别是血浆蛋白结合率高的药物更容易受影响，使血液中的游离型药物浓度明显增加；③人体内体液总量随年龄增加而减少，使水溶性药物的组织分布减少；④不同脏器的血流量改变影响药物的分布。老年人肝与肾血流量也有所减少，肝血流量可使某些药物代谢清除减少。老年人血管粥样斑块形成、弹性减低、管腔狭窄，也会影响药物的分布；⑤老年人在同时应用多种药物时，由于药物竞争性地与血浆蛋白结合，对血中游离药物的血浆浓度影响更大。

3. 代谢　药物代谢又称生物转化，主要在肝脏进行，而且依赖肝中药物代谢酶系（肝药酶）的催化。药物在肝药酶催化下，经氧化、还原、水解和结合反应后，产生不同的代谢产物。老年人肝血流量减少，肝脏酶系统活性降低，首过效应降低，会影响药物的代谢。随着年龄的增长肝脏质量占全身质量的百分比可减少30%（80岁）；肝血流量可减少40%（65岁），微粒体酶活性降低，使药物在肝脏中的代谢减慢。因此，某些依赖肝血流量代谢的药物如利多卡因，其代谢清除率随年龄增长而降低。肝酶活性降低使某些依靠肝酶代谢清除的药物存在时间延长；老年人的肝血流量减少，药物首过代谢影响较小，有利于某些药物吸收入血，如普萘洛尔、吗啡等；老年人肝脏实质组织减少，药物对肝脏的毒性增加，致使药物对老年人副作用增大，同时肝脏本身也最容易遭受药物损害。总之，老年人在使用需肝脏代谢的药物，如利多卡因、普萘洛尔等时应调整剂量；在给老年人使用某些需肝脏代谢后才有活性的药物（如泼尼松），也应考虑其特点而改用适当的其他药物（如氢化可的松）。

4. 排泄　药物排泄的途径有：肾脏、胆汁、肺呼吸、皮肤汗腺、乳汁、唾液等，其中肾脏是大多数药物排泄的主要器官。老年人肾脏的结构与功能都有变化，肾实质单位数、肾小球面积、肾小管的长度和容量均下降；肾血流下降，肾小球滤过率下降，肾小管重吸收下降，肌酐清除率下降。因此，老年人药物排泄延缓，半衰期延长，容易引起蓄积中毒甚至造成严重肾损害。若老年人使用经肾排泄的药物，如强心苷、氨基糖苷类、苯巴比妥、磺胺类等，可导致肾损害。有些药物经胆汁排泄，由于药物随胆汁分泌到小肠，又被重吸收，形成肝肠循环，使药物作用时间延长，若老年人按常规剂量给药就易发生不良反应。

二、老年人药效学的变化

药效学，实际上就是药物对人的作用。老年人细胞膜的结构和功能发生变化，导致药物受体的数量不同程度减少或受体亲和力发生改变，对药物的适应性和耐受性降低。高龄老人中枢神经递质水平发生改变，老年人对自主神经和锥体外系的神经抑制药物很敏感。对作用于特异性中枢神经系统受体的药物敏感性增强。由于抗心律失常药（如胺碘酮、维拉帕米等）有复杂的抗胆碱作用，可延长 QT 间期，导致恶性心律失常，老年人使用时尤应注意。药效学也可受到内环境稳定机制（包括体外稳定性、直立性循环反应、体温调节等）的影响，其可随年龄增长而发生变化（表1-5）。

表1-5　老化对药物效应的影响

药物类型	药物	作用	老化的影响
镇痛药	阿司匹林	急性胃十二指肠黏膜损伤	↔
	吗啡	急性镇痛作用	↑
	喷他佐辛	镇痛作用	↑
抗凝剂	肝素	激活部分凝血活酶时间	↔
	华法林	凝血酶原时间	↑
支气管扩张剂	沙丁胺醇	支气管扩张	↓
	异丙托溴胺	支气管扩张	↔
心血管药	腺苷	小气道和心率效应	↔
		血管扩张	↔
	血管紧张素 II	血压增加	↑
	地尔硫草	急性抗高血压作用	↑
	多巴胺	增加肌酐廓清	↓
	依那普利	急性抗高血压作用	↑
	非洛地平	抗高血压作用	↑

续　表

药物类型	药物	作用	老化的影响
	组胺	血管扩张	↔
	异丙肾上腺素	变速作用	↓
		喷射分数	↓
		血管扩张	↓
	硝酸甘油	血管扩张	↔
	去甲肾上腺素	急性血管收缩	↔
	去氧肾上腺素	急性高血压作用	↔
		急性血管收缩	↔
	哌唑嗪	急性抗高血压作用	
	普萘洛尔	变速作用	↓
	噻吗洛尔	变速作用	↔
	维拉帕米	急性抗高血压作用	↑
利尿剂	布美他尼	尿流和钠排泄	↓
	多巴胺	肌酐廓清	↓
	呋塞米	高峰利尿效应的延缓和强弱	↓
口服降糖药	格列本脲	慢性降血糖作用	↔
	甲苯磺丁脲	急性降血糖作用	↓
精神活性药	地西泮	镇静作用	↑↑
	苯海拉明	精神动力功能	
	氟哌啶醇	急性镇静作用	↓
	咪达唑仑	EEG 活性，镇静作用	↑
	替马西泮	占位摇晃，精神运动作用，镇静作用	↑
	硫喷妥钠	麻醉的 EEG 影响	
	三唑仑	镇静作用	↔
其他	阿托品	胃排空减少	
	左旋多巴	由于不良反应，剂量限制	↑
	甲氧氯普安	镇静作用	↔

注：↑ = 增加；↓ = 减少；↔ = 无变化；EEG = 脑电图

三、老年人常见不良反应

引起老年人不良反应常见的药物有镇静催眠药、抗惊厥药、镇痛药、抗心律失常药、降压药、抗生素、强心药、利尿药、非甾体抗炎药及糖皮质激素药等。常表现为以下症状：

1. 神经精神症状　老年人中枢神经对某些药物的敏感性增高，如苯海索、左旋多巴、金刚烷胺可使痴呆患者症状加重；阿米替林、丙米嗪易使患者出现不安、失眠、定向障碍和妄想等症状。

2. 直立性低血压　随着年龄的增长，动脉硬化，血管运动中枢的调节功能减弱，压力感受器功能可能出现障碍。因此，老年人常会因体位改变而产生头晕。当使用某些药物如血管扩张药、利尿药、苯二氮䓬类、吩噻嗪和左旋多巴等时，老年患者更易发生直立性低血压。

3. 耳毒性　老年患者内耳细胞数目减少，应用氨基糖苷类抗生素、多黏菌素均可致第8对颅神经损害，前庭损害表现为眩晕、头痛、恶心和共济失调，耳蜗损害表现为耳鸣、耳聋。

4. 尿潴留　老年患者使用抗帕金森病药和三环类抗抑郁药可引起尿潴留，伴前列腺增生者尤易发生。

5. 胃肠道反应及二重感染　有些老年患者口服抗菌药易引起恶心、呕吐、食欲差、腹痛、腹泻等，重症可并发伪膜性肠炎。长期联合应用抗菌药易引起机体菌群失调致二重感染。常表现为肺部感染和消化道感染，甚至败血症。

四、老年人合理用药原则

由于老年人生理、病理和药理学特点较青壮年大不相同，对药物特别敏感，用药时稍有不慎，就容易发生不良反应与中毒反应。老年人用药要注意以下几点：

1. 正确诊断疾病　因老年人常常一体多病，且临床表现常不典型，有的疾病无表现，但器官功能已减退，故首先要对疾病有正确的诊断。

2. 避免使用不必要的药物　老年人用药种类能少时就不要增多，以减少药物相互作用造成的复杂关系；多病共存者，应研究它们之间的关系，用能兼顾各种疾病的药。要注意药物之间的相互作用，以免影响药物疗效或产生不良后果。

3. 避免重复使用作用相同或类似的药。

4. 小剂量开始　老年人除维生素、微量元素和消化酶类等药物可以用成年人剂量外，其他所有药物都应低于成年人剂量。由于现在尚缺乏针对老年人剂量的调整指南。因此，应根据老年患者的年龄、健康状态、体重、肝肾功能、临床表现、治疗指数、蛋白结合率等情况具体分析，个体化治疗，尽量减少用药的种类和剂量。

5. 尽可能对老年人进行随访和复诊，及时评价疗效，修订方案。

（王　烨）

第六节　老年病的概念与特点

一、老年病的概念

（一）老年病的概念　严格地讲，老年病是指在器官老化基础上发生并与退化性改变相关的疾病。然而老化是一个漫长的演变过程，一个人生长发育成熟之时便是老化开始之时，只有少数疾病发生于老年期，多数疾病发生于人体老化的全过程。故老年病一般是指老年人常见的、多发的疾病，即老年人发病率明显增高的疾病。由此可见，老年病并非是老年人所特有的疾病，同时也包括那些中年向老年移行期间的疾病，只有少数疾病为老年人所特有。

老年顽症（geriatric giants）是导致老年人功能障碍的主要类型，特别是当他们的功能开始衰退（fail）时。这些功能障碍包括行动不便、站立不稳、尿便失禁和智力/记忆障碍。视力障碍和听力下降是老年人常见的慢性疾病。听力下降时，患者不再能和别人通话，不能通过电话接收信息，或不能再从事简单的交往，如在银行或商店与人说话，因此会导致社会孤立、抑郁以及对别人的依赖性。视力障碍时，患者因看不到物体被绊倒，导致跌倒发生，也会因为不能阅读书面说明书而导致误服药，还会导致财政管理不善。

老年病医师要将疾病与正常衰老作用区别开来。例如，肾功能障碍可能是衰老的一部分，但肾衰竭和尿失禁并不是衰老。老年医师的目标是治疗现存的任何疾病，并减少衰老对身体产生的影响。

（二）老年病的分类 老年病有不同的分类方法，一般可分以下五类：

1. **老年原发性疾病** 即老年人特有的疾病，非老年组罕见，是老年人在器官老化基础上发生并与退行性改变相关的组织结构和功能障碍性疾病，如脑动脉硬化、老年性痴呆、帕金森病、老年性耳聋、前列腺肥大、退行性骨关节病等。

2. **老年继发性疾病** 其一是老年病变后继发的急性疾病，如脑动脉硬化基础上继发的脑血管意外，即脑卒中；其二是由多种慢性疾病和其他因素导致的老年综合征或老年问题，如跌倒、痴呆、尿失禁、晕厥、谵妄、帕金森综合征、失眠、慢性疼痛、老年抑郁、多重用药、压疮、便秘、深静脉血栓、吸入性肺炎和长期卧床等。

3. **老年易感性疾病** 是中青年可发病而老年人患病率明显增高的慢性疾病。原因是由于老年期机体各种组织的老年性变化及其修复能力的减弱，导致组织、器官等功能减弱，在老年期多发，如高脂血症、动脉硬化、冠心病、脑血管病、慢性阻塞性肺疾病、骨质疏松和肿瘤等不同系统相互渗透的疾病。

4. **老年和非老年常见性疾病** 包括多数任何年龄均可发生的疾病，如高血压、糖尿病、恶性肿瘤、肺部感染和胆石症等。

5. **老年少见或罕见性疾病** 如儿童期的各种传染病很少在老年人中发病。

老年病虽然与传统意义上的内科、外科、妇科、感官系统疾病相关联，但它又是一种自成体系、具有自身疾病特点的疾病。有专家指出："你不能用中青年的眼光看待小儿，同样你也不能用中青年的眼光看待老人。"由此推论，老年病学科也应该像儿科一样成为独立的临床医学中的二级学科。

（三）老年病的大致分期 根据老年病发生发展的规律来看，老年病一般要经历慢性疾病期、急性期、亚急性和急性后期、长期照护期和生命末期等几个阶段。

1. **慢病期** 持续时间漫长，可能从半年到几年，甚至几十年。在此期间，病情隐匿且迁延不愈，长期积累形成人体脑、心、肾等重要脏器形态结构的损害。

2. **急性期** 持续时间很短，一般不超过2周。在此期间疾病表现凶险，如处理不当会有生命危险。

3. 亚急性和急性后期　持续时间相对较短，一般持续 2～6 周的时间，最长不超过 3 个月。在此期间，人体的各种功能状态会明显下降，如得不到很好的康复和护理，会造成身体的残疾和生命质量的全面降低。

4. 长期照护期　持续时间相对较长，一般持续数月到数年，甚至数十年。在此期间，身体逐渐处于失能状态，表现为失动（躯体运动功能障碍）、失智（认知功能障碍或老年痴呆）、失禁（尿失禁或便失禁）、失明（视力障碍或丧失）和失聪（听力障碍或丧失）等。

5. 生命末期　持续时间不等，数小时到数月，一般不超过半年；在此期间，各种脏器功能严重衰竭，在现有医学条件下已无挽回生命的可能。癌症晚期患者，会出现剧烈疼痛、恶心、呕吐、脱水和长期卧床等并发症。

二、老年病的特点

（一）流行病学特点　根据老年流行病学调查的研究显示，老年人的慢性病患病率为 76%～89%，明显高于中青年（23.7%）。在患慢性病的老年人中，46% 有运动功能障碍，17% 生活不能自理。从慢性病的发展趋势和流行病学调查资料发现，我国老年人常见的慢性疾病有高血压、冠心病、脑血管病、糖尿病、恶性肿瘤、慢性阻塞性肺疾病（COPD）、白内障和前列腺增生等，在不同的地区和不同的人群中，每一种疾病的患病率和排列顺序都有所不同。患有多种慢病的老年人常出现多种老年综合征或老年问题。根据有关调查结果显示，65 岁以上的老年人跌倒的发生率为 30%，其中因跌倒而致严重损伤者占 10%～11%，骨折者占 5%；老年期痴呆的发生率为 5%，老人年龄每增加 5 岁，其患病率就会增长 1 倍。老年尿失禁的发病率男性为 18.9%，女性为 37.7%；老年晕厥的发生率男性为 3%，女性为 3.5%，住院患者高达 6%；80%～85% 的老人有各种不同程度的疼痛，其中长期慢性疼痛者占 45%。70 岁以上的老人，谵妄的发生率高达 30%，帕金森综合征的患病率为 3‰～5‰。50% 以上的老年人有不同程度的失眠问题，平均失眠 4 年以上者占 23.3%。老年期抑郁的患病率高达 10%～20%，严重抑郁者占 1%～4%，但其中只有 10%～15% 可以得到确诊。25% 以上的老年人有多重用药问题，不良反应比年轻者高 2～7 倍。

（二）病因学特点　多因素致病是老年病的另一大特点。进入老年期后，老年人的机体逐渐老化、免疫功能下降、各器官和组织功能衰退等，导致老年人处于疾病前期，任何一种因素作用于老年人后都可能引起老年病的发生。在多数情况下，病因无法明确，甚至难以分清是机体自然衰老的结果还是由各种致病因素所导致的独立疾病。中医常讲人有七情六欲，所谓的七情即喜、怒、忧、思、悲、恐、惊。七情人人都有，是正常的精神活动，有益于身心健康。但异常的情志变化，可使情绪失控而导致神经系统功能失调，引起人体内阴阳失调，从而出现各种疾病、早衰，甚至短寿。也就是说，七情与人体内脏的关系十分密切。老年人随着脏器功能的衰退，调节能力减弱，当面对过激的情志变化时，因难以承受而易导致各种疾病的发生。

在老年人中感染性疾病的发病率很高，其中呼吸道感染的病原菌以大肠杆菌、克雷伯菌和流感嗜血杆菌最常见，肺炎的主要致病菌是肺炎球菌或复合菌，胆道感染多由需氧菌和厌氧菌混合感染。由于各种抗生素广泛而大量使用，使感染的菌群发生了改变。老年人抵抗力低下，使原来寄生于人体皮肤、黏膜、口腔、肠道和泌尿生殖道等部位对身体没有危害的菌群，成为老年人重要的致病菌。

随着生物医学模式的转变，人们的健康观念也发生了很大的变化，不再是过去所认为的躯体健康，而是躯体、精神心理、社会适应和环境的完美组合。因此，考虑疾病的影响因素时，除了考虑不良的生物医学因素外，还要考虑到不好的精神心理素质、不利的社会行为、不佳的社会经济状况与不良的生活环境等因素。自身体质下降、精神心理调节不良、社会适应能力低下以及适应比较剧烈变动环境能力差等，其中任何一条或多条发生均可导致老年人发生疾病。

（三）临床特点

1. **多病共存** 由于老年人的机体功能减退、脏器功能下降、免疫及认知功能低下、肢体活动出现障碍和代谢内分泌失衡等病理生理学特点，导致一体多病在老年人很普遍，有的老年人甚至发生一个脏器出现多种病变，如很多老年人同时患有冠心病、高血压、高脂血症、颈椎病、白内障和腰肌劳损等。据 Howell 报道，65 岁以上的老年人平均患 7 种病，最多达 25 种。在北京老年医院收住的老年痴呆患者中，同时患有两种或两种以上疾病的患者占 100%，而同时患三种或四种以上的占 80%，同时患五种或五种以上的占 50%。北京医院统计 60~69 岁组老年人平均患 9.7 种疾病，90 岁以上患 11.1 种疾病，提示老年人患病数量随增龄而增加。老年人多病共存，使症状相互重叠，相互掩盖，易导致误诊误治。但应强调的是，即使多种疾病在老年人身上同时存在，但总有轻重缓急，其中必有 1~2 种为主要的疾病，危害性大，甚至有致命性的危险，诊治就要从整体出发，全面分析，抓住主要病症，正确处治。

2. **症状和体征不典型** 相当一部分老年人因衰老、病残和疾病交织在一起，使疾病的临床表现不典型。缺乏疾病的特异症状，容易延误诊治。有很多原因可以导致这种现象的发生，主要包括：

（1）老年人对疼痛的反应性和敏感性降低：老年人由于机体形态变化和生理功能的衰退，感觉、反应减弱，对于疼痛和疾病不会像中青年一样敏感，表现出敏感性减弱，因此，疾病的症状容易被忽略。例如当发生急性心肌梗死、内脏穿孔时，中青年可表现极度疼痛和不适，而老年人可能仅仅表现出一些不适，有的甚至没有什么感觉。如老年无痛性心肌梗死占 30%~80%，而成年患者仅占 7%；老年腔隙性脑梗死 80% 无症状。

（2）老年人患有多种疾病：老年人由于各种原因，常同时患有多种疾病，并且临床症状往往不典型，导致一种疾病的症状可能被另一种疾病所掩盖或者相互影响，导致无法鉴别。例如老年人患肺炎时常无明显症状，或仅仅表现出食欲差、全身乏力、脱水或突然出现意识障碍，但却没有肺炎应有的呼吸系统症状和体征，如咳嗽、呼吸困难等。

（3）老年人发病多出现精神及神经症状：许多老年人患有某种疾病时，首先表现出来的不是该疾病应有的相应器官系统的表现，而是精神及神经方面的变化，例如老年人心脏病发作时首先表现出的是晕厥和嗜睡，甚至意识模糊，而不是胸痛、呼吸困难等。因此，要重视客观检查，尤其对体温、脉搏、血压及意识的观察极为重要。

（4）老年人病情发展缓慢：老年病中，很大一部分为慢性退行性疾病，有时其生理变化很难与病理变化区分开来。这种疾病，起病隐匿，发展缓慢，在相当长时间内无症状，易误认为是老年生理性变化，但当疾病发展到一定程度后，机体的器官储备功能处于衰竭的边缘，一旦遭到应激，病情可在很短的时间内迅速发生恶化，可使原来勉强维持代偿状态的器官迅速衰竭，严重危及患者生命。如常见的肺癌、胃癌、肝癌、前列腺癌等恶性肿瘤，早期常缺乏临床症状，一旦出现症状，已属晚期，失去了最佳的治疗时间窗。因此，对老年人进行定期健康检查，是早期发现、早期治疗的重要措施。

3. 多脏器衰竭或多系统功能障碍　由于多种因素的影响，导致进入老年期后抵抗力严重下降，受到外界或自身不利因素的侵袭后极易发生感染或出现多病共存的现象。与此同时，常伴随多脏器或者多系统功能障碍，严重时甚至危及生命。老年人发生多脏器功能的衰竭，主要见于两种情况，一种是由于严重感染、败血症性休克、手术、创伤、急性药物或毒物中毒等因素使原本各脏器功能正常或相对正常的老年人出现两个或两个以上器官功能同时或者相继发生衰竭；另一种是当老年人发生一个器官功能衰竭后，通过低排出量、低灌注、缺血和毒血症等途径，可引起其他器官功能衰竭。各种慢性疾患的作用导致各脏器功能不全或者发生衰竭，易引起机体水电解质发生紊乱、酸碱平衡失调、意识障碍，易发生并发症和后遗症等。很多老年人患有多种疾病，即使没有发生脏器功能衰竭，也会出现多系统功能障碍。目前对于有多脏器或多系统功能障碍患者的治疗效果往往不明显，治疗费用高且病死率也比较高。因此，老年多脏器衰竭和多系统功能障碍已经是当前危重病医学中最引人瞩目的研究课题，其中年龄是众多影响因素中极其重要的一项，年龄越大，对于多脏器衰竭和多系统功能障碍的影响越明显。

4. 多种老年综合征的表现　老年综合征一般是指老年人由多种疾病或多种原因所造成同一临床表现的病症，常见的综合征有跌倒、痴呆、尿失禁、谵妄、晕厥、抑郁症、疼痛、失眠、药物滥用、老年帕金森综合征和脆弱综合征等。其中脆弱综合征常表现为机体生理功能低下、易疲劳、情绪躁动、性欲降低、骨质疏松加剧、肌肉强度下降和高度疾病易感性等临床表现。老年人可因各种疾病，如心肌梗死、脑卒中、股骨颈骨折、重大手术等，导致长期卧床，容易发生运动减少性疾病。对于老年患者，一种疾病可能会有几种老年综合征的表现，或不同的疾病会出现同一种老年综合征的表现。正是这种情况的出现，导致了老年病的诊断有一定的困难，从而使治疗的难度也相应地加大。

5. 多种老年问题的出现　长期卧床、压疮、便秘、深静脉血栓、肺栓塞、吸入性肺炎、营养不良、肢体残疾、舒缓治疗与长期照料等都是老年病常见的问题。长期卧床的老人会导致运动减少、局部挛缩、失用性肌萎缩、压疮、骨质疏松、血栓与栓塞、水肿等，全身可出现直立性低血压、感染性疾病、焦虑、抑郁症、老年痴呆、消瘦、贫血、低蛋白血症、便秘及尿便失禁等。大部分压疮发生在 70 岁及以上的老年人群中，主要是由于长期卧床或端坐导致血液循环障碍所致；在私人疗养院中，其发病率可高达 20%。在老年人群中便秘的发病率高达 50% 以上。深静脉血栓和肺栓塞的发病率随着年龄的增长而增加，在老年人群中的发病率是 1‰，而在 85 岁以上的老年人中每年的发病率是 1%。目前估计15% 的社区老年人、35%～65% 的住院老年人以及 21%～60% 的居住长期照料设施的老年人存在营养失调或者营养不良。吸入性肺炎在老年人中也是很常见的，不少患者需要进行舒缓治疗和长期照料。老年病患者可能会同时出现好几种老年问题，因此要解决这些老年问题并不是件容易事情。

6. 多重用药和药物的不良反应　由于老年病常存在着一体多病的问题，有时还伴有多脏器衰竭或多系统功能障碍，因此，为了控制症状及病情，减轻痛苦，保护脏器等，需要同时使用多种药物，这就导致了多重用药和联合用药的普遍存在。多重用药和联合用药虽然对疾病有利，但是也使药物的不良反应、药物之间相互作用的风险加大，并且会使老年人因代谢问题而出现不良反应的概率增加。通常情况下老年人发生药物不良反应的概率是正常成年人的 2~3 倍，甚至更多。年龄越大，用药种类越多，发生药物不良反应的概率越高，造成的肝肾损害也就越严重。降糖药、非甾体抗炎药、糖皮质激素、抗肿瘤药、抗凝药及抗生素等药物，常被称为"高危药物"。因此，对于老年人，用药需更加谨慎，尽量减少用药。一般坚持五种药物原则，即用药不能超过五种。不过，这只是理想的原则，在实际医疗工作中很难做到这一点，有的时候可能出现用十几种药乃至几十种药。

（四）诊治特点

1. 多专业医师参与诊治　老年病由于常常是多病共存，通常情况下症状和体征不典型，具有多种老年综合征的表现，同时还伴有多种老年问题的出现，这就给老年病的确切诊断和合理治疗增加了很大的难度。就目前而言，由于缺乏专业的老年病医师，往往遇到较复杂的老年病时需要邀请多科室、多专业的医师来共同诊断，提出合理的治疗方案。

2. 多学科团队参与照护　由于老年人具有多因素致病、多种慢病共存、多种老年综合征表现和多种老年问题出现的特点，易致老年病患者出现多脏器衰竭或多系统功能障碍，使老年病的诊治极其特殊和复杂。加之老年人丰富的社会阅历形成特有的价值观和世界观影响疾病的诊治，家属不同的文化背景、宗教信仰和道德修养影响老年人的照护，所有这些因素决定了老年病的诊疗、康复与护理需要由多学科成员组成的团队共同参与，需要对老年病患者进行综合评估。根据老年综合评估的结果，为老年患者制定一个协调的、综合的短期或长期的照护计划，并给予积极的干预，其目的是尽可能维持或恢复老年人的各种功能状态、提高老年患者的生活质量和健康期望寿命。多学科团队具体包括老年病医师或全科医师、老年病护士、老年康复治疗师〔包括物理治疗师（PT）、职业治疗师（OT）、语言治疗师（ST）和工娱治疗师〕、社会工作者、足病治疗师、营养师、临床药师、心理师和咨询工作者等。在团队的共同努力下，使老年病患者在优良的医疗与照护环境中逐渐康复，使之顺利回归社区与家庭。

（宋岳涛）

第二章　老年医疗服务与管理

第一节　老年医疗服务

本章中所提的老年医疗服务主要是指由医疗服务机构为老年人提供的服务。目前我国的医疗服务机构主要有省市级综合医院或专科医院（三级医院）、区县级综合医院或专科医院（二级医院）、社区卫生服务中心（乡镇卫生院）和社区卫生服务站（村医卫生室），专门的老年医疗服务机构有老年（病）医院、老年康复院、老年护理院、临终关怀院和日托医院等。从老年疾病的分期来讲，老年医疗服务可分慢病管理、急性期医疗、中期照护、长期照护和末期照护（舒缓治疗与临终关怀）等。老年医疗服务的场所是医院、社区和家庭。

一、老年慢病管理

（一）慢病的概念　所谓慢病是指一种长期存在的疾病状态，表现为逐渐发展、进行性加重的组织器官结构病理性改变和功能异常。其特点是起病隐匿，病因复杂，病程长（3个月以上），疾病后期的致残率和致死率高，与不良生活方式密切相关。主要包括慢性传染性疾病和慢性非传染性疾病。健康管理涉及的慢病主要指慢性非传染性疾病，包括高血压、糖尿病及代谢性疾病、恶性肿瘤、心脑血管疾病、慢性阻塞性肺疾病（COPD）、慢性肾病、骨质疏松和老年期痴呆等。

（二）老年慢病管理的概念　老年慢病管理是指对老年个体或群体的慢病危险因素进行全面检测、分析、评估、预测和预防的全过程，是健康管理医学服务的重要内容，其宗旨是调动老年个体、群体及整个社会的积极性，有效地利用有限的医疗卫生资源，以最小的投入获取最大的慢病防治效果。老年慢病管理的内涵包括老年慢病早期筛查、风险预测、预警与综合干预，以及老年慢病人群的综合管理和慢病管理效果评估等。

（三）服务内容

1. 健康教育与健康促进　各级各类医疗机构应教育老年人正确认识慢性疾病的危害性，尽早预防老年慢性疾病的发生。教育患者及其家属应戒除吸烟、酗酒和不健康饮食等不良生活方式，养成健康的生活和运动习惯，树立战胜疾病的信心，使其保持良好的心态和最佳的生活状态。加强对老年患者及其家属的膳食指导，提倡合理的膳食结构。为老年患者制订个体化锻炼计划和选择适宜的运动方式，如太极拳、步行和慢跑等，保证老年人活动的安全性、有效性和长期性。

2. 健康指导与慢病防控　指导患者或家属了解各种慢病的相关知识，掌握疾病监测

（如血压和血糖的监测）的相关技能，缓解患者的心理压力。指导患者合理用药，帮助患者掌握各种慢病急性发作的预防措施，如高血压患者直立性低血压的预防、糖尿病患者低血糖的预防和冠心病患者心绞痛的预防。指导失眠患者如何保证睡眠，指导肿瘤患者如何控制疼痛，指导慢性阻塞性肺疾病患者如何尽可能将痰液排出，指导慢病患者如何采用非药物治疗，指导多病共存患者如何预防老年综合征或老年问题的发生。

3. 健康体检与慢病筛查　定期健康体检或有针对性地进行慢病早期筛查是老年慢病管理的一种重要手段。

（1）健康体检：主要是针对老年人群的生理特点，对全身各系统进行基础性检查，主要是明确老年人身体的健康状况。如量体重可查出过胖或过瘦，过胖会增加心脏负担易诱发心脑血管疾病的发生，过瘦会使抵抗力减低和免疫功能下降；测血压可预测有无冠心病和脑血管意外发生的可能；尿常规检查可及时发现糖尿病以及老年妇女的慢性肾盂肾炎；心电图检查可发现心肌缺血改变和心律失常等；肝功能检查可及时发现肝炎、脂肪肝、肝硬化，甚至肝癌等；查眼底可及早发现老年性白内障、原发性青光眼和高血压、冠心病、糖尿病患者的动脉硬化情况；胸部 X 线检查可早期发现肺结核、肺癌；粪常规可早期发现胃癌、结肠癌及消化道疾病；肛门指检可以发现直肠癌、前列腺癌、前列腺肥大等疾病；老年妇女进行乳房及妇科检查，及早发现乳腺及妇科盆腔疾病；腹部超声检查可发现肝、胆、胰、脾和肾脏等器官的病变。

健康体检除应包括内科、外科、妇科系统和辅助检查外，还应包括老年健康现状的调查，其中涵盖生活习惯、饮食运动、既往病史等调查内容。通过健康体检，明确老年人身体处于何种状态：第一种是健康人，这类老年人需要的是健康促进，保持良好的健康状态；第二种是亚健康人，这类老年人身体中存在着某些致病因素，需要管理健康，消除疾病隐患，向健康转归；第三类为患病个体，发现了早期疾病或各种慢病，需要患者及时到医疗机构就医。

（2）慢病早期筛查：即有针对性地对一些特定人群进行的某种或某些慢病的全面筛查，目的是调查其慢病的患病率、发病率、知晓率、就诊率和治疗率等，以便为某些慢病制定确实可行的预防干预措施。

4. 功能评估与健康干预　对老年人进行功能状况的综合评估和实施特定的健康干预也是老年慢病管理的重要方法和措施。功能评估是老年慢病管理的手段，而健康干预才是老年慢病管理的目的。

（1）功能评估：即根据老年人的发病特点和针对老年人群的主要健康问题与重大慢性疾病，从老年人的躯体功能、精神心理、社会行为和生活环境等方面进行的综合评价，是在老年人未病之前或者是疾病的可控阶段预测和发现老年人罹患慢病风险的一种重要的方法和手段。老年期疾病的重要特点是功能异常改变绝大多数先于器质性改变。因此，功能评估更能体现"未病先防、既病防变"的体检目的，以便早期制定完善的疾病预防、诊疗、康复、护理和随访计划。功能评估一般采用国际公认的评估量表或问卷来进行，如日常生活能力、视力和听力、认知功能、社会支持、老年虐待、居家安全、跌倒风险和压疮风险等的评估。

（2）健康干预：是在老年健康体检与功能评估基础上进行的老年慢病管理的具体行动，只有实施有效的老年健康干预，才能真正实现"老年不病或老而少病，病而不残，残而不废，废而不弃"的老年医学目标。老年健康干预应在老年健康干预计划或措施的指导下进行，不同的老年健康状况应有不同的干预计划或措施，应根据具体情况而定。

（四）主要服务机构

1. 医院慢病管理相关科室　如综合医院或专科医院中的老年保健科等，主要是对慢性病的症状控制、用药管理和出院指导。

2. 社区卫生服务机构　包括城市的社区卫生服务中心和社区卫生服务站、农村的乡镇卫生院和村医工作站、部队系统的疗养院和干休所、高校与厂矿企业的医院或卫生室等，这是实施老年慢病管理的主体。主要针对老年人群服务，其工作是收集健康信息、评估、建立档案和跟踪干预等。老年慢病管理虽然在各级各类老年医疗服务机构都可实施，但应基本定位在社区卫生服务机构，因为社区卫生服务机构既适合做老年个体的慢病管理，也适合做老年群体的慢病管理。

3. 体检中心　在提高体检发现健康危险因素效率的基础上，对患者和高危对象进行有计划的健康管理。

4. 一些专门的、私有的健康管理机构也可实施老年慢病管理。

二、老年病急性期的医疗服务

1. 基本概念　老年病急性期的医疗服务（acute aged care）主要是指由医疗服务机构为老年危急重症患者提供的医疗救护服务，其目的是诊治短期内对生命造成严重威胁的疾病，使患者脱离生命危险、缓解症状和稳定病情。常见的老年危急重症有急性脑卒中、急性心肌梗死、气胸、血胸、肺水肿、肺栓塞、消化道出血、骨折、多器官功能衰竭和各种临床危象等。急性期的医疗服务具有明确的住院时间限制，一般为 5～10 天，最长应不超过 2 周。

2. 服务内容

（1）解除短时间内严重威胁患者生命的各种疾病和其他危险因素，如老年急诊服务。

（2）及时诊治各主要脏器的急性衰竭或系统功能障碍，如心力衰竭、呼吸衰竭、肾衰竭、肝功能衰竭或肝性脑病等。

（3）解除各种临床危象，如消化道出血、高血压危象、糖尿病危象和甲状腺危象等。

（4）肿瘤、骨折、脏器移植和其他外科疾病的手术治疗。

（5）介入治疗、植入心脏起搏器和人工关节置换等。

（6）各种慢病急性发作的治疗和各种意外伤害事件的紧急处置等。

（7）各种疑难杂症的诊断与鉴别诊断。

3. 服务机构　老年病的急性期持续时间短，需要医护人员在相对较短的时间内做出医疗救治措施并加以实施，所要求的医疗条件和医护人员的技术水平都比较高。老年病急性期的医疗服务主要由三级综合医院或专科医院来提供，部分医疗条件好和医疗技术水平高的二级医院也可实施其服务，社区卫生服务机构也可为社区居民提供一定的急诊急救服务。

三、老年中期照护服务

（一）概述

1. 基本概念　中期照护是一种全新的医疗服务模式，旨在为具有康复潜能的亚急性和急性后期患者提供综合性的医疗、康复和护理服务。中期照护以提高患者生活质量和健康期望寿命为目标，以恢复患者的独立生活能力、避免失能与残疾为宗旨，以患者功能状况的综合评估为基础，为患者提供多学科整合管理服务。实践证明，中期照护不仅可以避免患者短期内再入院或非必要的长期入住照护机构，还可以节约医疗资源、降低医疗费用和提高病患满意度。

老年中期照护服务是介于老年急性期医疗服务、居家照护服务、长期照料服务之间的一种过渡性医疗服务，由于高龄患者在疾病急性期治疗完成以后，其身心功能常不足以立即返家，还需要一段以积极恢复病患生活自主能力的整合性医疗服务来协助其"独立生活"，即对亚急性和急性后期老年患者实施综合性的医疗、康复和护理服务，旨在帮助老年病患者由疾病期过渡至恢复期，由医疗上的自主过渡到功能上的自主，由医院照护过渡到平安返家。

一般认为，老年中期照护必须符合以下五个条件：

（1）服务对象是没有必要长期入住急性期医院或是不需入住长期护理机构的老年患者。

（2）服务内容以老年综合评估为基础，并根据评估结果制定个体化的医疗、康复和护理方案。

（3）服务目标是尽最大努力提升老年患者的功能自主独立性，使患者尽早回归家庭与社会。

（4）服务具有时限性，一般以 2~6 周为宜。

（5）服务内容涵盖多个学科多种专业，应建立老年病多学科整合管理团队。

综上所述，中期照护必须功能明确（即避免"再次住院"与实施"亚急性与急性后期照护"）、方法适当（老年综合评估）、定位合理（综合医疗、功能康复和护理）、具有时效（避免与长期照护相混淆）和多学科团队的参与。

2. 发展与现状

（1）中期照护的概念最初由英国健康与社会服务部门（British Health and Social Care Systems）于 20 世纪 90 年代中期提出，并于 2000 年在"国家病床调查"中首次被正式应用，现在已成为英国卫生署发布的"老年人国家健康服务架构"中老年人健康服务的基本要点之一。有研究表明，有效的中期照护，不仅可以避免老年患者短期再入院和过早入住老年长期护理机构的机会，还可让那些孱弱的老年人提高生活自理能力。

（2）中国台湾于 21 世纪初也在积极推广老年中期照护服务模式，荣民医院系统设有老年中期照护病房，也取得了一定的成效。

（3）在我国，老年中期照护的概念刚刚被老年医学工作者所接受，但对医疗事业的管理者和普通老百姓来讲还是一个陌生的概念，更缺乏从事老年中期照护的服务机构及其标准规范。

（4）随着人民生活水平的逐步提高，老年人的健康照护需求也在不断增长，他们期望提高健康期望寿命和生活质量，期望生活自理不拖累子女，期望在急性疾病之后能够很好地康复，而不留任何的并发症或者后遗症，他们期盼着中期照护服务机构早日诞生。

3. 实施老年中期照护的社会与经济效益

（1）社会效益：构建老年中期照护服务模式，为老年人实施中期照护服务，不仅是解决急性期医院床位紧张的一种有效途径，也是减少老年残疾和降低老年死亡率、提高老年人生活质量和健康期望寿命的一种科学管理措施，会对解决老年人看病难、看病贵的问题起到积极的作用。台湾学者研究报道，台北荣民总医院通过对平均年龄为 82 岁的老年人进行研究，结果发现，若老年人出院后参与社区医院的中期照护，接受中期照护者，一年死亡风险约为 10%，而选择出院直接回家者，一年死亡风险为 24.4%；接受中期照护者比未接受者一年死亡风险下降 62%。

（2）经济效益：在中期照护机构为老年患者提供的服务，一般不需要大型医疗仪器的检查，也不需要做大量的、密集的实验室检查，日平均住院费用要比急性期医院少得多，同时还会减少出院患者再入院的概率，这样不仅可为国家和社会节约大量的医疗资源，也会为单位或个人减轻沉重的疾病经济负担。

4. 我国老年中期照护的展望　我国目前的老年医疗服务只重视老年病急性期的医疗服务，严重缺乏老年病的中期照护服务，导致老年医疗服务出现明显的断层。随着我国老龄化程度的提高和医疗制度改革的推进，必将构建起分层管理和无缝衔接的老年健康服务体系，而老年中期照护是至关重要的一个中间环节，它必将在老年医疗服务中发挥越来越重要的作用，会对缓解人们看病难和看病贵的现状产生积极的影响。有关老年中期照护的研究在大陆正在逐步展开，如北京老年医院 2012 年承担了首都卫生发展行业重点专项"老年患者中期照护的临床对照研究"；北京市科委在 2011 年老年重点专项"老年慢病社区关键技术的研究"中，也设立了"老年中期照护关键技术研究"的分课题。老年中期照护服务是今后我国老年医疗服务的一个主要发展方向。

（二）服务内容与流程（图 2-1）

1. 照护对象的确定　接受老年中期照护服务的患者主要为亚急性或急性后期的老年患者。这些患者因急危重症老年疾病入住急性期医院，经一定的诊断和治疗后已脱离生命危险、生命体征基本平稳、基本达到急性期医院出院标准、并经出院评估具有一定的康复潜能而又不能直接回家，如急性脑卒中、急性心肌梗死、意外骨折和急性呼吸系统疾病经治疗后的患者，还有手术后的部分老年患者，他们一般需要接受老年中期照护的服务，即需要继续接受一段综合性的医疗、康复和护理服务。

2. 对照护患者的综合评估　对接受中期照护服务的老年病患者应进行综合评估，尤其是应进行各种功能状况的评估。通过老年综合评估，为老年患者确立阶段性（2~6 周）的康复治疗目标，并制定确实可行的康复治疗（综合性的医疗、康复和护理）计划。

3. 实施中期照护服务　在康复治疗计划的指导下，由多学科团队共同对老年患者实施中期照护服务，其服务内容除进行必要的药物治疗外，主要对老年患者实施康复治疗和康复训练，并对合并有老年综合征（如老年跌倒、痴呆、尿失禁、晕厥、谵妄、睡眠障碍、慢性疼痛、药物滥用和帕金森综合征等）或老年问题（如压疮、便秘、肺栓塞、吸入性肺炎、营养不良、深静脉血栓、肢体残疾等）的患者实施正确的照护，还应对带有各种管道（如引流管、造漏管、胃管、导尿管、气管插管和静脉通道）的患者进行定期的护理等。在实施中期照护服务期间，应对患者进行康复效果的综合评估，根据评估结果及时调整其康复治疗方案。

4. 出院评估与患者去向的选择　对于接受机构照护的患者，他们经过一定的康复治疗预计能出院或要求出院时，一定要对其进行出院前的评估，根据评估结果制定具体的出院计划，并应明确患者出院后的去向，如患者为原有疾病或新发疾病的急性发作，患者应转回到急性期医院进行治疗；如患者各种功能状态得以恢复，可让患者回归家庭与社会；如患者已为失能状态无法恢复其功能，可嘱其接受家庭、社区或机构等的长期照护服务。

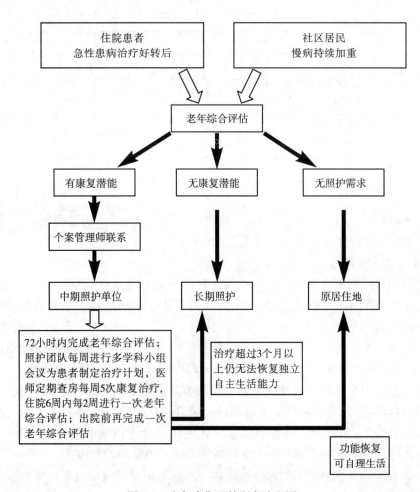

图 2-1　老年中期照护服务流程图

5. 随访服务及流程　患者从中期照护服务机构出院后，个案管理师应定期随访患者返家后的生活功能、自我照护能力与身体恢复情况，于患者返家后第 1、3、6 及 12 个月以电话访问或居家访视的形式评估患者的日常生活能力以及生活质量，随访一年后结案。如返家后出现新的健康照护问题，个案管理师需协助患者就诊，并持续随访。流程图见图2-2。

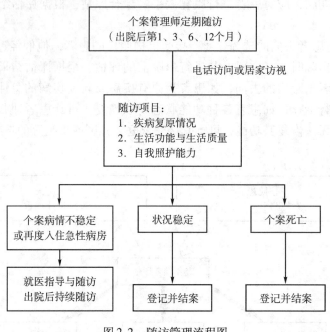

图2-2   随访管理流程图

（三）管理规范   我国大陆地区老年中期照护服务还没有统一的管理规范，以下是北京老年医院实施中期照护的管理规范，以供参考。

1. 服务模式的管理

（1）老年中期照护服务主要针对具有康复潜能的老年病急性后期患者，以老年综合评估为手段，由多学科团队为患者制定个性化的治疗方案，尽可能提升患者的独立生活能力，协助患者返家独立生活。

（2）中期照护服务时间一般以不超过6周为原则，最长不超过12周。若个别病例在12周内依然无法达到预期目标者，应转介至长期护理机构或让其回家继续看护。

（3）医院设置中期照护病区并成立老年病的多学科整合管理团队，团队成员中除配备2名老年病专科医师外，还应配备个案管理师、康复团队、精神心理照护团队、临床药师、护师、营养师和社会工作者等。多学科团队应在老年综合评估结果的基础上为患者制定个性化的照护方案，齐心协力为患者提供综合性的医疗、康复和护理服务。

（4）中期照护病区实施统一的评估机制和统一病历记录，使用可以共享的服务流程。

2. 服务对象的管理

（1）**收住条件：** ①入住急性病房的老年病患者经治疗后病情平稳，在住院期间出现功能下降，经治疗团队评估具有康复潜能，且愿意入住中期照护机构者；②门诊患者若具有中期照护需求，在老年综合评估后确认有康复潜能者，可安排入住。

（2）排除条件：①生命体征不稳定者或需要做密集的医疗照护者（如长期吸氧者、点滴注射者、需频繁实验室检查者、必须进行放疗或化疗癌症患者）；②患者因特定检查或治疗而短期入院（如白内障手术、心导管检查、前列腺切除）而未出现功能下降者；③患者住院期间未出现功能下降，或经治疗团队评估无功能康复潜能者。

（四）主要服务机构 中期照护服务并不需要动用大型综合医院的资源，但可能超过传统基层医师的处理范围，一般应由老年医院、老年康复院、高级护理院和区县级老年医院等服务机构来实施其服务，也可在有条件的社区卫生服务机构进行。中期服务模式可以多种多样，需要我们在实践中不断积累经验，逐步发展、完善、应用和推广。

在我国现有的医疗服务中，虽然急性期的医疗服务、长期照料服务和社区医疗服务逐步建立与完善，但严重缺乏中期照护服务机构，出现老年医疗服务中的断层，即从急性期医疗机构出院但又不能直接回家的患者没有特定的医疗机构可以承接其服务，因此，在我国应新建、改建或扩建中期照护服务机构，以便提升老年急性疾病之后的健康照护能力，有助于急性医疗服务机构及时而安全地让老年患者出院，并能为其提供连续而有效的康复治疗，避免老年患者功能丧失，减少入住长期护理机构的机会，提高患者的生活质量，全面应对快速老龄化所带来的冲击。结合我国大陆的实际情况，老年中期照护服务机构可采用如下几种模式：

1. 老年中期照护病房 在二、三级综合医院或专科医院，都可设立老年中期照护病房，主要承接由急性期病房转诊而来的老年病患者，服务的对象是具有一定康复潜能并需提供综合性的医疗、康复和护理服务的患者。

2. 老年中期照护医院 相当于老年康复院或高级的老年护理院，主要收治由急性期医院转介而来的老年病患者，提供的服务以老年康复和老年护理为主。

3. 社区老年中期照护单元 在有病床并具有康复服务功能的社区卫生服务机构从事老年中期照护服务。

4. 日间照护医院和中心 在各类型医院和社区开展日间的老年中期照护服务。

5. 居家中期照护病床 对具有一定康复潜能的老年患者，由医院或社区卫生服务机构的医护人员定期提供上门服务。

（五）关键技术

1. 老年综合评估技术 在中期照护机构中的老年医护工作者应全面掌握老年综合评估技术，尤其是对老年各种功能状况的评估，如日常生活活动能力的评估、躯体功能的评估、认知功能的评估和社会行为能力的评估等；应通过老年综合评估技术，预测老年患者可能康复的程度或可能出现的并发症，如发生跌倒、压疮和营养不良等的风险；还应通过评估，及时评价其康复效果。

2. 医疗技术 处于亚急性或急性后期的老年患者多数为多病共存的患者，多重用药现象十分普遍，有的甚至出现医源性的伤害或器官功能的障碍，有的还需要控制疼痛或并发症的发生，这些都要求中期照护机构中的老年医学工作者要有全面系统的老年医学知识，要有精湛的医疗诊治技术和高超的处理复杂疾病的能力。

3. 康复技术 据统计入住急性期医院的老年患者会发生多种功能的退化，其中25%~

35%会损失一项日常生活活动能力，25%会出现认知功能障碍，20%~25%会出现情绪障碍，20%~40%会出现营养不良，100%会有活动与行走障碍的风险，因此，老年人各种功能状况的恢复具有极其重要的意义，老年康复是实施中期照护服务的重中之重。具体地讲，在老年中期照护机构中应掌握骨关节康复、脑卒中后的神经康复、心血管事件后的心脏康复、呼吸系统疾患后的肺康复、肿瘤手术或放化疗后的体能康复等。

4. 护理技术 中期照护中的护理主要包括各种老年疾病的护理、老年综合征或老年问题的护理，以及各种管道如造瘘管、引流管、胃管、导尿管、气管插管和静脉通道等的护理。因此，中期照护机构中的护理人员应全面地掌握上述的老年护理技术。

5. 其他技术 营养支持和与老年人的交流技巧也是非常重要的。

四、老年长期照护服务

1. 概念 长期照护是指为失能患者（包括失动、失智、失禁、失明、失聪等）提供不同程度的照护服务，使其具有自尊、自主及独立性或享受有品质的生活。长期照护的概念起源于西方发达的老年社会。长期照护的对象是慢性病和残障人士，而老年人则构成此类人中的绝大多数。长期照护的目标是满足那些患有各种疾患或身体残疾的人对保健和日常生活的需求，其内容包括从饮食起居照料到急诊或康复治疗等一系列正规和长期的服务。

长期照护服务具有以下特点：①正规和专业是长期照护最显著特点，这是因为仅仅依靠传统的非专业照料，如一般家庭照料，已经不足以使病患或残疾老年人维持正常的生活状态；②长期照护，顾名思义就是照护一般要持续很长的时间，甚至是无限期的，需要长期照护的人通常患有短期内难以治愈的各种疾患或长期处于残疾和失能状况；③长期照护具有连续性，老年人因患病或失能的程度不同而需要不同的照护；④保健和生活照料相结合。长期照护所提供的服务已经超出了传统保健范围，扩展和延伸到了日常生活领域，涉及老年人的饮食起居，在护理院和养老院服务中这个特点比较明显，社区服务中的家政服务和日间照料，也属于长期照护的范围。

2. 服务内容 长期照料服务的内容大致可分为六种：一是医疗护理服务，即帮助老年人正确用药、实施留置管道的护理、进行居家康复训练、防止误吸和其他必要的康复护理服务；二是个人卫生服务，即帮助失能老年人梳头、刮胡子、刷牙、洗澡和更换尿垫等；三是营养服务，即膳食准备和帮助失能老年人进食；四是日常活动服务，即帮助失能老年人上下床、穿脱衣服、散步、站立、上下楼梯、出行等；五是家务服务，即帮助失能老年人购物、做饭、清洁、洗衣等；六是社会服务，如参加一些集体活动。

日本的老龄化程度最高，其包含的服务也最为完善，不仅涵盖如来访护理、来访看护、居家康复训练、居家护理、痴呆老年人的生活护理指导、居家疗养指导等13类居家护理项目，还涉及老年人保健设施等3类设备护理项目。美国的长期照护服务内容主要包括个人照料、健康照料、社会心理服务、居住服务、看护服务、临终服务等。而在英国则以居家照料、日间照料、住院生活照料和护理照料、家政服务等为主。

3. 主要服务机构 提供照护的场所或是在专门机构，例如医院、护理院或社区机构中的长期照护病房；或是在家庭，即居家的老年长期照护服务，这种服务需要有组织和经过培训的居家照护服务者提供。长期照护就意味着从家庭到医院，中间包括社区医疗站、日间照料、护理院、康复中心、姑息治疗机构等一系列适应各类需求的服务。建设医护型的老年护理院是我国长期照护服务体系建设的主要发展方向。

五、老年临终关怀服务

临终关怀（hospice care，palliative care，terminal care）是 20 世纪 60 年代兴起，涉及医学、护理学、心理学、伦理学、社会和宗教等多种学科，有其独特的研究对象和发展规律的新学科。自 20 世纪 80 年代我国开展临终关怀工作以来，临终关怀在我国已有较大发展。

（一）概念 临终关怀是运用医学、护理学、社会学、心理学等多学科理论与实践知识为临终患者及其家属提供整体的照护，包括躯体、精神心理和社会行为等多个方面，使临终患者的生命得到尊重、症状得到控制、痛苦得到减轻、生命质量得到提高、家属的身心健康得到维护和增强，使患者在临终时能够坦然地、舒适地走完人生的最后旅程。临终关怀需由多层面的专业与非专业人员组成的团队为患者提供服务。临终关怀是近代医学领域中新兴的一门边缘性交叉学科，是社会的需求和人类文明发展的标志。为减轻患者及家属对"临终"字眼产生的心理压力，香港地区译为"善终服务"，台湾地区译为"安宁照顾"，内地有些学者称其为"姑息关怀服务"。

（二）内容

1. 为患者及其家属进行"死亡教育"，使其正确面对死亡。

2. 提供舒缓治疗，尽力减轻患者的疼痛。

3. 提供医疗护理和日常生活护理服务。

4. 通过社会工作者、义工或临床心理学家等团队工作人员为患者提供心理支持和社会援助。

5. 为患者提供一个舒适的临终环境。

6. 为患者提供宗教信仰服务。

（三）主要服务机构 临终关怀的服务机构主要见于以下几种形式：

1. 独立的临终关怀院，如北京松堂关怀病院、上海闸北区红十字老年护理院、香港白普里宁养中心等。

2. 综合医院或专科医院内的临终关怀病房，如北京老年医院内的临终关怀病区、中国医学科学院肿瘤医院的温馨病房、北京市朝阳门医院的老年临终关怀病区、宁夏银川市妇幼保健院的老年临终关怀病房等。

3. 社区卫生机构中的临终关怀病房或单元，如上海部分社区中实施的临终关怀服务。

4. 居家临终关怀服务机构，它一般是以社区为基础、以家庭为单位开展临终关怀服务。如香港新港临终关怀居家服务部和台湾忠孝医院社会服务部等。

六、老年日托照护服务

（一）基本概念 日托照护是老年医疗保健和养老服务有机结合的一种服务模式。由于我国暂时还没有老年日托服务的相关标准和规范，各地的日托照护服务模式不尽相同，有的侧重于居家老人的康复和护理，有的侧重于社区居家养老范畴，即为居家老人就近提供日托养老服务。由于服务模式的不同，老年日托照护服务的主管部门有别，有的由医疗卫生服务部门管理，有的由民政服务部门管理。

（二）服务内容

1. 医疗保健性质的日托服务，主要提供以下服务内容：

（1）提供日间康复服务，如运动功能康复、职业技能康复、器官功能的康复、语言与吞咽功能的康复、精神心理慰藉和多重用药指导等。

（2）提供日间医疗护理服务，如各种留置管道的护理。

（3）提供一定的医疗诊治服务。

2. 养老服务性质的日托服务，主要提供以下服务内容：

（1）为老年人提供午餐及其他日间饮食。

（2）为老年人提供健康咨询和体检服务，解答老年人的服药问题。

（3）为老年人解答心理疑惑，使老年人保持良好的心境，使机体免疫力能处于最佳状态。

（4）为老年人提供娱乐休闲场所，促进老年人身体健康。

（5）为老年人提供法律咨询。

（6）帮助老年人调解各种家庭纠纷等。

（三）主要服务机构　主要见于日托医院、日托医疗中心、托老所、老人护理中心和老年活动所等机构，不同机构配备不同的处室，如物理康复室、职业康复室、语言康复室、护理室、健康咨询处、心理咨询室、法律咨询处、家庭关系调解处和餐厅等。

七、老年居家服务

（一）概念　居家服务是指老年人在家中居住但却享受医院、社区卫生服务机构或其他养老机构为老年人提供的一种上门的医疗保健服务或养老服务。居家服务以家庭为核心，以医院或社区服务网络为外围，以家庭医生、个案管理师、家政服务员或社会工作者提供上门服务为特点。居家服务，从医疗服务层面讲主要提供家庭病床式服务，而从养老服务层面讲是一种居家养老的服务模式。单就养老服务来讲，家庭养老与社会养老是针对养老资金来源而言，而居家养老和机构养老则针对养老场所而言。如家庭是老年人生活的主要场所，则是居家养老；如以养老院或是老年公寓等作为生活的主要场所，则为机构养老。

（二）内容

1. 家庭病床式服务内容

（1）由家庭医生、社区医生或护士等提供上门临床诊疗服务，负责如输液、打针、换药、针灸、推拿、按摩等实际操作性的治疗服务。

（2）由康复治疗师提供上门的康复治疗或康复训练等服务。

（3）由护士提供上门的医疗护理服务。

（4）由个案管理师提供的上门随访服务。

（5）由临床药师、营养师和社会工作者等提供的上门指导服务。

（6）其他属于医疗卫生服务范畴的上门服务。

2. 居家养老服务内容

（1）为居家老人提供日常生活照料服务，解决居家老人日常生活上的各种困难，主要包括以下三方面的照料服务：①提供自身日常生活方面的照料，诸如吃饭、穿衣、梳理、排便、洗浴、服药和护理等；②提供家庭生活环境方面的照料，诸如整理房间、拖地洗衣、擦窗浇花等；③提供老年人外出生活的照料，比如陪医、陪购物、陪探亲等。

（2）为居家老人提供精神慰藉方面的帮助，满足老人的精神需求，如陪年年人聊天，为老年人解闷，为老年人读报和读文学名著，帮老人参加文化、体育和卫生活动，将老年教育活动寓于其中，从而提高老年人的生活质量。

（3）为居家老人提供文化娱乐、医疗保健和法律咨询等老年所需要的各类服务。

由于居家养老服务机构贴近社区和家庭，老年人对其的生活照料需求及照顾服务较多。因此居家养老服务应该以服务老年人为宗旨，以提高老年人的生活质量为目的，建立多种服务体系，提供多种服务内容，尽可能满足不同种类、不同层次老年人的多方需要，不断提升服务质量，让老年人安享晚年。

（三）主要服务机构　医院、社区卫生服务机构、家政服务中心、托老机构、老年互助小组等组成庞大的居家服务网络。

八、老年专科医疗服务机构的功能定位

目前我国对老年医疗服务机构没有明确的功能定位，尤其是老年护理院、临终关怀院和老年日托机构，有的地方属于民政部门管理，多带有养老服务性质；有的地方属于卫生服务部门管理，多属医疗卫生服务性质。在此，老年的各种服务机构的定位基本立足于医疗卫生服务性质。当然，我国的医老服务和养老服务应该有机地结合起来，才能逐步建立和完善"分层管理、无缝衔接和医养结合"的老年健康服务体系。

1. 省市级老年医院　负责对老年人疑难杂症与危急重症的救治，承担老年病中期照护的医疗任务，负责对老年医护人员临床培训和继续教育培训，负责老年病学的教学和科研。医院应建立多学科整合的老年医疗服务模式，开展老年综合评估服务，每年为区县老年医院和社区卫生服务机构培训一定数量的老年病医师、康复治疗师、护士和其他技术人员。

2. 区县级老年医院　负责对老年常见病、多发病的诊治，重点负责对亚急性或急性后期患者的中期照护医疗工作，开展对生命末期患者的临终关怀服务，为社区卫生服务机构提供有关老年医学方面的技术支撑。

3. 老年康复院　主要从事专业性的老年病康复治疗与康复训练，充分发挥非药物治疗的作用，提高老年人的各种功能状态和生活质量。

4. 老年护理院　为各种功能状况明显下降或失能的老年人提供专业性的老年长期照护服务，如为长期置管（引流管、鼻饲管、导尿管等）患者、疾病不可逆转（痴呆、严重肢残）和生活不能自理的老年患者提供长期医疗护理服务、日常生活照料和临终关怀服务。

5. 临终关怀院　以舒缓治疗为主，主要收治那些身患绝症的老年患者和临终老年人。

6. 老年日托服务医疗机构　为老年人提供日间的医疗、康复和护理服务。

7. 综合医院中的老年病科　负责高龄、多病患者的急诊急救和疑难病的诊治。

8. 社区卫生服务机构　负责老年常见病与多发病的诊断治疗、健康教育、预防保健和慢病防控等。社区应配备全科医师、康复师和专职护士，进行日间观察、家庭出诊等服务。在社区，应贯彻落实家庭医师责任制，实现对辖区 60 岁以上老年人常见慢病的规范化管理，并实现对老年运动障碍和老年期痴呆患者的追踪管理。

九、老年医疗服务机构功能的有效衔接

老年医疗服务机构功能的有效衔接讲的是老年医疗卫生服务的连续性。由于我国的老年医疗服务还没有具体的标准规范，各种医疗服务机构之间没有明确的功能定位，医疗服务还基本停留在以病为中心的医疗服务模式上，医疗资源的配置也大多是按急性期医疗的资源进行配置，故老年人的医疗服务还处于一种无序化的状态，老年人不管大病或小病，都涌向了大型的综合医院，造成医疗资源的极大浪费，致使老年人的医疗费用不断攀升。单纯的双向转诊没有从根本上解决老年人的医疗保障问题。为了使老年人的医疗服务进入一种有序的、良性循环的状态，我国应吸取英国、日本和澳大利亚等发达国家的老年医疗服务模式，实现老年医疗服务之间的有效衔接，真正体现"分层管理、无缝衔接、医养结合"的老年健康服务新模式，从而为解决老年人"看病难、看病贵"寻求一种有效的途径。构建老年医疗连续性的策略如下：

1. 构建完善的老年医疗服务体系　建立和完善老年医疗服务机构，充分整合利用现有的医疗资源，建立以城乡社区卫生服务中心（站）为基础，以各区县级老年病专科医院为主体，以各三级综合医院老年病科和省市级老年医院为骨干的三级老年医疗服务机构网络。应明确界定各级医疗机构的功能定位，重点加强各级医疗机构中康复科的建设和各区域护理院的建设，积极引导社区卫生服务机构人员上门服务，尽早实现慢性病防控、急重症救治、中期照护、长期照料、临终关怀和居家照料等医疗保健一条龙的服务，形成综合医院老年病科、老年病专科医院、老年康复院、老年护理院、社区卫生机构和家庭照料之间良性互动的健康服务模式。

2. 实施体系建设配套项目

（1）建立各级医疗机构之间规范的分级转诊制度：在社区或医院建立老年综合评估和老年病的多学科整合管理（GEM）单元，通过综合评估和康复技术手段合理有序地转诊患者。GEM 单元是一级中转机构，以老年科和康复科为主构建多学科整合团队，以 GEM 为手段，以综合治疗和康复为中心，进行老年病的有效管理。GEM 单元实际充当了老年中期照护机构的大部分职能。

（2）建立数字化老年疾病防控体系：整合衔接社区健康档案、医院电子病历、远程医疗服务系统和老年医学知识培训网络等数据信息资源，规范为老服务标准，使老年医疗服务进入一种规范化的管理状态。

3. 加强老年医疗人才队伍建设　应开展老年医学专业的学科和学位教育，以培养和造就老年医学的后备力量；应加强现有医护人员对老年医学知识的学习和培训，建立老年病学的继续教育培训基地，尽快组建老年医学人才队伍；应重视对社区医护人员和老年照护

者基本知识和基本技能的培训，逐步提高他们对老年患者的照护技术水平。

4. 完善老年医疗服务的社会保障机制 应建立和完善老年医疗保健方面的法律法规，切实保障老年人的合法权益；应改善老年医疗服务机构的无障碍设施，规范老年医疗机构的建设标准；应引入老年照护保险制度，以解决老年人失能后的后顾之忧。

（宋岳涛）

第二节 老年心理健康管理

对老年心理健康的管理是一个社会化的系统工程，需要动员全社会的力量，通过个人、家庭、社区、医院和社会分级管理的模式，群策群力，共同维护老年人的健康。怎样才能做好对老年人的心理健康管理，需要从以下五个方面得到体现：首先要体现整个社会对老年人的"关心"，这是做好其管理的保障；其次要体现老年医疗保健服务机构对老年人的"爱心"，这是做好其管理的基础；第三要体现老年医务工作者对老年患者的"仁心"，这是做好其管理的支撑和手段；第四要体现老年患者对战胜疾病的"信心"，这是做好其管理的关键；第五要体现老年人子女及其亲属对老年人的"孝心"，这是做好其管理的保证。

一、老龄化社会对老年心理健康的管理

与其他影响老年人心理健康的因素相比，社会因素是影响老年人心理健康最深刻、最普遍的因素。从社会学角度讲，主要是为老年人创造一个安享晚年的大环境，尽量为老年人提供各种便利条件，以满足老年人的多种需求，具体应采取以下措施：

1. 尊爱老年 全社会应形成尊老、爱老、护老的社会风尚，消灭老年歧视，树立老年人的权威和信心。

2. 解决好老年人的社会福利问题 建立老年社区服务中心、开办老年大学、发展社区养老机构、提供老年人的福利服务设施和活动场所，消除老年人孤独无奈和与事隔绝的感受。

3. 充分发挥社区的服务功能 重点解决"空巢"家庭老人的具体困难，减少孤寡老人的孤独与恐惧感。

4. 建立老年医疗保险、养老保险和护理保险机制 为老年人的医疗、养老和长期照护等提供可靠保障，以解除老年人的后顾之忧。

二、老年医疗保健服务机构对老年心理健康的管理

老年医疗保健服务机构是实施老年心理健康管理的主要场所，行政管理部门应制定相应的法律法规、服务模式标准与健康管理规范，具体应做到：

1. 建立老年综合评估室 对老年患者开展躯体、精神心理、社会行为和环境安全等方面的综合评估；通过评估，可以发现老年人存在的心理问题或出现的心理障碍，以便尽早给予预防或治疗。

2. 开设老年心理咨询门诊 为老年人提供老年心理健康指导。

3. 建立老年心理师参与多学科查房制度　多数住院的老年患者都有不同程度的心身疾病或身心症状，老年心理师应参与其中，为他们进行心理健康方面的指导、心理问题的排解或心理疾病的治疗与康复。

4. 进行老年药物心理学方面的指导　老年人的多重用药问题非常普遍，多重用药对老年人的心理活动产生重要影响，同时心理因素也会对药物效应发挥作用，为老年人提供用药方面的指导，可增加老年病患者用药时自觉接受治疗的依从性，避免或减少药物的不良反应或药源性伤害。

三、老年医务工作者对老年心理健康的管理

老年医务工作者是实施老年心理健康的主体。一个经验丰富的老年医务工作者，既是老年临床疾病诊治方面的专家，同时也是解除老年心理疾患的能手，要想做到这一点，必须从以下几方面进行努力：

1. 学习老年心理学方面的有关知识　如老年心理学的基础理论、心理评估的具体方法、常见的老年心理问题或心理障碍以及心理干预的具体措施等。

2. 了解常见的老年临床心身问题　如内科、外科、妇科、眼科、耳鼻喉科、皮肤科和口腔科老年患者的心理问题，急诊、肿瘤和康复科患者的特殊心理问题以及接受临终关怀患者的复杂心理问题等。

3. 掌握适用的与老年人沟通的技巧　有效而适用的与老年人沟通的技巧是打开老年人心灵问题的钥匙，也是解决医患矛盾的秘方，尤其是对那些老年抑郁或老年痴呆的患者。这方面的技巧是在日积月累的工作中逐步形成的。

4. 及时排解老年人的心理问题　躯体疾病会引发老年人不良的心理问题，而不良的心理问题也会导致某些躯体疾病的发生，因此及时排解老年人的心理问题有时会起到事半功倍的效果。

5. 有效治疗老年人的心理障碍　通过老年综合评估，可以及时发现触发老年心理障碍的危险因素，以便预防或延缓老年心理障碍的发生；也可发现某些潜在的老年心理疾患，以便得到尽早尽快治疗。

四、老年患者对自身心理健康的管理

老年人健康心理的培养与维护，其自身的管理是非常重要的。老年患者要想摆脱病魔、尽早康复和健康长寿，就必须做到：

1. 树立战胜疾病的信心和勇气　很多老年患者一旦患病，便一蹶不振，有的悲观失望产生抑郁情绪，甚至产生自杀念头或自杀行为；有的焦躁不安，惧怕死亡；也有的长期卧床，等待死神的降临。不管在任何情况下，老年患者既要树立战胜疾病的信心和勇气，又要积极配合医务人员进行老年疾病的治疗与康复。在任何疾病的治疗中，患者是决定性因素，是一切成败的关键。

2. 保持平和心态　一切生老病死，乃自然规律，人老了就应以平和的心态看待自己眼前所发生的一切，包括自身的衰老。老年人应确立适当的生活目标，做自己力所能及的事；

应学会调整心态，善于适应新的角色；应加强身体锻炼，沉着应对心身疾病。

3. 正确面对死亡　多数人对死亡感到神秘和恐怖，由此引起恐惧、忧虑等心理反应。老年人应正确面对死亡，因为它是生命过程的最后一站，高兴而来，含笑而去。

五、子女及家属对老年心理健康的管理

子女或亲属对老年心理健康的管理实际就是如何体现"孝顺"的问题。

1. 常看望老人　成年子女及家属要自觉树立养老、敬老、爱老的责任意识，主动履行对老人的"反哺"义务，达成抚育和赡养之间的平衡。子女不管工作有多忙，都应常回家或到医院、养老院等看望老人。子女及家属不能只重视物质养老，还必须重视精神养老，给予老人精神慰藉，更能提高老人的幸福感、生活质量和满意度。

2. 有事多征求老年人的意见　这样老人会有被儿女需要的感觉，会给老人很大的精神鼓励，从而老人能体验到自身的价值和感受到自己的能力，能提升他们的自尊感和主观幸福感。

3. 及时给予老年人支持和帮助　老年人身体功能逐渐衰退，子女们不管在物质上还是精神上应给予及时的支持和帮助，以便使老人更好地适应老年期的生活，这既可满足老年人生活方面的需求，更可满足老年人心理上的需求和慰藉，同时也是对老年父母养育之恩的认可和报答。尤其是在老年人丧偶后，其悲伤、孤独感非常强烈，有的因过度悲伤无法解脱，会患上抑郁症或其他疾病，此时，儿女们更应给予丧偶后老人无微不至的关照，以便使其尽早摆脱困境。

4. 建立和谐的代际关系　代际关系对老年人心理健康有着重要的影响，和睦团结的代际关系有利于老人的心理健康，提升老人自尊、自信，提升幸福感和满意度，使他们感到对生活的满足。反之，冲突、矛盾的代际关系会增加老年人心理痛苦和孤单。子女及家属要多以老年人的角度和立场考虑问题，多关心老年人的心理感受，以亲情来弥补老年人的丧失感、孤独感，以关怀理解来消除代际隔阂，并达成代际和睦，提高老年人的幸福感。

5. 正确理解老人的离婚与再婚　离婚是父母双方心理冲突激化的结果，无论何种情况，双方都将面临孤独与再婚的困扰。对于儿女来讲，应正确理解老人们的离婚与再婚，离婚可能是他们解脱痛苦的终结，而再婚又是他们寻求幸福的开始。

（宋岳涛）

第三节　多学科整合管理

一、多学科整合管理的概念

在维基百科词典里解释多学科（multidisciplinary）的概念是：多个学科的学者对同一个问题进行研究，在各自领域的框架内试图对问题进行理解，而并不强调各个领域间的合作或是取得共同的框架概念。其前缀"multi"为"多"的含义。

而跨学科（interdisciplinary）通常指在研究环节中，来自不同学科背景的研究者共同协

作、调适各自的研究途径，以取得对问题更准确的切入。这种模式类同于团队模式，其目标是解决一个迫切的问题，而非拓展学科视野。其前缀"inter"代表"之间、双边和互相"的含义。

交叉学科（transdisciplinary）通常指研究领域里不同学科交叉整合的一种研究方法，它适用于科研问题涉及两个学科以上时采用，其"trans"代表"跨越，超过和穿越"的含义。

这三个英文词汇最早出现在19世纪70年代，而交叉学科整合模式似乎出现更晚。从许多在线词典检索发现英语的三个词前缀含义有很大的不同。目前临床医学上最常使用或者正规的词汇应当是跨学科整合（inter-disciplinary）医疗模式，但也有的书采用多学科（multi-disciplinary）模式，含义应当是一样的，即跨学科成员组成团队开展医疗的模式。

在我国临床医学会诊模式普遍性应用。会诊严格上讲不是跨学科整合模式而是多学科模式，会诊医生各自为政，各自陈述自己的观点而不寻求达成解决问题的一致意见。而且会诊仅仅是医师参与，没有护士、社工、营养、药学和康复等人员参与，这也是与跨学科（interdisciplinary）整合模式的不同点。

老年病的跨学科整合管理（interdisciplinary integrated management for aged diseases），是在老年病的管理中，针对老年人病理、心理和社会环境等问题和影响因素，采用"生物－心理－社会－环境－工程"的医学模式，组成由老年病医师、各专科医师、康复师、护士、心理师、营养师、临床药师、个案管理者、社会工作者、护工、宗教工作者、患者本人及其家属等构成的多学科团队，对老年病患者实施综合性的功能评估和医疗、康复及护理服务，它体现的是一种以人为本的服务理念。现在国内用多学科诊疗非常普遍，但是与老年医学中采用的跨学科有一定区别，本文里为了简化词汇和考虑到习惯性我们都简称为"多学科整合模式"而不用"跨学科整合"这个词。

老年病的多学科整合管理始于20世纪90年代，由美国纽约市约翰－哈特福德基金会首先发起，他们通过对由老年病医师、医学生、护士和社会工作者等组成的老年病多学科团队进行培训，最终得到很大的收益，既提高了老年患者的治疗、康复和护理效果，同时也增加了多学科团队各成员应有的责任感。

二、多学科整合管理的特点和参与人员

1. 多学科整合管理的特点　老年患者的特点是年老体衰，多病共存。因此对老年患者要进行以人为中心的个案管理，目标是防治疾病、功能康复和提高患者生存质量。采用通常的医学诊断方法和特有的综合功能评估手段对老年患者进行全面评价，既对患者进行药物治疗或手术治疗，同时也给予患者以非药物治疗，如康复训练、工娱治疗、心理治疗、营养支持和提供社工服务等。参与多学科整合管理的成员来自不同的学科，各成员不仅提供各学科不同的信息，还共同参与对患者管理决策的制定，体现的是"团队作战"的服务模式。由于老年病是"不可治愈"的，因此传统的疾病转归满足不了老年患者的效果评价，因此对老年患者的出院评价标准是功能改善状况。医护人员要安排患者出院后的去向，对出院后患者进行长期随访，提供连续性服务并通过全面管理，降低患者的复诊率和再住院率，降低医疗费用。

2．多学科成员　参与老年病多学科整合管理的人员有医师、康复师、护理人员、心理师、临床药师、营养师、社会工作者、宗教工作者、患者本人、家庭成员或照护者，虽然不同学科的成员具有不同职责分工，但彼此间相互配合，共同为患者制定治疗计划，以便为患者提供最佳的治疗、康复和护理服务。多学科各成员应具备的基本条件和主要的职责详见本章第四节。

三、多学科整合管理的原因

1．由健康的概念和老年健康的标准所决定　随着社会的发展、科学的进步和医疗技术水平的提高，健康的概念逐步由一维的"躯体健康观"转向多维的"躯体－心理－社会－环境－道德平衡健康观"，体现的是"生物－心理－社会－环境－工程"的医学模式。如何评价一个老年人是否健康，就要有老年健康的标准。中华医学会老年医学分会制定了健康老年人的十大标准，分别从躯体、精神心理和社会适应三个方面进行了界定，但还存在一定的缺陷，因为标准中没有从环境健康和社会健康的角度去进行界定，还有待修改和完善。因此，从健康的概念和老年健康的标准去衡量一个老年人，如果没有多学科团队的协作很难作出正确和综合的判断。

2．由老年病的特点所决定　老年人由于躯体功能的自然衰退，脏器功能低下、免疫功能减退和社会适应能力下降，各种代谢平衡常被破坏，逐步出现智能障碍和肢体活动障碍，不同程度地体现出十个"多"的老年疾病特点：①患有慢病的老年人占多数；②老年病可由多种因素触发；③多数老年病的症状和体征不典型；④多数为一体多病；⑤多伴有脏器衰竭或系统功能障碍；⑥具有跌倒、痴呆、尿失禁、晕厥、谵妄、帕金森综合征、失眠、疼痛、抑郁和药物乱用等多种老年综合征的表现；⑦有压疮、便秘、深静脉血栓、肺栓塞、吸入性肺炎、营养不良和需要姑息治疗等多种老年问题的出现；⑧存在多重用药和药物不良反应的问题；⑨需要多专业医师参与诊治；⑩需要多学科团队参与康复及其护理。由于老年疾病的特殊性和复杂性，决定了对于老年病的管理不能采取普通的疾病管理模式，必须采用适合于老年疾病特点的多学科整合管理模式。

3．由老年医学的目标所决定　老年医学的目标是尽可能使老年人晚得病和少得病、病而不残，残而不废。老年医学中一个至关重要的问题就是要最大限度地维持老年人的功能自主独立性，使老年人康复后尽可能回归家庭、社区与社会，否则老年人的生活质量难以得到保障，同时也给家庭和社会带来沉重负担。为此，在老年疾病的管理中，对老年人各种功能状况的评估就显得尤为重要，如应进行日常生活能力、认知能力、社会交往能力和适应环境能力等的评估，以便为老年人制定正确、合理和可行的中期照护或长期照料计划，使老年人健康长寿，幸福安康。

四、多学科整合管理的方式

多学科整合管理的方法主要为团队会议。团队成员每一个人的角色是不同的，不同时期患者状况不同角色也随之变化。有时可能会出现个人作用的重叠和混乱，如医疗、康复、护理可能根据患者的问题会重复或者遗漏一些问题，这时就需要大家讨论得到共识从而解决问题。无论是谁的决策大家都要达成一致的意见，只要成员的能力和协作得以保障，患者就能够得到周全的医疗和护理决策。根据地点不同多学科整合管理可以分为以下几个方面。

（一）医院内老年病多学科整合管理

1. 以急诊为主导的多学科整合管理　以急诊医师为主导，以老年病医师、护士、社会工作者、物理治疗师、职业治疗师、语言治疗师、营养师、临床药学师和老年病个案管理者辅助，形成一个协力合作的多学科团队。再根据患者具体情况，制定相应的治疗方案。

2. 以门诊为主导的多学科整合管理　本模式以专科医师为主导，以老年病医师、各专科医师、护士、心理治疗师、营养师、临床药学师和老年病个案管理者辅助，形成一个协力合作的多学科团队。

3. 以老年病医师为主导的多学科整合管理　以老年病医师为主导，以护士、社会工作者、物理治疗师、职业治疗师、语言治疗师、营养师、临床药学师和老年病个案管理者辅助，形成一个协力合作的多学科团队。入院评估后形成治疗计划，出院评估后制定出院计划。根据患者的状况和连续性医疗服务的需要，确认患者出院后转至其他医疗机构进行继续治疗或回归家庭。

4. 以老年精神心理评估为主导的多学科整合管理　是一种以精神心理医师为主导，以护士、医师、营养师、临床药学师、职业治疗师等多学科配合的管理方式，对患者的精神心理状况进行评估与治疗。

5. 以老年康复为主导的多学科整合管理　以康复医师为主导的多学科整合管理模式，以患者功能康复为目的。在急性期后通过评估患者的功能和疾病状况，与原发病诊疗医师和其他多学科团队成员一起在治疗疾病的同时制定可行的康复计划和目标并进行干预。

6. 以老年护理为主导的多学科整合管理　目前多科合作老年护理模式是在美国老年护理中应用比较广泛的一种新型的护理模式。这种模式由护师、医师以及其他健康护理人员共同评估患者各方面的情况，制定形成可执行的医疗护理计划，并执行之，其后再评价这个计划的实施效果。

7. 以临终关怀为主导的多学科整合管理　本模式需要包括医师、心理医师、患者家属、社工、护士、宗教工作者等各学科成员，针对临终患者死亡过程的痛苦和由此产生的诸多问题，为患者提供适宜的舒缓治疗，在舒适的医护环境、温暖的人际关系和坚强的精神支持下，帮助患者走完人生的最后旅途。

8. 以老年围术期评估为主导的多学科整合管理　需要包括外科医师、老年病医师、护理人员、临床药师、营养师、麻醉师、康复师、心理师、患者本人及其家属等构成的多学科团队。其目标是：充分了解患者术前的身体素质，提供心肺支持，保证手术的顺利进行，减少术中死亡率及因手术带来的并发症，有效实施术后康复，预防术后感染，降低术后并发症和病死率。

9. 以老年健康管理为主导的多学科整合管理　包括社区全科医师、老年病医师、护理人员、临床药师、营养师、综合评估师、社会工作者、网络信息管理人员、患者本人及其家属等构成的多学科团队。实现对老年人健康检查、预防保健、慢病防控、疾病诊治、危急重症救治、康复护理等的全方位服务，使老年人老而不病、病而不残、残而不废，老有所护，老有所终。

10. 卒中单元的多学科整合管理　卒中单元起源于英国，发展在美国，是一种典型多学科管理和老年病房模式。通过各学科人员间的相互配合，充分整合病区内的所有资源（人、设备、空间、时间、设施、流程等）围绕着中枢神经系统可塑性的诱导与控制这一核心对卒中患者住院全过程实施全面的、高强度的、连续的、多因子的多学科整合的强化干预治疗，从而使患者获得最佳的疗效，比传统的神经内科死亡率、残疾率、医疗费用和患者满意度都取得良好效果。

（二）社区老年病多学科整合管理　老年人在患急性病经过一段时间治疗后，尽管病情稳定或者好转，但由于老年人本身衰老的特点导致功能下降或者失能需要继续康复和照护。比如脑血管意外、骨折后关节置换、心力衰竭或严重感染后，回家前需要社区多学科团队成员与患者和亲属一起讨论评估患者的需求状况。注册护士、物理治疗师、职业治疗师和社会工作者与亲属一起开多学科会讨论对患者作什么康复治疗和生活支持。要检查厨房、卫生间、楼梯、床和家具等周边环境，必要时进行改造和调换。根据病情需求可以组成以下的团队。

1. 以社会工作者为主导的多学科整合管理　建立以社会工作者为主导，由护士、营养师、宗教工作者、护工、患者本人和家庭成员相配合的多学科成员构成的团队，从生活支持、医疗保健、照料服务、精神文化生活和权益保障等五个方面对老年患者进行照顾。

2. 以康复护理为主导的多学科整合管理　老年病的康复护理管理团队主要由以下成员构成：包括康复师、全科医师、护士、营养师、心理医师、宗教工作者、护工、患者本人和家庭成员等，以便恢复疾病后功能损害、弥补和重建功能缺失、设法改善和提高老年人的生活质量。

3. 以临终关怀为主导的多学科整合管理　临终关怀是指对有绝症的患者，如由于病情的发展在有限的时间内将要离开人世的癌症晚期患者，所实施的包括对症处理、舒缓疼痛、心理干预和死亡教育等一系列措施，使患者有尊严和无痛苦地度过人生的最后阶段。临终患者需要照护，临终患者家属同样需要护理，这就需要多学科成员间的相互配合。

五、多学科整合管理的方法

（一）建立老年病的多学科团队　老年病的多学科整合管理团队主要由以下成员构成：包括社区全科医师、老年病医师、护师、康复师、药剂师、营养师、心理医师、社会工作者、宗教工作者、护工、患者本人和家庭成员等。

（二）确定多学科整合管理团队的领导　在召开老年病多学科会议前，首先应根据患者的具体情况确定本次多学科会议的目标，即确定本次会议要解决的问题。在实施老年病多学科整合管理的会议上，对于每位管理对象每次都应根据会议的目标确定一个管理团队的领导，这个领导不一定每次都要由高级医师来担任，可以根据患者的具体情况和所要解决的主要问题来确定本次管理团队的领导者，如全科医师、老年病医师、康复师、社会工作者和临床药师等均可担当此任，但每次都应形成各团队成员基本认可的管理决策，能对患者的医疗、康复和护理起到实质性的促进作用。对团队领导的基本要求是：受人尊重，善于倾听别人的意见，具有较强的沟通能力和决策能力，具有丰富的老年病管理经验与技能，具有与各成员长期友好合作的团队精神，能够明确目标，抓住重点，有的放矢。

（三）多学科会议　多学科会议是多学科管理的具体表现。要想使每一个团队成员的才智得到大家的分享，有效的团队会议是非常重要的。为了达到目的，一定要提高管理团队的技术水平。无论是组织者、协助者还是服从者，大家都应当使会议有条不紊、省时高效地进行，这是每一个与会者的责任。有时还需要更换领导者、团队召集者和记录者。下面是保证会议有效进行的具体措施。

1. 团队领导者的任务

（1）按照时间表安排和引导会议。

（2）在会议前准备好议程并提前告知是会议有效进行的保证。

（3）清楚会议目的和团队行动目标。

（4）确保团队每项任务都指派不同的人员。

（5）鼓励成员积极参与讨论。

（6）组织和总结讨论得到的想法。

（7）讨论中要达成共识。

（8）如果有不清楚的要及时询问。

（9）在进入下一个议题时必须完成前一个议题。

（10）鼓励新成员的加入和整合。

2. 记录者的任务　记录者在会议中也是非常重要的，有四项主要任务：

（1）记载团队的结果：决策、任务和时限。

（2）维持团队的关注点和方向。

（3）不断明确团队的方向。

（4）写出总结。

3. 团队计时者的责任

（1）告知团队会议的起止时间。

（2）及时提醒团队的任务和存留时间。

（3）帮助成员分配好不同议题的时间。

（四）团队成员共同决策　多学科整合管理是医护人员根据患者主要临床表现由某学科牵头成立的相关学科团队，具有明确的管理目标，共同为患者提供全面的诊疗、康复和照护服务。团队成员以老年患者为中心团结协作，需要根据老年患者的现病史和特有临床症状正确诊治疾病，需要根据老年患者常常遇到的跌倒、失智、晕厥、失眠、慢性疼痛、多重用药和尿便失禁等老年综合征，设法提高老年患者的生存质量，需要通过对老年患者的日常生活能力、认知水平、社会经济状况、配偶及其子女的照护程度和居家安全等情况的综合评估，制定其中、长期的老年健康管理计划，还需要通过观察患者生活中的方方面面去为老年人提供力所能及的帮助。

总之，通过有效的老年病多学科评估，能使医护人员创造性地解决患者的多种复杂问题，在充分集中团队成员意见的基础上为患者做出综合性的诊治、康复和照护方案；能够减少老年残疾，降低老年患者的死亡率，提高老年人的生活质量和健康期望寿命，尽可能使老年人健康长寿；能够增加患者和家属对医院的满意度，减少患者的住院时间，降低医疗费用，节约医疗资源，创造社会和谐环境。

（五）确定治疗目标和照护计划　多学科团队为患者设定治疗计划和目标时，应该包含所有的相关信息，并知道这些不同信息之间的联系。每个学科对提高患者整体治疗水平贡献程度的大小取决于队员对患者问题间联系的理解。队员们对于患者最佳的治疗目标容易取得一致意见，但是对获得这个目标的最佳方法每个学科都有不同的考虑，你可能主动地分享你的观点，另一个人可能依照自己的专业知识和早先的经历提出不同的观点。如一个患者有疲劳、睡觉和吃饭等方面的诸多问题，一个专家认为这可能是抑郁症导致的，而另一名队员认为这可能是用药过度造成的。在一个团队中，各种观点的提出都需要为患者的整体利益考虑，各成员必须在交流各自专业观点的同时尊重他人为团队所带来的不同观点和建议，不能各自为政，需要团结协作，最终达成共识。

多学科管理团队要确定治疗的目标，一旦纲领性的目标被确定，各成员都应围绕这一目标制定周全的治疗方案和照护计划。例如，当患者表现出意识混乱和不能够自己照顾自己的迹象时，老年病医师从患者安全考虑可能想让他住院，要不惜一切代价挽救患者的生命；但是社会工作者建议要用较少攻击力的温和的治疗方法，让患者首先在家中接受社会服务和健康护理。这些选择使团队处于冲突的状态而不能就治疗计划做出决定，在这种情况下，通过征求患者和家属的意见，确定以"改善患者的功能状况"作为治疗目标，最终安排患者在家中接受治疗与照护。

（六）评估患者需求的步骤　处理一个复杂的临床案例需要考虑患者的医疗、情绪、社会、环境和经济需求。多学科成员可用下列问题评估患者各方面的情形，以便识别对患者健康和生活质量造成的影响问题，进而寻求能够解决这些问题的、可重新集中起来的社会与家庭的优势与资源。在制作治疗计划时，不应仅仅关注预期有什么活动，还应该确定这些活动的负责人、启动者和后续行动结果的反馈者。

1. 需求评估　考虑患者的医疗、情绪、社会、环境和经济需求，需要回答下面的每一个问题：

（1）总体目标是什么？至少有三个方面需要考虑：①患者；②家庭；③团队。

（2）患者的问题是什么？

（3）每个问题对患者健康和生活质量的影响是什么？

（4）解决每个问题，患者有什么能够被集中起来的优势和资源？

（5）充分考虑每个问题或它的影响需要什么额外的信息？

（6）计划的具体内容是什么？（需要做什么？谁去做？什么时候做？）

（7）解决每个问题需要优先考虑些什么？

（8）期望每个问题应达到什么结果？

2. 认知状态评估　除了对老年人的躯体功能状态有所了解外，了解有关老年人的知识背景和认知状态也是非常重要的。认知功能障碍和精神症状在老年人中很常见，估计我国有四五百万老年人伴有认知功能障碍。在社区居住的老年人，5%的65～75岁的老年人和25%～30%的85岁以上的老年人有痴呆症状，最常见的是阿尔茨海默病。养老院中60%的老年人有老年痴呆症。抑郁症是老年人最常见的精神疾病，8%～15%在社区居住的老年人和30%在收容所的老年人有显著的抑郁症状。

精神状态评估的内容有：

（1）意识水平（清醒、昏睡、昏迷）。

（2）外在形象（衣着、仪容）。

（3）人的方向感和时间观念。

（4）言谈举止。

（5）记忆力：回忆起最近经历的能力。

（6）注意力和专注程度：能够选择性地集中于环境中的特定刺激。

（7）智力：能够应对未知的环境。

（8）判断力：比较或评估选择的能力。

（9）洞察力：看到和了解客观和情形之间的能力。

（10）构建力：能够精确地重现简单的物体。

（11）理解力：对发生事情的理解能力。

（12）一般资料：衡量一个人与他们接触的环境。

（13）知觉障碍（妄想和幻觉）。

3. 生活质量的评估　多学科合作的目的是为体弱的老年人设计一个多学科整合的治疗计划，其中常常涉及老年人的生活质量问题。生活质量这一复杂的概念常被价值观、文化修养和社会背景所混淆，因此，队员对影响生活质量的上述因素的理解有助于了解患者的生活质量。正确诠释这个复杂的概念是至关重要的。

六、多学科整合管理的案例

通过这个案例，我们可以了解国外老年医学团队是如何有效针对老年人实施照护的。沃夫人由她的女儿伊莱恩带来办公室。护士诺小姐开始与她的患者沃夫人面谈，接着是一个讨论沃夫人案例的跨学科团队会议。

1. 多学科成员

患者：沃夫人；女儿：伊莱恩；药剂师：丹先生；执业护士：诺小姐；内科医师：凯先生；社会工作者：艾小姐。

2. 询问病史与老年综合评估

执业护士：您怎么来的啊？

患者：是我女儿带我来的，她有点担心我。

执业护士：您怎么啦？

患者：她说我健忘。

执业护士：喔，是真的吗？

患者：有时，毕竟老了。

执业护士：健忘是才有的吗？

患者：不是，我一直都健忘。

执业护士：会忘带东西吗？比如钥匙。

患者：嗯……是的，我从来都找不着钥匙。

执业护士：有没有曾经去一个地儿，到那之后却忘了为什么要去或者发现自己迷路了？

患者：没有。

执业护士：有没有曾经做饭忘了关炉子？

患者：难道女儿把我把水壶落在炉子上的事告诉您了？她非常不安。刚还在不停地说："妈，我跟您说过吧，一定要注意炉子。"

执业护士：别的事儿有忘的吗？

患者：没有。

执业护士：有没有忘了付账单，比如话费或者电费？

患者：喔，去年我的电话被停过机，之后女儿开始付话费，那样很好。

执业护士：您用这部电话给您女儿打电话吗？

患者：是的。

执业护士：您自己洗衣服吗？

患者：是的。

执业护士：您自己做家务、收拾屋子吗？

患者：是的，有时我的外孙女帮我。

执业护士：散步呢？您开车吗？

患者：不，我从来不开车，都是兰妮带我出去。

执业护士：购物呢？有没有人帮您？

患者：伊莱恩帮我买日常用品。

执业护士：看起来您女儿帮您很大忙啊？

患者：是的，她挺孝顺我的。

执业护士：我想问您几个关于您用药的问题。您能告诉我您都吃什么药吗？

患者：有一些治疗胃的……更多是治疗心脏的……然后是治疗我腰痛的一些药。

执业护士：您有吃药店或者杂货店买的药吗？比如碳酸钙片、阿司匹林或者泰诺林？

患者：腰痛的时候我吃阿司匹林。

执业护士：阿司匹林？对您的腰痛有帮助吗？

患者：有时。

执业护士：有时？好的。上次您来的时候我给过您一个小药盒，一个小的丸药箱，有小的格子，跟您开的药物一起，把不同的丸药放进去，对您按时服药有帮助吗？

患者：有时。

执业护士：谁给您摆药呢？

患者：伊莱恩。

执业护士：女儿帮您摆药吗？要是您忘记吃药了怎么办？

患者：要是她提醒我，我就吃。

执业护士：现在我们谈点您吃饭的问题，您一天吃几顿饭啊？

患者：喔，我不知道。我不喜欢做饭，我跟伊莱恩和孩子们一起吃，有时就喝汤。

执业护士：您是自己调配呢还是用汤品罐头？

患者：汤品罐头，别的都太麻烦了。

执业护士：您又瘦了？过去四个月您体重减了 10 多磅（1 磅 = 0.45kg），您觉得自己为什么会变瘦呢？

患者：我也不知道，我一直都很瘦。

执业护士：食欲怎么样呢？

患者：还好。

执业护士：进食有困难吗？比如吞咽、咀嚼、恶心、呕吐？排便怎么样？有没有腹泻或者便秘？有没有服用帮助排便的药？

患者（摇头，或者每个问题后轻声说）：没有。

执业护士：最近一次排便是什么时候？

患者：今天早上。

执业护士：有没有注意到大便颜色的改变，比如黑便或者血便？

患者：没有。

执业护士：好的，再问您几个问题后我将为您做一下体检，然后验血。化验结果出来后来见我。希望您女儿能来参加我们接下来的会议，您看行吗？

患者：行，如果她愿意的话。

执业护士：嗯，我会给她打电话的。我还有一些有关记忆力和情绪方面的问题要问您。我们先从有关记忆力的问题开始吧，有些可能看起来容易，另外的可能看起来难点儿，但所有患者我都要问这些问题的，好吗？

患者：啊，好的。

执业护士：您能告诉我今天是几号吗？（各种功能评估量表……）

3. 多学科会议

参加者：药剂师、执业护士、内科医师、社会工作者。

社会工作者：早上好，已经 8 点了，会议现在开始。每个人手上都有执行流程了吧？我们今天有 3 个病例需要讨论，4 个住院患者需要分配，还要复习一些条例，所有这些事情需要 40 分钟内完成。像往常一样，会议的最后我们会花 5 分钟的时间来讨论团队中的一些其他事情。

药剂师：好的。

社会工作者：谢谢。诺小姐，您可以开始介绍沃夫人的病例了吗？

执业护士：当然。沃夫人，女性，79 岁，过去 8 个月中来门诊 12 次，她当前的健康问题是：抑郁，继发于抑郁、痴呆或别的原因的认知损害，充血性心力衰竭和骨质疏松。2 个月前当她主诉抑郁症状时她的老年抑郁评估得分是 17/30，我给她处方左洛复 50mg，一日一次，现在她的老年抑郁评估得分是 14/30，从体检来看有进行性精神功能下降，上周她的

MMSE 得分是 22/30，她体重 132 磅，过去 4 个月体重减轻 10 磅，她的躯体功能下降已经有一段时间了。由于她独自生活，所以安全也是个问题。沃夫人虽能进行所有的日常生活活动，但住在附近的女儿还常常帮助她。她女儿叙述她有忘记服药的现象。沃夫人承认曾因忘记关炉火烧了茶壶。她的体格检查无明显异常。血压 160/90mmHg，脉律不齐。她女儿担心她的体重下降可能是由于忘记吃饭所致。目前的药物治疗是：呋塞米 20mg 1 次/日；氯化钾 10mmol/L，1 次/日；雌激素（倍美力）0.625mg/d；舍曲林（左洛复）50mg/d；阿司匹林 325mg/d；卡托普利 12.5mg 2 次/日。让我们看一下她的实验室检查结果。生化无明显异常，除了轻度的尿素氮升高至 30mmol/L，血清清蛋白 3.3g/L，全血细胞计数正常。心电图较前无变化。艾伦，你见过的她的女儿，有什么要补充的吗？

社会工作者：是这样的，过去的三年中伊莱恩一直帮着出行和购物，不过今年她确实注意到她妈妈的记忆力有明显改变，有轻度的意识模糊，无幻觉及妄想。一年前因为忘记交电话费电话被停机。现在女儿掌管所有的财政，她发现房子里的灯整日整夜亮着，茶壶和饭都被烧焦了，房间里混乱不堪。她非常关心她妈妈的安全，以及她妈妈能否按时吃药及吃饭。女儿负责把药放到药盒里，然后电话提醒她妈妈按时吃药。她妈妈有些积蓄，她想雇个人照顾妈妈，但是沃夫人拒绝了。

医师：逐步的意识下降当然与阿尔茨海默病有关，但我们也应注意别的因素。我们能否确定她不饮酒？因为她经常摔倒。

执业护士：我曾问过她的饮酒史，她说偶尔饮一杯白酒，我不能进行更好的推测。

社会工作者：我跟她的女儿核实过，伊莱恩进行所有的购物，她说她的妈妈不饮酒，我不认为酒精滥用是个问题。

医师：我仍然认为更全面的痴呆筛查是必要的，包括进行更多的实验室检查和 CT 扫描，以除外引起她智力下降的任何可逆因素。

执业护士：除了 CT 扫描，我们还需要做别的什么检查吗？

医师：甲状腺检查、维生素 B$_{12}$、叶酸和性病化验检查。

社会工作者：为什么我们现在就需要做 CT 扫描呢？这个检查贵，让她做别的检查吧，我们能从这个检查中得到什么呢？

药剂师：我同意，我们至少应该等到抗抑郁治疗起效后行 CT 扫描。

医师：诺护士，用了左洛复之后他的老年抑郁评估得分有改观吗？

执业护士：这周她的得分是 14/20，有轻微改观。

药剂师：等等，我不确定她已经使用了达到治疗剂量的左洛复，我们除外痴呆一般需要 8 周，我们能从她女儿那里得到更多有关她忘记服药方面的信息吗？

执业护士：嗯，上周药盒里落了两片左洛复，但是她已经使用左洛复 8 周了，你们不认为应该安排一次老年精神心理咨询了吗？

药剂师：还要老年精神心理咨询？喔，拜托。这位女士还不需要进行 CT 扫描或者老年精神心理咨询，我们需要确认如何提高她的用药依从性，找到当地药房确认药物用法以及她是否按要求服药了，我们很可能要增加左洛复的剂量。

医师：对，我们可增加左洛复的剂量，但我们能否更好地了解一下她对左洛复的用药依从性以及下次复诊时要重新核实她的老年抑郁评估得分。我个人认为现在做 CT 扫描更好，但是我们也可延迟。

社会工作者：我也这么认为。

医师：左洛复有导致体重下降的副作用吗？

药剂师：是的，尽管一般较少发生。我担心患者存在脱水的情况，这也能引起假性痴呆，沃森夫人的肌酐/尿素氮比值大于 20/1，反映她存在肾前性氮质血症。鉴于她的体重减轻和食量下降，我认为我们需要再评价她的呋塞米的用量。

执业护士：很好，我看我们能做什么以使她的女儿监测她的液体摄入量。

药剂师：当她达到正常量的状态后，我们应该复查肌酐和尿素氮。

执业护士：好的，我会跟她的女儿安排这件事。

药剂师：我们能把卡托普利换成一日一次的 ACEI（血管紧张素转换酶抑制剂）吗，如依那普利、赖诺普利？

医师：好，这简化了服药。丹药师是对的。我们需要关注她的营养状况和脱水，特别是血清清蛋白水平和她的体重减轻。也需要补充维生素 D 和钙剂。我们如何确保她的饮食呢？

执业护士：我会跟他女儿谈，跟她建议我们至少登记她妈妈的进餐情况，以及可能我们需要让她加入老人中心。那也会对她的社会隔绝情况有所帮助。

社会工作者：如何解决她的安全问题呢？她女儿为此非常担心。

执业护士：我们应该寻求一些家庭照护的援助，以提供更多的监督、营养和陪伴。然后我们可以讨论安全干预，如医学警报系统和家庭安全评估。

社会工作者：我会从那些开始，当我打电话给她女儿的时候，建议她让母亲加入老人中心膳食计划，我会强调监测沃夫人的用药依从性和摄食。

药剂师：抱歉，诸位，我们已经花了 10 分钟讨论沃夫人，我们还有两个患者呢。

社会工作者：好的，就此打住。诺护士，为什么你不总结一下每个人接下来做什么呢？

执业护士：我们已经同意延迟老年精神心理咨询和 CT 扫描，核实左洛复的用药依从性以确认是否达到治疗剂量，将 2 次/日的卡托普利换成 1 次/日的依那普利，增加复合维生素、维生素 D，鼓励她每日除进餐外服用 1g 钙。艾小姐同意同她女儿谈论有关母亲进餐和尽快聘请家庭护工的事宜。艾小姐，你能安排同她们家庭成员的会议吗？

社会工作者：好的，鉴于我们不需要等 CT 扫描和老年精神心理咨询，下周结束前我会安排好。诺小姐，你认为我们那时能拿到血的化验结果吗？

执业护士：是的，我会跟进这件事，我会尝试找到一些关于法定和安全事件的患者教育材料，包括"阿尔茨海默病患者安全回家"的资料，我想跟家庭成员谈论预先提示。

医师：我也需要一张健康照护委托书表格。

药剂师：我们能不能让她女儿清理药柜以确保她不会服用别的药呢？

社会工作者：好主意，我让她的女儿或孙女立刻去做，关于沃夫人还有别的需要讨论的吗？

其他成员：没有了。

社会工作者：好的，我们进入下一个患者的讨论。

（陈　峰）

第四节　多学科成员

一、老年病医师

（一）应具备的基本条件

1. 应具备过硬的业务条件　老年病医师概括来讲，是一群具备更高专业素质，能够更有效地综合治疗患者疾病，能在一定程度上兼顾患者精神心理卫生情况，甚至需要协调与患者相关的社会关系的和谐程度的医生群。

（1）硬件条件：住院医师和主治医师是经过正规高等教育并取得执业医师资质的医师；高级职称的老年病医师是能为老年人实施综合评估、疾病诊治和健康管理的并经过专门培训取得老年病学相关执业证书的专业医师。

（2）专业素养：老年病医师并不是通常意义上的内科医师、全科医师、慢病管理医师等，而是能够熟练掌握各系统常见、多发、急重症疾病的基本理论、基本知识、基本技能的医师。他们需要在工作中能够有效评估出老年患者每一阶段的身体状况，面对老年患者存在的健康问题能够提出可操作的解决办法。他们需要关注患者的心理学变化，能从细节中发现患者存在的精神方面隐患，及时找到或协助找到解决出口。他们有时也需要结合患者病情分析出患者的社会关系对其疾病的影响情况，必要时参与协调以便有助于疾病的治疗。

2. 应具备高尚的职业道德　专业的老年病医师不能只把老年患者当做病人看待，有时需要关注他的日常生活习惯、精神心理卫生和生活环境等。只有把患者当做亲人来对待才能做到这一点，这就要求老年病医师要高度敬业，具备崇高的职业道德，在各种利益面前合理权衡，最大程度保证患者利益。老年病医师多数情况下不仅要面对老年患者，还可能会接触到患者的各种社会关系，如委托人、其他亲朋好友、护理人员、单位同事、居住社区街道工作人员，甚至民政部门工作人员和社区管片派出所警务人员等，往往是人员关系复杂，千头万绪。这就要求老年病医师能够沉稳应对各种情况的发生，能在繁琐的关系处理过程中清晰、严谨、简洁、得体地与他人进行交流。这种素质是短期内不可能具备的，必须经历长时间的历练。

3. 应具备积极向上的个人品质

（1）要具备谦虚谨慎，刻苦钻研的精神：老年病涵盖范围很广，包括中青年可发病而老年人患病率增高的慢性疾病，老年人在器官老化基础上发生、与退行性改变相关的疾病，衰老使机体功能减退而引起的急性疾病等。要想把这些全部掌握，医师需要具备各学科专业知识，不断学习成了老年病医师的必需条件。在学习中提出问题，谦虚地向同行请教，多多涉猎各个学科，善于结合实际解决问题才能将疾病之间的复杂联系梳理清楚。

（2）要勤于用脑，善于总结。

（3）要有不怕困难的精神。

4. 应具备创新素质 人的健康与疾病涉及自然科学、社会科学、人文科学等，老年病学科更是需要综合各门学科。所以，老年病医师在努力提高自己的科学文化素质过程中，必须注重培养提高自己的人文素质，积极参加一切有利于人文素质培养的教育活动，努力提高综合素质，增强创新意识。

5. 应注重塑造良好的职业形象 形象是当今社会的核心概念之一，人们对形象的依赖已经成为一种生存状态。尤其在竞争激烈的职场，不光要内涵深刻，还要能够把握住细节，做到职业形象完美。医师良好的职业形象不仅可以维护医院的形象，还可以增加个人亲和力，有助于工作正常开展。医师要有良好的精神风貌，应该做到态度可亲，言语谦逊，耐心细致，认真负责，以及任劳任怨的献身精神和满腔热忱的工作态度，感化患者，赢得信任和尊重。要有严肃的工作态度，在工作中要做到手勤、脚勤、眼勤和口勤，充分利用现有的医疗条件提高医疗服务质量，做到兢兢业业、一丝不苟。在气质上应温文尔雅、不卑不亢、豁达大度、富有活力，在态度上要热情主动、耐心细致、面带微笑给患者以战胜病魔的勇气和信心，在仪表上要典雅、庄重、大方，语言上要安慰、鼓励和劝服，对患者产生积极的暗示作用。

（二）主要职责

1. 对来院老年患者进行综合入院评估。

2. 负责做好入住本院老年人的疾病诊治以及康复保健工作。治疗和管理老年患者并存的多种疾病和症候群，处理各种老年疑难杂症，为患者制定急性期的治疗方案和中、长期的照护计划，为患者提供临终关怀服务，满足患者的多方需求。

3. 坚持院内查房制度和巡诊制度，及时处理问题，负责对危、急、重患者的抢救工作，防止非正常现象的发生。

4. 关注患者生活环境和精神心理方面问题，必要时协同解决对疾病产生的不良影响。

5. 及时完成患者病历资料，并保证运行病历资料的完整。

6. 对出院患者做好出院评估和健康计划。

二、社区全科医师

（一）应具备的基本条件

1. 要具备综合性的知识 在国外，全科医师是社区卫生服务体系中必不可少的一部分。全科医师要根据患者的病情进行分配，是需要到大型医院就诊还是在社区卫生服务机构进行治疗。全科医师在患者就诊过程中扮演着重要的角色，这样对于全科医师的知识综合性有很高的要求。在我国，全科医师的培养已经逐步进入规范的程序，首先全科医师经过大学的正规培训，工作后考取执业医师资质，经过 2~3 年的住院医师培训，再进行全科医师的继续教育培训方可取得全科医师资质。在这种制度的培养下，保证了全科医师拥有丰富的专业知识和临床经验，更好地对于疾病进行分类和初步诊断。报名参加全科医师资格考试的人员，要遵守中华人民共和国的宪法和法律，具备良好的医德医风和敬业精神，同时具备下列相应条件：

（1）取得执业医师资格。

（2）经过完整的住院医师培训过程。

（3）参加全科医师资格考核，并取得相应资格。

（4）定期参加全科医师专业培训，并通过考核。

2. 应有卓越的领导才能　全科医师面对着的是一个区域长期固定的人群，全科医师的职责中不仅有治疗疾病还有预防疾病和控制疾病的发展。全科医师面对的疾病多以慢性病为主，需要长期对患者进行医学干预，才能更好地控制疾病。这些都需要全科医师有丰富的生活经验和卓越的领导才能，更好地融入社区人群中，只有得到所管理的患者的充分信任，才更有利于全科医师的工作开展，患者才更愿意配合全科医师的工作。在与上级医院的沟通方面，全科医师需要迅速对患者的病情做出正确的反应，积极与上级医院建立联系，能够筛选出必要的患者转诊到"对口"的上级医院或专科医院，起着重要的桥梁作用，做到既不浪费医疗资源，又能够为患者合理安排就诊计划。

3. 要有高尚的品质　医师面对的是饱受病痛折磨的患者，医师的每一个决定都可能事关人命，不能有一丝的疏忽，不能有不良的心理，这就要求医师要有高尚的品质。

4. 全科医师更需要是一名心理医师　全科医师接触的患者往往是固定就诊人群，更容易在长期的诊疗关系中发现患者的心理活动变化。如果全科医师了解一些基本的心理学常识，尤其是老年人早期精神症状往往是老年痴呆的前兆，对诊断意义很大，那么对于患者的心理疾患有可能就是第一个发现者，这样才更利于全科医师对于疾病的预防与控制，更有利于全科医师很好地完成自己的使命。

（二）主要职责

1. 建立并使用家庭、个人健康档案。

2. 社区常见病、多发病的医疗及适宜的会诊/转诊。

3. 急、危、重患者的院前急救与转诊。

4. 社区健康人群与高危人群的健康管理，包括疾病预防筛查与咨询。

5. 社区慢性患者的系统管理。

6. 根据需要提供家庭病床及其他家庭服务。

7. 社区重点人群保健（包括老人、妇女、儿童、残疾人等）。

8. 人群与个人健康教育。

9. 提供基本的精神卫生服务（包括初步的心理咨询与治疗）。

10. 开展医疗与伤残的社区康复。

11. 能够进行基础计划生育技术指导。

12. 通过团队合作执行家庭护理、卫生防疫、社区初级卫生保健任务等。

三、康复师

（一）康复医师

1. 应具备的基本条件　①相关专业，本科以上学历；②熟悉各种康复治疗方法，如物理治疗、心理治疗、中国传统康复治疗等；③有较强的语言表达能力和沟通能力；④有亲和力，强烈的责任感和敬业精神，良好的职业道德和职业素养，能正确处理好医患关系。

2. 主要职责　全面了解患者疾病情况，综合评估患者的各种功能状况，从而为患者制定康复目标（包括长期和短期的）和康复治疗方案，并指导康复治疗师进行具体的治疗。

（1）询问和检查患者，应用必要的设备进行功能评测。

（2）对检查和功能测试的结果进行分析和评估，制定康复治疗计划和开具康复处方。

（3）指导综合康复治疗。

（4）主持对出院患者进行康复效果总体评定和提出全面康复建议。

（5）提供恢复生活能力、工作能力等方面的技术指导和咨询服务。

（6）指导社区康复工作。

（7）与临床相关科室进行业务协作和咨询。

（二）康复治疗师

1. 应具备的基本条件　同康复医师具备的条件。

2. 主要职责　根据康复医师制订的方案对患者进行具体的康复治疗和康复训练。在治疗过程中或治疗一个阶段以后，治疗师和康复医师互相交流，讨论治疗效果，根据阶段小结制定下一阶段的治疗目标和方案。治疗师要教育患者、亲属和护士，要与团队成员友好合作，共同协商治疗周期和拟定治疗计划，评估康复效果和治疗计划的合理性。根据治疗目标的不同又可分以下四种：

（1）物理治疗师（PT）：负责老年人活动能力的训练，包括上、下肢肌肉力量的训练，日常生活活动能力的训练和心肺功能的训练等。物理治疗师是多学科团队中重要成员之一，其作用在于物理理疗、手术前后康复训练、运动教育和支持、家庭评估、专业手法治疗、心脏康复、热疗等。

（2）职业治疗师（OT）：负责评估患者的日常生活能力，解决患者日常生活中存在的问题和风险，如解决患者吃饭、穿衣、洗浴、淋浴、打扫卫生、花园修理、购物等服务需求，根据患者不同的情况进行相应的康复训练。

（3）语言治疗师（SP）：对有语言功能障碍和吞咽功能障碍的患者进行有针对性训练，改善患者的营养及吞咽功能，对病情严重者会及时转给其他专业医师。

（4）工娱治疗师：负责组织患者进行相关的娱乐活动，如唱歌、跳舞、体操、棋牌等活动，可提高老年人的生活质量，为老年人提供相互交流的机会。

四、护士（师）

护理人员必须通过学校教育、在职教育、继续教育和岗前培训等增加老年护理的技能。我国尚无老年护理职业标准，目前主要参照美国的老年护理职业标准，该标准是 1967 年由美国护理协会提出，1987 年修改而成。它是根据护理程序制定的，强调增加老年人的独立性及维持其最高程度的健康状态。

国外老年护理工作者的专业要求：在北欧，从事老年护理专业的工作者均需接受护理专业或社会工作者的正规教育，一般具有本科以上学历。此外，护理专业毕业后还需接受一年以上的老年护理专科训练，而社会工作专业课程设置除了社会学等人文学科的相关课程外，还包括老年医学、精神伤残学、听力伤残学、沟通与交流、学习与健康等科目，主要为老年社会服务机构或老年人护理中心培养人员。

我国老年护理人员应具备素质：

1. 观念的转变 由过去的单纯照顾老年人向科学化、人文化转变。过去照顾老年人在传统观念上不需要特殊知识、技能和态度，到现在过渡到正规护理，还需与老年及其家属建立良好的人际关系。

2. 职业道德素质 爱心，同情心，责任心，良好的沟通技巧和团队合作精神。

3. 业务素质 我国的老年护理专业教育与北欧相比有较大差距，目前几乎没有专门人才。要满足老龄化现状对老年护理服务的需求，除了在医学院设置老年护理专业外，还要有计划地培养一大批具有广博专业知识和业务上精益求精的老年专科护理工作者，只有这样才能做到有效应对老龄化问题，有重点地解决老年照护问题，帮助老年人实现健康方面的需求。

4. 能力素质 应具有准确、敏锐的观察能力，正确的判断力和良好的沟通能力。

（一）注册护士

1. 应具备的基本条件 我国护士执业资格申请应试应符合以下条件之一，并在教学、综合医院完成 8 个月以上护理临床实习。

（1）获得省级以上教育和卫生主管部门认可的普通全日制中等职业学校护理、助产专业学历。

（2）获得省级以上教育和卫生主管部门认可的普通全日制高等学校护理、助产专业专科学历。

（3）获得国务院教育主管部门认可的普通全日制高等学校护理、助产专业本科以上学历。台湾、香港、澳门地区符合以上规定的人员，可以申请参加护士执业资格考试。

2. 主要职责 护理人员是整个护理工作过程的控制者。

（1）护士应以具有较高的职业素养对待老年病患者。

（2）在专科护士的指导下能对老年病患者进行护理评估，识别现存的或潜在护理问题。

（3）参加多学科管理的会议，汇报所掌握的资料，整合来自医疗、康复、营养等多学科成员的意见，针对护理问题参与设计和制定护理方案。

（4）完成日常护理工作，观察患者的病情变化，落实护理措施，促进患者躯体和精神需要的护理质量和安全性。检查护理措施的有效性并不断改进。

（5）完成健康教育，是患者和家属精神上的支持者。

（6）做好记录。

（二）专科护士（职业护士）

1. 应具备的基本条件 专科护士（specialty nurse，SN）是高级临床护理工作者的一种，它是在护理专业化进程中形成和发展起来的，并需要从业者具有丰富的经验和专科的理论知识。另外，专科护士需在拥有一定的执业资格的基础上，遵循相应的职业标准，在某个临床护理领域提供专门化的护理服务。这些服务是常规的医疗护理工作未能提供，或未能全面地、系统地、连续地提供的。专科护士已成为一种正式的职业称谓，它是护理专业中的一种分工、一种专门化的角色。早在 1890 年，美国就在医院和护士学校开始为麻醉科、产科、手术室培养具有专业知识技能的护理专家，从而促进了高级执业护士（APN）的诞生。1992 年美国护理学会提出 APN 的定义：具有研究生学位，能进行全面的健康评估；能高水平的独立工作；拥有诊治和治疗的专家技能，能够处理个体、家庭、社区实际的或潜在的各种复杂反应；能制定临床决策管理急、慢性疾病、促进健康的注册护士。美国的 APN 涵盖了所有的"向服务对象提供直接护理"的高级临床护理人才，是不同的高级临床护理角色的统称，其工作场所包括医院、养护机构、社区、家庭、工厂、学校等。APN 集教育、研究、管理、领导和咨询者的角色于一身，作为卫生保健团队的成员，与其他护士、医师或卫生保健人员协同工作、有相关专业处方权。美国的 APN 根据教育的准备、工作环境、工作重点、工作特征的不同可分为临床护理专家（CNS）、开业护士（NP）、助产护士（CNM）、麻醉护士（CRNA）和护理顾问（NC）等。

我国专科护士的研究起步较晚，在 20 世纪 80 年代末 90 年代初，有护理专家提出在专科护理领域培养专科护士的观点，90 年代末，有文献报道专科护士的内容，进入 21 世纪后，专科护士逐渐出现。因为内地护理人员中大专学历占主导地位，因此对于专科护士的学历要求被放宽到大专及以上，随着高等护理教育的迅速发展，为专科护士的发展奠定良好的基础。2006 年，在北京、上海、苏州、广东等地已进行重症监护、糖尿病、老年病、手术、感染控制等专科护士的培训和认证，专科护士的培训将延伸到新生儿、妇儿保健、助产、血液净化、移植、造口、心肺疾病、康复等专科。我们有必要借鉴国外经验，将高级执业护士作为护理人力资源开发与管理的重要课题，分层次开展以高级执业护士和专科护士为先导的人力资源研究，确定专科护士的岗位种类、学历要求、培训课程、培训学时和培训资格；明确专科护士考核认证的办法、法定认证的机构及职称、工资待遇。

2. 主要职责

（1）护士应以专业化的态度、价值观和期望值对待老年病患者。

（2）对老年病患者进行护理评估，识别现存的或潜在护理问题。

（3）参加或主持多学科管理的会议，整合来自医疗、康复、营养等学科成员的意见，针对护理问题设计和制定护理方案，并对其他多学科成员提出工作建议。

（4）加强与患者和多学科成员的沟通，运用所掌握的专科知识指导检查护理措施的有效性并不断改进。

（5）做好记录。

（三）助理护士 主要是在注册护士带领下对老年人进行生活护理。

1. 应具备的基本条件 美国助理护士需经过 3～6 个月护理技术培训结业证书，无需执照，需通过简单护理知识考试。我国助理护士是在护理人力资源缺乏的背景下应运而生的，要求具有护理专业学历，由护理部和人事部门组织理论考试、面试，并根据其表现情况，面试合格后择优录取，上岗前由护理部统一培训，内容主要有医德医风教育、医院各种规章制度、行为规范和准则、工作职责、基础护理知识。

2. 主要职责 在注册护士的指导下完成各项工作。包括以下内容：

（1）基础护理工作：包括整理或更换床单，保持患者的清洁卫生，常规测量和记录患者生命体征，更换卧位、保护患者安全，留取患者的粪便、尿和痰标本；协助患者进食、自我移动，护送患者检查、治疗和转科等。

（2）非技术性护理工作：包括整理、清洁、维护各种护理仪器、设备和用品，参与维持病区环境管理，保持病房的整洁与通风，整理、清洁、消毒各房间，联系工作（接听电话、联系和预约检查、会诊、复诊等）和协助患者办理出入院手续。

（3）工作中随时观察患者的情况，发现问题及时汇报。

（四）个案管理师　个案管理是管理性照护的一种方法，是一个健康评估、计划与提供照护、协调、与监测等服务的系统，在合理的住院天数内提供符合个案需求的整体性、连续性的照护服务，重视目标导向及结果导向，希望降低成本及住院天数以达到成本效益与品质兼顾的照护服务。故实施个案管理可以缩短住院天数、降低医疗成本、增进家属、病患与医疗人员之间的沟通和关系的改善，因而提升照护品质，提高患者及其家属对服务的满意度。实施个案管理的人员一般为护师，称个案管理师。

1. 应具备的基本条件

（1）具备医疗或护理执业资质。

（2）思维缜密，能从身体、心理、社会关系等为患者考虑周全。

（3）经过专业的个案管理培训并取得相应资质。

2. 主要职责

（1）与医师、医疗小组沟通提供完整性评估确立患者问题。

（2）提供符合病患需求的照护计划。

（3）生活上照护患者。

（4）给予患者及家属支持，注重与患者家属日常交流，协同完成照护工作。

（5）了解患者资源使用状况与需求。

（6）协助订出某种特定疾病的治疗计划与目标。

（7）确保患者在住院期间能如期完成其所需的检查治疗。

（8）协调出院准备计划、提供适合患者的转介服务、定期追踪治疗成效。

五、临床药师

（一）应具备的基本条件

1. 熟悉药品法律法规，具有良好的职业道德。

2. 具备较扎实的药学专业知识，参与用药指导。

3. 学习临床医学知识的能力较强，能将医药紧密联系。

4. 参与专科查房，对临床用药及时做出正确指导，做名副其实的"临床药师"。

5. 较高的外语知识和计算机知识，能够合理利用各种有限的资源指导日常工作和科研工作。

6. 在医院药学工作中自觉应用药物经济学理论。

7. 加强面向患者的药学情报服务。

（二）主要职责

1. 参与临床药物治疗方案设计与实施，协助临床医师选药和合理用药，使患者不受或减少与用药有关的损害，提高临床药物治疗水平，提升患者生活质量。

2. 开展药学信息与咨询服务，进行用药教育、宣传，指导患者安全用药。

3. 进行临床药学研究，为提升药物治疗水平提供科学的监测或实验数据。

4. 承担医院临床药学教育和对药师、医师、社区医师进行培训，开展患者用药教育。

（三）工作内容

1. 深入临床科室了解药物应用动态，对药物临床应用提出改进意见。

2. 参与查房和会诊，参加危重患者的救治和病案讨论，对药物治疗提出合理化建议。

3. 进行治疗药物监测，设计个体化给药方案。

4. 指导护士做好药品请领、保管和正确使用工作。

5. 协助临床医师做好新药上市后临床观察，收集、整理、分析、反馈药物安全信息。

6. 为医师和患者提供药物咨询服务，宣传合理用药知识。

7. 结合临床用药，开展药物评价和药物利用研究。

六、心理师

（一）**心理咨询师**　做心理咨询，主要解决老年患者的各种心理问题。我国医学心理学起步较晚，目前尚缺乏专业的医学心理咨询工作者，根据医学心理咨询的任务和要求，可由临床医师、精神科医师、临床心理学家担任或以临床医师为主体，配备心理学工作者和有经验的护士组成咨询小组。近年来心理咨询师资格认证考试与培训已正式启动，心理咨询作为一种职业已被官方承认。

1. **应具备的基本条件**　若要成为一名合格的心理咨询工作者，申请者不仅要接受严格的专业教育和训练、掌握较高的专业技能，而且应具备职业行为所必需的个性品质以及其他方面的个人要求。

（1）专业知识、技能方面的要求：2001年我国劳动和社会保障部委托中国心理卫生协会组织有关专家，制定了我国的《心理咨询师国家职业标准》（《标准》）并已颁布试行。该《标准》将本职业分为心理咨询员、心理咨询师、高级心理咨询师三个等级，对心理咨询师职业的活动范围、工作内容、技能要求、知识水平、晋级培训、资格鉴定等都做了明确规定。其中要求掌握的基础知识包括普通心理学、社会心理学、发展心理学、心理健康与心理障碍、心理测验学、咨询心理学、与心理咨询相关的法律知识等。晋级培训期限：心理咨询员不少于720个标准学时，心理咨询师不少于520个标准学时，高级心理咨询师不少于320个标准学时；资格鉴定方式包括理论知识综合考试和实际能力考核两项内容，理论知识综合考试采用闭卷笔试，实际能力考核采用专家组面试评定的方式进行，内容包括心理评估、案例分析、咨询方案制定和交谈技巧等。

（2）职业道德方面的要求　该《标准》对心理咨询师的职业道德规范做了进一步明确规定，具体包括以下六项主要内容：①心理咨询师不得因求助者的性别、年龄、职业、民族、国籍、宗教信仰、价值观等任何方面的因素歧视求助者；②心理咨询师在咨询关系建立之前，必须让求助者了解心理咨询工作的性质、特点，这一工作可能的局限以及求助者自身的权利和义务；③心理咨询师在对求助者进行工作时，应与求助者对工作的重点进行讨论并达成一致意见，必要时（如采用某些疗法）应与求助者达成书面协议；④心理咨询师与求助者之间不得产生和建立咨询以外的任何关系，尽量避免双重关系（尽量不与熟人、亲友、同事建立咨询关系），更不得利用求助者对咨询师的信任牟取私利，尤其不得对异性有非礼的言行；⑤当心理咨询师认为自己不适合对某个求助者进行咨询时，应向求助者做出明确的说明，并且应本着对求助者负责的态度将其介绍给另一位合适的心理咨询师或医师；⑥心理咨询师始终严格遵守保密原则。

（3）个人其他方面的要求：①要有适宜的心理品质：真诚、善良、热情、乐观、自信、坚忍、耐心、对人宽容、乐于助人、有强烈的责任感，尤其是要有探索社会、人生的浓厚兴趣；良好的观察能力、理解能力、学习能力、思维判断能力、表达能力、人际沟通能力以及自我控制能力、自我心理平衡能力、交往控制能力；②咨询师对自己价值观的自我意识的过程是咨询者与来访者心灵沟通的过程；③咨询师对自己心理健康状况有良好的自我意识，心理咨询工作者应当是心理健康的人，只有这样才能对来访者起到示范和潜移默化的作用，否则会导致他们工作效率降低、服务质量下降等许多不良后果；④保持自身心理健康；⑤从咨询师个体角度而言，加强咨询师的心理保健是一种非常有效的应对方法。

2. 主要职责

（1）坚持保密原则，对来访者的有关资料、档案应予以保密（危害自己生命及违法者除外）。

（2）不利用咨询关系谋求个人物质和其他利益；不利用咨询关系满足自己的精神需要，如爱、控制、尊重、指导等。

（3）充分尊重来访者自由选择的权利，不把自己的观点强加于人。

（4）针对疑难问题，要及时汇报，必要时应本着对来电者负责的态度转介。

（5）必要时采取保护措施：如来电者有明确的自伤计划，要进行危机干预；如来电者有明确的伤人计划，要向有关部门、机构和人员报警。

（6）在心理咨询过程中，如发现来访者有危害自身生命或危及社会安全的情况，有责任立即采取必要的措施，防止意外事件发生。

（7）应乐于助人、热情、真诚，对来访者力求做到尊重、关心和理解。

（8）熟练掌握心理咨询相关方面的专业知识，掌握国内外本专业最新发展动态。

（9）应本着对来访者负责的精神进行工作，全面详细地了解对方的情况、理解对方的要求，指导来访者自己帮助自己，促进其成长、自强自立。

（10）应了解自己专业职能的局限性，在诊断、咨询、治疗及心理测量方面，对来访者提出的超出自己职能范围的要求不能予以满足。

（11）努力保持与来访者之间客观的咨询和治疗关系，一旦这种关系超越了这种客观界限，应立即中止咨询或治疗。

（二）心理治疗师　心理治疗师是实施对心理障碍（如老年焦虑、老年抑郁、老年痴呆和与老年痴呆有关的行为问题）患者的治疗。

1. 应具备的基本条件

（1）第一学历必须是医学专业，最好是精神科医师或者临床心理医师。

（2）经过心理治疗学或精神病学规定标准学时数的系统培训，并有一定的操作技能。

（3）心理治疗师上岗需要医师资格证，最好取得医学和心理学硕士学位。

（4）具有医学心理学背景：二级心理治疗师、注册心理师。

（5）具有良好的职业道德，严谨的工作态度；无职业伦理不良记录。

（6）从事心理咨询与治疗工作三年以上工作经验，年龄在 30 岁以上。

（7）曾系统接受各类心理治疗，如中德班、中挪班、北大创伤班等，可出相应的证明。

心理咨询师资格证书由劳动和社会保障部颁发，无处方权；而心理治疗师资格证书是由卫生部颁发，它是职称晋升的重要依据，有处方权。

2．主要职责

（1）遵循保密原则：除了督导和业务研讨会之外，不向外界透露来电者的任何资料和情况；对咨询记录和录音资料，应妥善保存，不带到机构以外的地方，不得泄密和遗漏。研究、写作、发表等需要引用资料时，必须经过热线管理机构的批准并存档备查，同时必须对来电者的个人身份和内容进行保密处理。

（2）不向来电者透露咨询员的私人联系方式和信息：不允许和来电者建立工作以外的关系，不向来电者或其他无关人员透露热线咨询其他工作人员的信息和联系方式，保证工作人员的安全。

（3）不利用咨询关系谋求个人物质和其他利益；不利用咨询关系满足自己的精神需要，如爱、控制、尊重、指导等。

（4）充分尊重来电者自由选择的权利，不把自己的观点强加于人。

（5）针对疑难问题，要及时汇报。

（6）必要时采取保护措施：如来电者有明确的自伤计划，要进行危机干预；如来电者有明确的伤人计划，要向有关部门、机构和人员报警。

（7）制定治疗计划并付诸实施，解决患者所面对的心理困惑，减少焦虑、抑郁、恐慌等精神症状，改善患者的非适应行为，包括对人对事的看法和人际关系，促进人格成熟，能以较为有效且适当的方式来处理心理问题，以便于使其适应生活。

（8）熟练掌握心理治疗相关方面的专业知识，掌握国内外本专业最新发展动态。

（9）努力保持与来访者之间的客观的咨询和治疗关系，一旦这种关系超越了这种客观界限，应立即中止咨询或治疗。

七、社会工作者

社会工作者是指在社会福利、社会救助、社会慈善、残障康复、优抚安置、医疗卫生、青少年服务、司法矫治等社会服务机构中，从事专门性社会服务工作的专业技术人员，通常简称"社工"。美国社会工作者协会（national association of social workers，NASW）对社工的界定是：毕业于社会工作学院，运用他们的知识和技能为个人、家庭、社区、组织和社会提供社会服务的人员。

1．应具备的基本条件

（1）学历：目前美国的社工教育分本科、硕士、博士教育。美国社会工作者入行的首要条件就是学历，最低的入行学历是本科学位，只是从事一般的社会工作；但绝大多数职位的要求是具备硕士学历；拥有博士学位的社会工作者都是本行业的管理人员，从事构建理论工作、行业历史和核心思想的完善和学术的交流等。

（2）价值理念：与其他社会科学学科不同，社会工作是一个以价值为本的专业，价值是社会工作专业的灵魂。社会工作价值是指社会工作对社会工作者在专业实践活动中所表现出来的价值倾向的要求和规定。作为一个专业的社会工作者，应具备平等、尊重、民主、接纳、诚信等专业价值理念。

（3）知识体系：社会工作者除应具备社会工作专业知识外，还应具备心理学、社会学、政治学、管理学、教育学、法学等多学科综合知识，应熟悉与社会工作业务相关的法律、法规、政策知识。

（4）良好的素质：社会工作者应有以下良好的素质：①要有健康的心理和人格；②谋求事业的成功，也必须经受住挫折的考验，如果一遇挫折就灰心丧气，那么既不利于自己的健康，也不利于工作的开展；③应该具备强烈的求成动机；④拥有良好的心境，乐观进取的精神，对案主抱有积极的期望，不惧挫折，充满信心；⑤应具备高尚的道德水准和强烈的责任意识；⑥要有强烈社会责任感，勇于挑战社会不公，维护社会公平和正义，抵制不合理的政策和制度直至得到改善，改良社会环境，净化社会风气，使受助者的心理和生理都能适应合理的社会环境，最终使有困难的社会个体都能得到充分的发展。

2. 主要职责

（1）深入了解老年人，通过日常生活的接触和有效的沟通，取得老年人的信任，有效解决老年人身体、心理、家庭、文化、种族、环境和伦理等问题，密切医患关系，树立老年人的尊严，提高老年人的自主独立性和生存质量。

（2）评价患者总的生活状况，包括生活方式、家庭、经济、雇佣史、社区资源；评估老年病患者和亲属，了解患者的身体、心理、社会、文化、环境和精神状况，这对于辅助疾病治疗和恢复有积极作用。

（3）保持与患者及家属一种持续性的关系，为患者提供社会心理咨询服务，缓解患者心理压力，帮助患者、亲属和护理人员正确面对疾病。

（4）协调各方资源，保障患者及亲属的利益；帮助患者和亲属获取社会福利保障、医疗保险和商业保险等。

（5）帮助家属提高家庭治疗计划中所需的各种技能。

（6）负责为患者提供解决生活问题的方案，如联系服务人员或老年关怀场所（老年公寓或护理之家）等。

（7）评估职业障碍。

（8）提供患者和家属在紧张状态中的情绪支持。

（9）与护士长或个案护士密切配合协调工作，共同制定出院计划，让患者顺利平稳地出院或转诊到别的医疗机构。

（10）帮助解决患者可能影响诊断和治疗的非医疗以外的所有问题。

八、营养师

营养师是能科学地回答关于营养和健康最迫切问题的健康专家，是指导公众合理饮食、促进人群健康或治愈疾病的特殊群体。营养师应具备的基本条件是：食品和营养或公共管理专业本科毕业并获得文理学士，学历可以从本科到博士学位。

（一）应具备的基本条件

1. 爱岗敬业，医德高尚。

2. 具有良好的专业知识与技能　专业知识包括食品学、营养学、公共管理学、化学、生物学、食品供应管理、商业学、经济学、计算机科学、烹饪学、社会学、通信学、生物化学、微生物学、解剖学和生理学等。

3. 具备一定的综合能力

（1）宣传开发能力：深入宣传营养学在医疗体系中的作用和意义，扩大营养学在医疗卫生和社会中的影响。宣传对象不仅有患者和社会，还要有领导。只有让领导意识到营养师的重要性，营养师才会得到关注、理解和支持。与此同时，还要注重与临床的沟通。因为事业的发展需要各个方面的大力支持，所以宣传开发工作至关重要。

（2）协调公关能力：医疗体系中的营养工作涉及面广，牵扯性大，涉及各个临床科室，营养师在每一次出诊时都应与医师和护士紧密联系，相互影响。因此为了保证营养工作的顺利进行，协调公关对营养师意义重大，影响深远。营养师只有具备这方面的能力，才能适应与人交往和对外交流的需求，努力开创医师、护士与营养师之间的相互信任、相互理解、相互合作和共同进步的新局面。

（3）求实创新能力：营养医学是一门实用科学，因此实事求是、求真务实是发展营养医学事业的基本准则。要在求实的基础上不断创新，求实是基础，发展是要求，创新是根本。营养师应有极强的求实创新能力，既要有远大理想，又能脚踏实地，特别是要能标新立异，敢想敢干，努力使自己成为科学的先行者。

（4）应急应变能力：营养工作虽然有一定的规律性，但也要面临各种各样的患者、遇到意想不到的情况和形形色色疑难复杂的问题。因此要求营养师也要具有较强的应急应变能力，以适应工作性质和岗位职责的要求。

（5）追踪发展能力：由于营养医学及其专业学科与整个社会及人们日常生活密切相关，所以要求营养师还应具有追踪发展的能力，密切关注社会各方面的变化以保证营养医学发展能够满足时代发展的要求。使营养医学发展与社会发展同步，从而更好地为广大患者服务。

（二）主要职责

1. 与患者友好相处，自觉应用营养基础知识和专业理论解决患者的实际问题。

2. 及时评估患者的营养状况，为患者确定适度的营养目标和制定有效的营养支持方案。

3. 科学而合理地解答患者出现的营养问题，给予患者及时而有效的营养和饮食指导。

4. 积极参与团队查房工作，善于与医师和护士进行沟通，共同为患者制订治疗方案。

5. 独立进行与营养相关的各种工作，管理和指导食品加工制作。

九、中医师

1. 应具备的基本条件

（1）硬件条件　经过正规高等教育的中医专业或中西医结合专业，取得中医专业执业医师资格。

（2）专业素养　必须掌握中医基本理论和专业知识，了解相关学科知识和本专业发展趋势；有一定临床实践经验，熟练掌握常见病、多发病的预防、诊断、治疗和常用诊疗技术操作，能独立诊治部分疑难疾病和处理较复杂技术问题，临床工作业绩较好，公开发表、出版有一定水平的论文、著作；能运用一门外国语获取医学信息和进行学术交流；具有良好的职业道德和敬业精神，严格遵守医德规范。

2. 主要职责

（1）严格执行《中华人民共和国执业医师法》、《中华人民共和国中医药条例》和《医疗事故处理条例》，依法行医。

（2）严格按卫生部国家中医药管理局要求的《中医病历书写基本规范》书写中医病历，提高中医内涵质量。

（3）认真负责，细心、耐心、精心、热心，力争减少差错，防止事故发生。

（4）严格执行院内规章制度，做到合理检查，合理用药。

（5）努力钻研业务，弘扬祖国医学精髓，积极开展中医药的新技术与新疗法。

十、宗教工作者

宗教是指信仰、信念和实践，培育具有超强的存在、力量或权力的关系。宗教需求可能包括：崇拜仪式、仪式、祝福、圣礼、祈祷、冥想和沉思、保证和宽恕等。宗教工作者大致分两类：一类是国家或地方宗教局的公务员，管理国家和宗教事务，需要参加国考；另一类是各种宗教的神职人员，如神父、牧师、修女、僧人、道士、阿訇，神父和牧师要通过教会推荐后参加神学院考试和学习，学习后自愿加入教会工作，管理教会，带领信徒。

1. 主要职责

（1）通过灵性咨询为患者和家庭带来解决问题的希望。譬如，解决生活的绝望、对死亡的恐惧、需要宽恕、失去生活目标等问题。

（2）协助患者及其家庭随时维持他们的宗教实践、描绘宗教或精神信仰来对付疾病、死亡和悲伤。

（3）本着对患者及家庭尊重的原则了解其家庭宗教或精神信仰和习俗，如饮食限制、观察死亡仪式和身体的处理。

（4）为患者或家庭联络神职人员。

（5）应死者家属要求参加葬礼和追悼会。

（6）提供临终关怀、精神护理与咨询服务。

2. 宗教工作者与临终关怀　各种宗教对于自己的信徒都有临终关怀，只是不同的宗教对于临终教徒的宗教关怀各有其独特的内容和形式。基督教、天主教很重视人在临终阶段的心理抚慰。

在西方国家，基督教的牧师经常访问本教区的教友，教友若患病，就会前去探视、关怀，为之谈经、祷告，鼓励患者战胜病痛；而对于即将离世的人们，则询问其有什么愿望，为他们讲解有关经文，祝愿他死后能安然升入天堂。这种宗教的慰藉已成为基督徒生命最后阶段不可或缺的程序。

天主教也十分重视对教徒的临终关怀，不过在形式上与基督教略有不同。因为天主教主张教民通过神父向上帝忏悔，以请求神宽恕自己的罪过。天主教和东正教教会都认为"忏悔"是一种特殊的"圣礼"，通过这种圣礼，教徒可以获得特殊的"神赐"，通过忏悔，忏悔者心中的积郁、忧虑和恐惧得以排解，而教会把为教徒的忏悔保密作为神父必须遵守的准则。神父作为神的代表宽恕各种罪孽，以突出上帝的无限仁慈，宗教忏悔是宗教慰藉的一种很重要的手段。因此，在天主教徒临终时，临终忏悔更是十分重要和必要的，因为这属于人生总结性的忏悔。神父在接受临终忏悔时，总是努力宽慰临终教友，并为其念经，以呼唤上帝接受即将离去的不安的灵魂，帮助其精神得到解脱。

从这些介绍我们可以看到西方主要的宗教不仅尊重一个人的生，同时也尊重一个人的死，希望一个人走得有尊严、无痛苦，让他超脱死亡的恐惧。可以说临终关怀与宗教存在着很大的相关性。而在中国，宗教的临终关怀尤其是佛教的临终关怀始终处于一种实践缺失的状态。从这上点讲，也影响了临终关怀在中国的发展。因此，在中国，佛教的临终关怀值得研究。

现实生活中临终患者的临终意识中会出现各种各样的反应，有对生的留恋，有对死的恐惧，有对亲人、友人感情上的牵挂，有对事业、理想未尽的遗憾，有对自身道德过失的悔恨，有对世态炎凉的怨恨，还有的人因为平时作恶多端，谋财害命，临终时还会出现幻觉，幻见被害人的亡灵前来索命。总之，患者在临终阶段往往会出现情绪上的极大波动，导致精神十分痛苦，而这一切又不是医学能帮助他解脱的。怎样解除这些人的各种反应和幻觉让他们"走"得踏实？我们可以从佛教那里吸取营养，以便发扬佛教临终关怀的精神。

佛教关于临终助念的观念及操作一般都能给患者及家属极大的安慰。一方面，患者觉得"死"并非一种人间最大的痛苦，而是摆脱世间生老病死之诸苦，"往生极乐"的中介和桥梁，这样他或她便能面对死亡无所恐惧，安心而去。另一方面，对患者家属而言，亲人的逝去也并非烟消云散，什么都丧失了，此死是亲人们脱离了苦海，往生至更幸福的彼岸世界，这有何不好呢？由此他们也获得了接受亲人去世的精神力量，免于丧亲的极大痛苦及不安。如果患者及家属虔诚信佛，应该说这种行为对两方面的人都会有极大的安慰作用。

老年医疗服务机构中的宗教工作者应有佛教、道教、天主教、基督教和伊斯兰教等方面的知识，可代表家属邀请一些高僧、道士、神父、牧师或伊斯兰教教徒等为在病中或病逝的有宗教信仰的老年人提供合法的、符合宗教风俗习惯的服务活动。

十一、眼科医师

（一）应具备的基本条件

1. 职业要求

（1）职业资格：经过正规眼科专业高等教育；具有临床医师执业资格证。

（2）专业素养：熟悉眼睛的解剖学结构以及光学基础知识；熟练掌握常见病多发病的诊治；有较好的外表及视力、一双纤巧的双手，高度的责任心、良好的职业道德、严谨的工作态度、较强的综合分析能力、敏锐的洞察力。

（3）职业要求：应刻苦钻研医术，跟踪前沿动态，具有科研意识。眼科学是一门飞速发展的科学，眼科医师必须在长期的医疗实践中刻苦钻研业务，不断提高医术。

2. 医德医风要求

（1）应具有救死扶伤的精神：坚持以患者为中心，最大限度满足患者的合理要求，将患者放到第一位，开展便民服务。在工作中应想患者所想，急患者所急，时刻为患者着想，千方百计为患者解除病痛。例如在临床工作中急诊遇到眼球破裂伤的患者，要及时采取处理，必要时行急诊手术。不要因暂时医疗费用未到位而延误病情，造成患者终生遗憾。再比如，对于合并糖尿病视网膜病变的白内障患者，尽可能详查眼底，必要时术前给予药物或激光治疗，不能一味追求经济利益，盲目手术。对手术后患者应仔细交代术后注意事项，进行义务宣教并密切随访，这样才能使患者术后长期获得满意的视力。

（2）要尊重患者的人格与权利：眼科医师对待患者应不分民族、性别、职业、地位和财产状况，不分高低贵贱，一视同仁；尤其对一些边远山区患者，应耐心细致地讲解病情，宣传眼科健康知识，根据实际情况为患者制定合理的治疗方案，要做到不怕脏、不怕累，全心全意为患者服务。

（3）应文明礼貌服务：眼科医师应举止端庄，语言文明，态度和蔼；要用言语和行动关心和体贴患者。在工作中，对待患者要表现得稳重、大方、自信，这样才能赢得患者的信任和尊敬。尽量用一些生动、浅显易懂的语言向患者耐心解释病情，争取让患者理解病情并配合治疗，避免发生不必要的医疗纠纷。

（4）应廉洁奉公，遵纪守法，不以医谋私，将患者的利益放在第一位。

（5）在医疗活动中不得泄露患者的隐私与秘密，实行保护性医疗，确保患者的利益。

（6）同行间应互相学习、互相尊重，团结协作。

（二）主要职责

1. 承担诊治的职责　眼是人类接受外界信息最重要的器官，也是随着增龄最容易发生老化的器官之一。人的视力通常从 40 岁就开始自然减退，某些眼科疾病的发病率也逐渐增高，如老年性白内障、青光眼、视网膜动脉阻塞和黄斑变性等，严重影响老年人的生活和健康，眼科医师的任务就是帮助老年人解除这些疾病的困扰，过一个幸福的晚年。

2. 解释说明的义务　医师有义务向患者说明病情、诊断、治疗、预后等有关医疗情况，这不仅是为了争取患者的合作，使其接受治疗，更为重要的是尊重患者的自主权利。

3. 保密的义务　医师有为患者保守秘密的义务，应对患者的隐私守口如瓶。如有些患者的病情让本人知道后会造成恶性刺激，加重其病情恶化，则应保密。

十二、耳科医师

（一）应具备的基本条件

1. 专业理论知识

（1）基本理论知识：较系统地掌握本专业基础理论和专业知识，包括耳、颅底及头颈部局部解剖、生理及病理知识，耳诊断学、耳科学、耳外科手术学、耳神经外科学等。

（2）相关理论知识：掌握与本专业密切相关学科的基础知识，包括分子生物学、医学统计学、影像学、免疫学、神经外科学、声学、眼科学、颌面外科学、胸外科学等。

（3）学识水平：广泛阅读专业期刊，了解本专业国内外现状及发展趋势，不断吸取新理论、新知识、新技术，并用于医疗实践。

2. 工作经历与能力

（1）从事本专业工作的经历：应有独立完成门诊、急诊、病房及其他临床工作任务的经历。

（2）从事本专业工作的能力：较系统地掌握本专业疾病的预防、诊断和治疗知识；能独立处理临床较疑难复杂危重病例（如耳源性颅内并发症、严重头颈外伤、耳聋、耳鸣和眩晕），并能承担院内会诊；具有指导和组织本专业临床工作的能力。

（3）应承担的技术工作：具有熟练的技术操作能力，能完成或在上级医师指导下完成本专业较大较复杂的手术，手术并发症发生率低，效果满意，医疗技术达到本地区先进水平。

（4）科研：掌握科研选题、课题设计及研究方法；能结合临床实践提出课题，开展科研工作，并进行课题总结。

（5）教学：具有指导下级医师、进修医师或协助指导研究生临床工作的能力，能主持门诊病例及病房查房讨论。

（二）主要职责

1. 诊治的义务 老年人的耳朵像全身其他部位一样，随人体的衰老而逐渐老化，表现为组织萎缩、细胞代谢衰退、应变能力下降、修复能力降低、急慢性损伤及后遗症增多，耳科医师就是帮助老年人摆脱这些疾病的困扰，如耳聋、耳鸣、眩晕，特别是随着年龄增加逐渐减退的听力。

2. 解除痛苦的义务 不仅仅是躯体上的，而是包括患者精神上的痛苦和负担。医师不仅要用药物、手术等医疗手段努力控制患者躯体上的痛苦，而且还要以同情心，理解、体贴、关心患者，做好心理疏导工作，解除患者心理上的痛苦。

3. 社会责任义务 医师不仅对患者有责任，对于社会同样有着一份不小的责任，要求医师主动承担医疗服务、慈善救助等方面的责任，发挥医疗事业的社会性和公益性。

十三、足病医师

1. 应具备的基本条件 足病医师是美国特有的一个专门医学科系，主要从事于对患有足、踝及下肢各种疾病的研究、诊断和治疗。我国目前还没有足病医师的系列，也缺乏相应的准入标准。一般地讲，足病医师应能对足部疾病或畸形足进行正确的诊断与治疗，如对灰指甲、足部感染、足癣、扁平足等的诊治；能通过清洗、消毒、注射、用药、机械等手段治疗患者疾病，纠正畸形；能向患者或健康人提供足部护理和足部美容的方法和咨询。

2. 主要职责

（1）对老年人常见的足部疾病进行诊断和治疗。

（2）对老年人足部进行常规护理、足疗，促进老年人身体健康。

（3）对一些疾病在足部的并发症进行预防和治疗，如老年人糖尿病足。

十四、照护人员

照护人员主要在患者的住院和社区护理中发挥着照顾患者身体健康、疏导患者心理疾患、辅助医师治疗疾病的作用，包括护工及患者家属或亲属。照护人员是老年患者最有力的支撑者，对老年患者有足够的耐心、孝心和无微不至的关心，并能积极主动地配合医护团队成员进行各种医学处理。他们最了解患者，特别是当患者出现心理和智能障碍时能给予及时而有效的心理慰藉。一个良好技能的照护者可以影响老年人 5~10 年的寿命。

（一）护工 是医院里受雇担任患者生活护理的人员，协助护士对患者进行日常生活的照顾。有时称护理工。护工比一般的保姆和陪护，具有更专业的护理知识和技能，能够对术后患者、植物人和瘫痪卧床的患者进行专业的康复护理。

1. 应具备的基本条件

（1）专业技能：应具备基本护理、康复护理及特殊患者生活护理等相关的知识和技能，其中包括观察血压、脉搏、体温、呼吸等生命体征，进行口腔、会阴、皮肤和压疮的护理，为患者进行营养配餐，负责给患者在床上摆放正确的肢体位置，对患者进行心理辅导及一些常用康复器械的使用等。

（2）道德规范：忠于职守，热爱本职，一视同仁，满腔热忱，文明礼貌，文明服务，遵纪守法，不谋私利，保守秘密，尊重人格，搞好团结，密切合作，掌握技术，精益求精，严谨求实，积极向上。

（3）语言行为规范：语言亲切，用词准确，富有情感，真诚相待，保护隐私，正确称谓，忌用粗话，文明用语。

2. 主要职责

（1）协助患者维护卫生、仪表及仪容：当患者因个人原因不能自行完成清洁卫生、整理衣物时，护工应帮其完成，如洗脸、梳头、口腔清洁、义齿护理、擦身、更衣、协助如厕或使用便盆、便壶等。

（2）协助患者满足营养需求，如喂饭、饮水等。

（3）维护患者安全，协助患者上下床、坐轮椅、摆放体位及在指导下活动关节。

（4）协助患者疏解不良情绪。

（5）协助医护观察病情，如照顾输液、协助测体温、发现治疗过程中的病情变化等。

（二）家属和亲属 家属和亲属是照护老年人最主要的实施者，对解除患者的痛苦、提高医疗服务质量具有极其重要的作用。家属和亲属的主要职责如下：

1. 患者心理的支持者　生病后，患者容易出现焦虑、恐惧等心理问题，需要有人排解和安慰，患者亲属是担当这一角色最合适的人选。许多患者的心理症结，只有亲属才能解开，护士和其他人员是无法替代的。因此，亲属是患者情绪稳定的重要因素，是患者心理的主要支持者，亲属的心理支持，对于患者康复是非常重要的。

2. 患者生活的照顾者　患者由于受疾病的折磨，生活自理能力会受到不同程度的影响，住院期间和出院后一段时间内，生活上都需要亲属承担起照顾的责任。亲情关系使患者从心理上更易于接受亲属提供的生活照顾，能避免因其他人员照顾而产生的不安或内疚感。

3. 患者护理计划制定与实施的参与者　整体护理需要患者的积极配合与参与，但如果病情严重、参与能力受限时，就需要患者亲属的积极参与。亲属是患者病情的知情者，特别是那些缺乏自我表达能力的患者，没有亲属提供病情资料，护士很难做出正确的护理诊断。患者护理计划的制订、护理措施的落实都需要亲属的帮助。因此，护士应把亲属看做是帮助患者恢复健康的助手和支持者，要善于调动亲属的积极性，共同为患者提供高质量的护理服务。

十五、老年病患者

（一）老年病患者的权利

1. 基本权利　①生命健康权；②肖像权；③名誉权；④隐私权；⑤索赔权；⑥要求惩戒权。

2. 医患关系中的患者权利

（1）获得基本医疗保健的权利。

（2）人格受到尊重的权利，不得歧视、遗弃、侮辱等。尤其是对严重缺陷、残疾者以及性病、艾滋病患者，更应当注意其人格权的保护。

（3）知情同意权：中国执业医师法 26 条 1 款、《条例》11 条规定，医师应如实介绍病情、医疗措施及医疗风险，但是，应当避免对患者产生不良后果。医师不仅有义务告知患者与病情相关的所有真实情况，而且需取得患者对医疗措施的同意。并不是只有在接受对人体有重大伤害的治疗措施（如剖腹、开胸、开颅时）或采用有重大危险的治疗措施时（如剧毒药、麻醉药物），以及危险性大的检查措施（心包穿刺、肝穿、腰穿、造影等）和接受试验性治疗时，才需特别约定。严格地讲，医师只有得到患者或关系人对其健康状况做出处置的委托才能进行医疗活动。

（4）健康状况隐私权：包括一切与公共利益无关的个人健康信息，如公民个人的身体健康状况、生理缺陷、恋爱婚姻家庭状况等。医院有义务为患者保护所有隐私权。但是，作为医师，出于职业原因是有权接触患者身体和健康方面的任何秘密，所以不等于只要接触到患者的隐私就是侵犯隐私权。

（5）自主权：完全行为能力人应以本人意愿为准，当父母、配偶同患者意见不一致时，应尊重患者本人的意愿。患者的自主权不得干预医师的独立处置权。

（6）拒绝治疗权。

（7）获社会援助的权利。

（8）有对医疗机构的批评建议权，但无监督权。

（9）有因医疗事故所造成损害获得赔偿权利，包括请求鉴定权、请求调解权、讼诉权。

（10）其他权利：如病案资料复印权、共同封存与启封权、共同委托鉴定权、申请再鉴定权、随机抽取专家权、申请回避权、陈述与答辩权、请求调解和处理权等。

（二）老年病患者的义务

1. 有如实陈述病情的义务　患者有义务诚实地说出就医的原因和目的，尽可能详细地提供病史，告诉医师治疗后的情况（包括药物的不良反应），不说谎话，不要隐瞒有关信息，以确保患者得到全面、周到的诊疗。

2. 有遵守医嘱的义务　即配合医疗机构进行与疾病诊疗相关的检查和治疗的义务。在疾病的诊疗过程中，患者有义务在医师指导下对自己的治疗做出负责任的决定。传染病患者有特殊的义务了解传播的途径和可能，采取行动防止进一步地传播。如患者不能遵医嘱必须有相应的理由。医务工作者应耐心解释，打消患者某些疑虑，使患者对医嘱的依从性提高，做好疾病的预防和治疗。

3. 尊重医务人员的劳动及人格尊严的义务　患者有尊重医务人员人格以及尊重他们劳动的义务。

4. 支付医疗费用及其他服务费用的义务，遵守医疗机构规章制度的义务，有不影响他人治疗，不将疾病传染给他人的义务，有爱护公共财物的义务。患者有义务在与医务人员共同同意的目标上进行合作。

5. 特殊患者有接受强制性治疗的义务　某些特殊病情患者，如急危患者、戒毒、传染病、精神病等，必要时需在医师的指导下配合强制性治疗。强制性治疗包括要求患者改变不安全的、不健康的、危险的行为（例如吸烟、贪食、不锻炼、无保护的性行为等），接受强制性药物治疗或者一定程度限制活动等。

6. 患者有保持和恢复健康的义务　患者有义务选择合理的生活方式，养成良好的生活习惯，保持健康，减少疾病的发生。患者有支持医学科学发展的义务。患者有积极接受、配合治疗的义务，要尊重医师的劳动，遵守医院的规章制度。

老年病患者是团队成员中的关键所在，本身必须具有战胜疾病的信心和决心、毅力与恒心，并应能主动配合团队成员积极进行疾病的治疗、康复和护理。

（杨丽珺）

第三章　多学科整合管理模式

第一节　老年急诊多学科整合管理模式

一、适用对象

1. 存在严重威胁生命的疾病、外伤或其他因素的老年患者。
2. 具有一个或一个以上器官衰竭或系统功能障碍的老年患者。
3. 没有家属或亲属陪伴来医院就诊的老年危急重症患者。
4. 具有老年综合征患病可能或发病风险的老年患者。
5. 其他属于急诊范围内的中老年患者。

二、管理目标

1. 及时、有效地抢救患者的生命。
2. 尽可能消除引发器官衰竭或系统功能障碍的一切因素。
3. 避免或降低老年综合征的发病风险。
4. 预防误吸、深静脉血栓、肺栓塞、吸入性肺炎和肢体残疾等老年问题的出现。
5. 提高患者的各种功能状态与生命质量。

三、团队的基本组成

1. 老年病急诊医师　这是多学科团队的核心，负责对急诊患者实施危险因素评价、主持老年急诊的多学科小组会议，全面负责对老年患者的抢救和对所患疾病的诊断和治疗。
2. 个案管理师　负责对急诊的老年患者进行比较全面的老年综合评估。
3. 急诊科护士　配合医师对急诊的患者进行抢救、治疗和医学方面的精心护理。
4. 社会工作者　全面评价患者总的生活状况，包括生活方式、家庭、经济、照料史和社区资源；协调资金资源，调解医患关系，为患者和家属在紧张状态下提供情绪支持。
5. 家属或亲属　为患者提供医疗和护理决策，配合医护人员做好对患者的抢救和诊治工作。
6. 患者　在清醒状态下如实介绍自己的病情，快速决断自己的医疗意愿，配合医护人员做好各项工作。
7. 其他人员　可以根据具体情况决定多学科成员的类型与数量，应灵活掌握。

四、管理方案的主要内容

（一）了解病史

第一步，在几分钟之内抓住主要特点　危重病患者常常不能自行提供病史，目击者、家属提供的信息对医护人员非常重要。医护人员需要了解患者的主要症状，如疼痛、气短、乏力和神志改变，有无创伤、手术、服用药物或中毒等。应重点放在判断紧急问题和了解生理储备方面，特别是心肺功能的储备。

第二步，完善病史　补充了解既往史、药物和过敏史、家族史和住院情况，需要进行系统回顾。

（二）查体　先按 ABC 理论，检查主要情况，再系统性回顾各个器官的功能。

1. 呼吸道

病因：创伤、出血、呕吐、异物、中枢神经系统异常（软组织或舌头阻塞气道）、感染和炎症等。

看：发绀，呼吸节律和频率，呼吸辅助肌肉活动，三凹征，神志改变。

听：呼吸杂音，完全阻塞没有声音。

感觉：气流减少或没有。

2. 呼吸

病因：中枢驱动力缺失：中枢神经系统障碍；呼吸肌力下降：胸廓异常、疼痛、肌肉病变等；肺部疾病：气胸，血胸，COPD，哮喘，肺水肿，急性呼吸窘迫综合征（ARDS），肺栓塞，肋骨骨折等。

看：发绀，呼吸节律和频率，呼吸辅助肌肉活动，三凹征，神志改变，呼吸幅度。

听：呼吸杂音，不能言语，叩诊浊音。

感觉：胸廓活动，气管位置，捻发音等。

3. 循环

病因：原发病因：缺血，心律失常，瓣膜病变，心肌病变，心脏压塞；继发病因：药物，缺氧，电解质紊乱，贫血，感染等。

看：外周灌注下降，失血，少尿，神志改变等。

听：心脏杂音。

感觉：脉搏节律，奇脉等。

除了牢记上述的 ABC 三个步骤外，还应迅速对患者体表进行详细的体格检查，看皮肤是否苍白、发绀、发汗、黄疸、红斑或面红；皮肤是潮湿还是干燥，是水肿还是淤斑肿胀，对皮疹也应该进行描述。指甲是仍在原位还是破裂出血。对眼睛进行检查时应观察瞳孔有无异常及巩膜有无黄染，结膜苍白意味着贫血。患者还可能出现惊厥、易怒、嗜睡、熟睡或反应迟钝等情况。腹部触诊在重症患者的检查中是必不可少的一部分，触诊肝脾时，应记录肝脾的大小、有无触痛。若腹部有触痛时，应确定触痛的范围；若触及包块，应确定所触及包块的大小。评价腹肌的紧张度、腹部膨隆的程度及反跳痛也是非常重要的。听诊有无血管杂音及肠鸣音是否存在。所有育龄女性都应考虑是否存在宫内或宫外孕的可能。

如果情况允许的话应同时对患者的背部及胸部进行检查。

对患者中枢神经系统及肢体运动进行评估时，应记录格拉斯哥评分（Glasgow 评分），瞳孔大小和反应，如果时间允许的话还应检查中枢及外周神经的感觉和运动功能。

（三）表格记录

1. 第一步，记录基础生命体征，如血压、心率、呼吸、体温和意识状态等。

2. 第二步，完善病历，进行诊断和鉴别诊断，病程书写，记录进一步的检查指标，如中心静脉压（CVP）、CO_2、氧分压出入量、液体平衡、用药剂量、呼吸机支持条件等等。

这些数据的数值和趋势可以对患者状态的评估提供很重要的信息并且可以用于指导治疗。必须将这些监护数据不断地准确无误地记录在表格中，以确保患者得到良好的监护。特别需要注意这些数据的准确性和可靠程度。

同时对监测所得数据应由有临床工作经验的人员和从事重症监护的人员来解读。

（四）实验室检查

1. 第一步，检查主要的生理问题　血气分析，乳酸，血糖，中心静脉氧饱和度等。

2. 第二步，完善检查　胸片，心电图，血常规，生化，微生物培养等。

（五）对病情进行分级分类　不管在任何情况下，要对患者的病情进行分级分类，从而决定其治疗方案。根据急诊患者的病情，可以将老年急诊患者分成以下四级：

1. 一级（危急症）

（1）患者情况：有生命危险，生命体征不稳定需要立即急救。如心搏、呼吸骤停，剧烈胸痛，持续严重心律失常，严重呼吸困难，重度创伤大出血，急性中毒和老年复合性损伤等。

（2）决定：进入绿色通道和复苏抢救室。

（3）目标反应时间：即刻。

2. 二级（急重症）

（1）患者情况：有潜在的生命危险，病情有可能急剧变化。如心、脑血管意外，严重骨折，突发剧烈头痛，腹痛持续 36 小时以上，开放性创伤或高热等。

（2）决定：多学科小组会议，确定优先科室就诊。

（3）目标反应时间：急速。

3. 三级（急症）

（1）患者情况：生命体征尚稳定，急性症状持续不能缓解，如高热、呕吐、轻度外伤或轻度腹痛等。

（2）决定：多学科小组会议，确定综合诊疗方案。

（3）目标反应时间：快速。

4. 四级（非紧急）

（1）患者情况：病情不会快速转差，如轻、中度发热，皮疹，皮擦伤等。

（2）决定：多学科小组会议，确定综合诊疗方案。

（3）目标反应时间：一般。

（六）多学科小组会议　对于急诊的老年患者，如病情复杂，可由老年急诊科医师组织召开多学科小组会议，综合考虑患者的病情，对患者做出全面的、科学的和可行的治疗方案。对于老年医疗服务机构，应实现对老年患者的一站式服务，即应以老年患者为核心，由老年病多学科团队为老年患者实施综合性的老年医疗与照护服务。

（七）正确处置患者 根据对老年患者分类分级的情况和多学科小组会议确定的治疗方案，对老年急诊患者实施及时、合理和有效的医疗和护理服务。

第一步，保证最基本的生理状态稳定，应与上述步骤同时进行。确保呼吸道通畅和氧和充足；建立静脉通道，输液；评价即时的复苏治疗反应。

第二步，完善治疗，评价反应，回顾病情趋势。提供器官功能支持治疗；选择最适合的场所；取得相关专家的建议和协助。

五、管理实施办法

老年急诊服务以急诊医师为主导，以老年病医师、护士、社会工作者和老年病个案管理者为辅助，形成一个多学科团队协力合作，共同为老年急诊患者实施综合性的医疗和护理服务。老年急诊服务的管理实行首诊负责制，即以首诊医院首诊科室的首诊医师对老年急诊患者实施诊治服务，基本的服务流程为：先抢救、治疗和处理→挂号→诊断→留院观察→出院→随访。

六、典型病例

本次病例多学科团队成员：老年病急诊科主任、急诊医师、专科护士、个案管理师和社会工作者等。

1. 病例介绍

患者男性，80岁。因发热3天伴喘憋加重4小时入急诊室。

入院查体：神志清楚，呼吸28次/分，脉搏110次/分，血压120/65mmHg，端坐位，口唇发绀，双肺可闻及湿啰音，心率110次/分，节律齐，各瓣膜未闻及杂音，腹软，肝脾未触及，双下肢无水肿。

既往史：糖尿病史20年，胰岛素治疗，近1年血糖控制较好；冠状动脉疾病10年，慢性阻塞性肺部疾病30年。5年前双侧膝关节以下截肢手术，长期生活在轮椅上。

平时，患者和他83岁的胞兄（因疾病长期卧床）一起居家生活，并由一位79岁的朋友来照护。这位朋友无慢性疾病史，身体健康，每天照顾他俩，并负责处理家务、购物和其他杂务。患者依靠照料者可处理如购物和开具支票等事情，且能自行监测血糖和调节胰岛素。患者虽然不能独立借助辅助设备进行日常生活活动，但日常家务管理得很好。

据患者和照料者提供的病史，患者3天前出现发热、行为异常、食欲差和寒战，社区医师考虑肺炎，给予抗生素治疗，患者自觉未好转。4小时前患者出现精神紊乱和呼吸短促，照料者呼叫救护车，就诊于急诊室，诊断肺炎和心力衰竭，给予静脉抗生素和利尿剂治疗。治疗2天后，患者又出现了谵妄，随后坠床，腕部被约束且卧床，精神紊乱加重，尿便失禁，用利尿剂后尿量增加。5天后患者的肺炎开始好转，心力衰竭得到控制，精神状态恢复正常水平，能与工作人员和照料者进行交谈。当医护人员建议患者回家接受居家护理时，他不予接受。

2. 老年病急诊科主任意见

（1）高龄老年人，急性起病。

（2）发热 3 天加重伴发热 4 小时入院，经检查诊断为肺炎及心力衰竭，静脉抗生素治疗及利尿剂使用。

（3）患者在治疗过程中出现精神紊乱，尿便失禁，因坠床被束缚在床上，不能使用轮椅。已由个案管理师对患者功能状况进行了综合评估，情况较差。下面就这个急性后期患者进行讨论，是继续住院由老年临床专科护士实施干预计划还是让患者出院实施家庭护理。

3. 讨论内容　患者诊断明确，治疗处理适当，但在治疗的过程中，出现谵妄、跌倒、尿便失禁，被约束卧床，曾一度加重，其后病情好转。急诊医师要求患者回家接受居家护理，但患者出现抵触情绪，且因患者的综合功能评估情况较差，照料者认为在家护理难度较大，经老年临床专科护士和社会工作者与患者进行交谈后，建议将患者转入老年重症监护病房（不同于其他监护患者），拟定综合护理和康复计划，并进行必要的干预。

4. 管理决策　老年重症监护病房的老年病医师、专科护士、社会工作者与照料者共同商量，形成以下管理决策：

第一，考虑患者精神紊乱和失禁的原因，是疾病的过程或由药物使用引起，随着疾病的恢复和停止药物的使用，患者即可恢复至入院前的状态。

第二，患者不能使用轮椅，在家照料确有困难，转入老年重症监护病房实施照护；约束会加重患者的精神紊乱和今后跌倒事件的发生，应当解除。

第三，在老年重症监护病房为患者实施综合护理和康复治疗。

最终患者恢复至入院前水平，能正常使用轮椅，出院回家后由照护者进行家庭护理，社会工作者定期进行回访。

（夏　东）

第二节　老年门诊多学科整合管理模式

一、适用对象

凡具有以下一种或多种情况的老年门诊患者均可接受门诊的多学科整合管理服务：

1. 年龄在 75 岁以上，行动明显迟缓。

2. 多病共存，并伴有一定的躯体功能下降。

3. 同时服用 5 种或 5 种以上药物。

4. 正在接受呼吸康复、神经康复、心脏康复或智能康复。

5. 有老年综合征（如跌倒、痴呆、尿失禁、抑郁、慢性疼痛、睡眠障碍、晕厥、谵妄、帕金森综合征）的表现。

6. 有老年病常见问题（如压疮、营养不良、长期照料等）的出现。

7. 具有比较明显的精神障碍或心理疾患。

8. 存在一定的社会和行为能力异常。

9. 具有难以确诊的疑难杂症。

二、管理目标

1. 对多病共存的老年患者实现门诊的一站式服务。

2. 及早发现或诊断老年人罹患的各种老年疾病，避免或延缓老年疾病的发生与发展。

3. 为多重用药的老年患者提供合理用药指导。

4. 正确指导老年患者进行康复治疗或康复训练，科学评价老年人的康复效果。

5. 筛查老年人罹患各种老年疾病的危险因素，避免或降低老年残疾的发生率。

6. 为老年人提供心理慰藉、社会支持、经济援助、环境改善等服务。

7. 根据就诊患者的实际情况，为老年患者制定科学、合理和的治疗、康复和护理方案。

8. 促进老年患者功能状态的改善，提高老年患者的生命质量和健康期望寿命。

三、团队的基本组成

1. 老年病医师　门诊的老年病医师是门诊多学科团队的领导，负责确诊老年患者罹患的疑难杂症，明确界定多病共存老年患者目前的主要病症，为患者制定综合性的治疗方案。

2. 门诊个案管理师　对就诊的老年患者进行躯体功能、认知状况、社会行为能力、生活环境和老年综合征患病风险等方面的综合评估，对老年人的功能状况做出综合的评价。

3. 临床药师　许多在门诊就诊的老年患者因一体多病，同时服用 5 种或 5 种以上药物者不在少数，所以临床药师应详细了解老年人的用药情况，尽可能减少老年人多重用药，降低老年人药物不良反应的发生率，指导老年人科学、合理地使用药物。

4. 康复师　在门诊就诊的部分老年患者，或多或少有一定的功能下降，如果有康复师给予一定的指导，很多可以达到功能的恢复。

5. 心理师　做心理咨询，解决老年患者的各种心理问题；实施对心理障碍（如老年焦虑、老年抑郁、老年痴呆和与老年痴呆有关的行为问题）患者的治疗。

6. 患者　主动配合团队成员积极进行疾病的诊断、治疗、康复和护理。

7. 家庭成员　主动地配合团队成员解决患者遇到的各种问题。

8. 其他成员　根据需要可适当增加社会工作者、护理人员和营养师等团队成员。

四、管理方案的主要内容

（一）一般医学评估　通过病史采集、观察与查体，对就诊的老年患者做出初步的医学诊断，对需要进行进一步检查的患者开具相应的老年功能状况的综合评估、影像学检查、实验室检查、电生理学检查、内镜检查和其他特殊检查的申请单。对于病情比较复杂的患者，由门诊医师转诊到门诊的多学科诊区进行就诊。

（二）老年综合评估　对门诊老年患者的综合评估，可由首诊的老年病医师进行评估，也可由门诊老年综合评估室的专职人员进行评估。评估项目可分初评项目和复评项目，前者使用的评估方法一般比较简单，主要目的是为了掌握老年患者的各种功能状况，筛查出常见老年疾病、老年综合征或老年问题的患病风险，从而提高对老年患者的诊治水平；后者使用的评估方法一般比较复杂，是在初评结果的基础上，为了进一步明确诊断而进行的一些专项评估。北京老年医院在门诊建立老年综合评估室，为门诊患者提供服务。评估项目的简易流程图请参见图 3-1。

1. 初评项目

（1）营养状况评估：应用简易营养评估量表中的筛查项目（MNA-SF）进行评估。

（2）日常生活能力评估：应用 Katz-ADL 评估量表或 Barthel 指数（BI）评估量表进行评估。

（3）平衡与步态评估：应用平衡试验（并足站立、半足距站立和全足距站立）、五次起坐试验和起立行走试验进行评估。

（4）视力与听力评估：应用远距离视力表进行视力评估，应用耳语试验、话语试验或音叉试验进行听力评估。

（5）认知功能评估：应用 Mini-cog 评估方法进行评估。

（6）老年抑郁评估：应用简易老年抑郁评估量表（GDS-5）进行评估。

（7）老年社会评估：应用社会支持量表（SSRS）进行评估。

（8）老年环境评估：应用老年居家安全评估问卷进行评估。

（9）老年综合征风险评估：如老年跌倒风险评估、尿失禁评估和压疮风险评估等。

2. 复评项目

（1）营养状况评估：应用简易营养评估量表（MNA）、主观全面评定量表（SGA）和营养风险筛查量表（NRS2002）进行评估。

（2）日常生活能力评估：应用 Barthel 指数（BI）、工具性日常生活活动能力评估量表（IADL）、老年日常生活能力评估量表或功能独立行量表（FIM）进行评估。

（3）平衡与步态评估：应用 Tinetti 平衡量表与步态量表、Berg 平衡量表等进行评估。

（4）视力与听力评估：转诊眼科或耳鼻喉科进行视力或听力的进一步检查。

（5）认知功能评估：应用简易智能评估量表（MMSE）、老年人智力测查（ADAS）和老年期痴呆风险评定量表等进行评估。

（6）老年抑郁与焦虑评估：应用抑郁自评量表、老年抑郁评估量表（GDS）、Hamilton 抑郁量表（HAMD）、焦虑自评量表和 Hamilton 焦虑量表（HAMA）等进行评估。

（7）老年社会评估：应用社会支持量表（SSRS）、角色功能评估量表、人际关系自我评定量表、长者被虐风险评估表和筛查虐待评估量表等进行评估。

（8）老年环境评估：应用 APGAR 家庭功能评估量表、家庭环境量表等进行评估。

（9）老年综合征风险评估：应用老年跌倒风险评估量表（FRA）、国际尿失禁咨询委员会尿失禁问卷表（ICI-Q-LF）和 Bradan 量表、压疮潜在危险因素量表和压疮危险因素评估表等进行评估。

（三）多学科小组会议　对于门诊病情复杂的病例，可由专科医师介绍到老年病的多学科诊区进行诊治。多学科诊区一般由多个专业的医师、护士、康复师、临床药师和个案管理师等组成，共同为老年患者制定诊疗计划或康复护理计划。门诊的多学科小组会议一般由老年病医师来担任。老年病医师根据专科医师的意见、老年综合评估的结果和多学科小组形成的建议，对患者罹患的疾病、所用的药物和其他治疗情况进行通盘考虑，提出目前主要解决的问题和所需治疗的首要疾病，为患者做出综合的、全面的、科学合理的诊疗计划和随访计划。

（四）正确处置患者　待多学科小组会议形成诊疗计划后，由多学科诊区或疾病专科的老年病医师为老年患者提供进一步的后续服务。

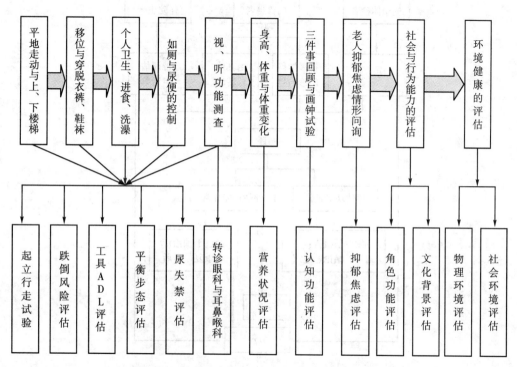

图 3-1　北京老年医院门诊患者老年综合评估项目示意图

五、管理实施办法

1. 在门诊建立老年病的多学科诊区。多学科诊区一般应由 3～5 个房间组成，各个房间应彼此连通，应有三个以上不同专业的医师同时坐诊，最好有临床药师和康复师同时参与。对于病情非常复杂的病例，可由老年病医师临时召集人员召开多学科小组会议，共同决定对患者的处理意见。

2. 应在门诊的多学科诊区同时建立老年综合评估室。在老年综合评估室内应有相应的评估老年人日常生活活动能力的仪器设备和必要的服务设施，如各种类型的拐杖、助行架、助行台、轮椅、训练用阶梯、训练用橱柜、衣柜、床、浴缸与淋浴器、坐便器、冰箱、扶手椅、普通椅、轮椅、体重秤、视力表、音叉、电脑、办公桌和电话等。老年综合评估室应有专业的评估人员，评估人员应熟练掌握老年综合评估的各种技术和方法。

3. 门诊的老年病多学科诊区应根据实际情况实施定期开放，如每周定期开放两次或两次以上。

4. 多学科诊区应建立合理的收费制度，老年综合评估应按实际评估项目的多少进行收费。

5. 老年综合评估室同时向健康体检中心和住院部开放，服务流程图见图3-2。

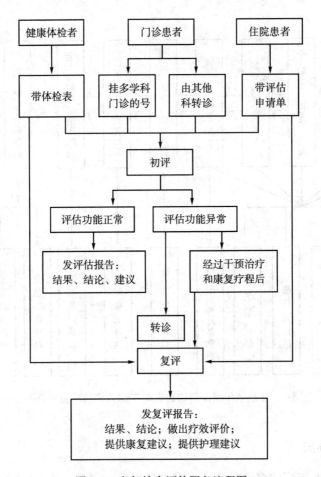

图 3-2　老年综合评估服务流程图

六、典型病例

1. 病例介绍

患者刘某，男性，78岁，教师。

主诉：右侧偏瘫伴言语不清1个月。

查体：T 36.8℃，P 76 次/分，R 20 次/分，BP 127/69mmHg。表情淡漠，查体部分合

作。双肺下部可闻及少许痰鸣音，心脏、腹部查体无明显异常。

专科评定：认知功能：因失语无法配合。颅神经：嗅觉、视力检查无法配合，双侧眼裂正常大小，无眼睑下垂，双眼球活动无受限，无眼震，双侧瞳孔不等大，左侧对光反射灵敏，右侧对光反射迟钝。双侧额纹对称，右侧鼻唇沟浅，咽反射减弱。咀嚼有力，双侧颞肌、咬肌无萎缩，张口下颌不偏。伸舌稍右偏，舌肌无萎缩、纤颤。感觉查体无法配合。右上肢肌张力增高，Ashworth 分级 I 级，右侧上肢肌力 0 级，右侧下肢肌力 III 级。左侧肢体肌张力及肌力正常。左侧腱反射正常存在，右侧腱反射活跃。右侧巴宾斯基征（+）。布氏分期：右手及右上肢均为 1 期，右下肢 3 期。

既往史：高血压病史 20 余年，最高 190/90mmHg，目前予口服氨氯地平（络活喜）5mg 每日一次，血压控制在 155～130/70～68mmHg。糖尿病 10 余年，有多次低血糖史，现予生物合成人胰岛素注射液（诺和灵 R）控制，早餐前 4U，午餐前 4U，睡前 6U；空腹血糖控制在 9.2～13.0mmol/L，餐后血糖控制在 8.4～15.6mmol/L。室性期前收缩病史（具体不详），曾口服胺碘酮（可达龙）50mg，每日一次。曾患急性胰腺炎。5 年前胆囊切除术史，对青霉素过敏。

个人史：大学教师，无烟酒嗜好，配偶健在。

本次急性病发作前的功能状况：日常生活完全自理，可以参加正常社交活动。

目前用药情况：氨氯地平（络活喜）5mg，每日一次，肠溶阿司匹林 100mg，每日一次硫酸氯吡格雷 75mg，每日一次，胞磷胆碱钠片 0.2mg，每日 3 次，胺碘酮（可达龙）50mg，每日一次，艾司唑仑 2mg，每晚一次，生物合成人胰岛素注射液（诺和灵 R）4U（早）、4U（中）、6U（晚）皮下注射。

辅助检查：

头颅 MRI：左侧大脑中动脉供血区脑梗死。

胸片：双肺纹理重，请结合临床。

血常规：白细胞计数 $11.5 \times 10^9/L$，中性粒细胞比例 82%，血红蛋白 10.2g/L。

心电图：窦性心律，大致正常心电图。

生化：血清清蛋白 31.5g/L，血清前清蛋白 178.3g/L，Na^+ 130mmol/L，K^+ 3.1mmol/L，Cl^- 91mmol/L。

血脂、肝肾功均正常

疾病诊断：脑梗死

　　　　高血压病 3 级（极高危）

　　　　心律失常　　室性期前收缩

　　　2 型糖尿病

　　　老年性肺炎

　　　低钾、低钠、低氯血症

　　　低蛋白血症

　　　营养不良性贫血（轻度）

　　　胆囊切除术后

功能诊断：右侧偏瘫

运动性失语

吞咽功能障碍

ADL 障碍

认知功能障碍？

心肺功能下降

2. 门诊多学科会议

（1）主持人（门诊老年病医师）：今天多学科会议讨论的病例，是一位由神经科首诊的 78 岁男性患者，由于其存在多系统疾病、多个老年综合征和多种老年问题，所以提交至多学科诊区来讨论，首先由首诊医师介绍患者病情。

（2）神经科医师（汇报病例内容基本同前，在此不再赘述）：经过神经科的初步检查，我们发现患者不仅存在脑血管、心血管、呼吸系统、内分泌疾病，而且在功能方面存在运动、感觉、言语、认知等障碍，另外其营养状态、压疮风险、跌倒风险等问题也不容忽视，我们无法单独解决以上问题，故提交至多学科诊区。

（3）门诊个案管理师汇报老年综合评估结果：患者简易营养评估量表（MNA）得分为 14 分，存在营养不良。基本日常生活能力评估（BI 指数）为 45 分，属严重功能缺陷、部分自理；工具性日常生活能力完全丧失。平衡评估（Berg 平衡量表）得分 10 分，跌倒风险评估 24 分，有高度跌倒风险。步行能力评定为 4 级，即使有支撑物也不能行走。粗略观察听力尚可，视力减弱，精确检查不能配合。吞咽功能评定（洼田饮水试验）：3 级，中度吞咽功能障碍，偶发生呛咳，现进半流食。神经心理量表评估均不能配合。社会支持评定量表 36 分，能获得亲友和单位的足够支持。经济状况良好，有固定退休金，就医有医疗保险，医药费不足部分另由单位及儿女提供支持。与儿子住一起，有保姆照料。现半卧床，日常轮椅活动，辅助翻身。偶有尿便失禁，压疮危险因素评估（Noton 皮肤评分量表）12 分，有压疮高度危险。每天使用 7 种药物，其中口服 6 种，皮下注射 1 种。

（4）主持人：根据病史及以上的评估结果，该患者目前需要解决的问题是：①已明确疾病的后续治疗；②多重用药的风险；③针对运动功能、言语功能、吞咽功能、认知功能障碍的康复；④营养不良、压疮及跌倒等问题的防护；⑤门诊复诊计划的制订。请各个学科依次给出解决建议。

（5）神经科医师：这个老年男性患者的"急性脑梗死"诊断是明确的，梗死部位是左侧大脑中动脉所支配的左侧基底节区，多年高血压和糖尿病病史造成的严重动脉粥样硬化是其发病的危险因素。就医时已经发病 1 个月，神经功能缺损已经稳定，从神经科角度考虑，目前主要是进行脑血管病二级预防，避免脑梗死的复发，可在控制血压、血糖水平的同时继续使用阿司匹林、氯吡格雷抗血小板治疗，另可加用银杏叶制剂增加脑循环、改善认知，不建议使用胞磷胆碱钠，因后者主要适用于脑外伤及脑手术后的意识障碍。

（6）心内科医师：此患者有高血压病史 20 余年，其控制高血压使用的氨氯地平属于钙离子拮抗剂，目前血压控制在 155～130/70～68mmHg，相对于有心脑血管疾病的高龄老人来说，已经达标，不能再进一步降低，否则易导致重要脏器的缺血缺氧，所以可维持使用目前剂量的氨氯地平。室性早搏史不详，长期服用胺碘酮，心电图为窦性心律，目前胺碘酮用量较维持剂量 100mg 3 次/日明显不足，无法达到有效血药浓度，故是否有必要继续使用需进一步评估，建议进行超声心动图的检查，同时纠正低血钾及心肌缺血。

（7）内分泌科医师：高龄男性，糖尿病病史 10 余年，"2 型糖尿病"诊断明确，通过详细询问病史，既往使用磺脲类和双胍类降糖药，多次出现低血糖反应，本次急性脑梗死后服药不便，改为生物合成人胰岛素注射液皮下注射治疗，近 1 个月未出现低血糖，但目前血糖仍控制不佳，空腹血糖在 9.2 ~ 13.0mmol/L，餐后血糖在 8.4 ~ 15.6mmol/L。对于血糖的控制在各个年龄段要求是不同的，对于老年人，建议空腹血糖控制在 7 ~ 8mmol/L，餐后控制在 10mmol/L 以内，糖化血红蛋白不超过 6.5% 为宜。故此患者可根据以上标准增减诺和灵用量，以微调为主，避免出现低血糖事件，如患者进行康复治疗，消耗将增多，更应该重视此问题，所以建议此患者自备快速血糖仪，在家中定期监测血糖。目前尚未发现此患者有糖尿病肾病、糖尿病周围神经病、糖尿病周围血管病变、糖尿病足等常见并发症，但在每次就诊时均应高度重视，并进行相关辅助检查，及早预防、及早发现、及早治疗。

（8）呼吸科医师：此患者为高龄男性，一月前出现"急性脑梗死"，目前遗留明显的吞咽功能障碍，半卧床状态，主诉有咳嗽、咳痰，无明显憋气及胸痛，根据肺部体征、胸部影像、血常规结果，"肺部感染"诊断明确。在老年人群中，肺部感染是常见病、多发病，此患者饮水出现呛咳、卧床、营养状态差均是肺部感染的危险因素。虽然患者目前体温仍处于正常范围，但老年人肺部感染有其自身特点，即部分老人不出现发热，白细胞指标上升缓慢，X 线检出率不高，但病死率高。故目前应该积极抗感染治疗，在痰培养结果回报前可输注头孢类抗生素，同时通过补液治疗纠正其低钾、低钠、低氯血症。另外，此患者应该积极进行吞咽功能的康复，否则其肺部感染将成一常态，并极大地影响其心肺功能的恢复。

（9）精神科医师：此患者本次发病前，日常生活完全自理，可以参加正常社交活动，说明其认知功能正常。患病后由于脑功能受损，言语不能，故无法对其进行简易精神状态评估，通过简单的交流发现，患者目前对检查者的简单指令能部分执行，较复杂的指令则无法理解，结合其锥体系症状、头颅 MRI 表现，考虑存在"血管性痴呆"可能，可待言语功能进一步恢复后再次进行详细的评估。患者发病后出现的失眠，根据仔细询问，是由于患者睡眠周期颠倒，即日间睡眠较多所致，可增加日间运动量、文娱活动以减少睡眠时间来调节，逐渐停用艾司唑仑，后者对其认知功能的恢复有不利影响，同意使用银杏叶制剂改善脑循环及脑代谢，暂不使用胆碱酯酶抑制剂。

（10）康复师：患者急性脑梗死后遗留运动功能障碍、言语功能障碍、吞咽功能障碍、心肺功能障碍，严重影响日常生活活动能力，导致生活质量下降。其多项功能评分均较低，建议尽早开始肢体运动功能、言语功能、吞咽功能的综合康复训练。考虑到家属不愿接受住院康复，故可在门诊每日一次康复治疗，并由康复师指导家属和保姆，根据患者家中实际环境，居家康复，确保每日康复治疗时间达到 4 ~ 6 小时。由于患者合并心血管疾病、糖尿病，心肺功能较差，且无法言语，在康复训练过程中一定要密切观察患者的生命特征，避免不良事件的发生。患者合并肺部感染，且咳痰无力，可予机械排痰促使痰液排除及清理呼吸道。患者偶有尿失禁，可通过定时排尿及锻炼尿道括约控制能力加以改善。另外，在居家环境方面，患者在家中生活及康复训练的环境存在障碍，如其客厅与卫生间之间地面不平整、家中卫生间没有坐式马桶、没有扶手、灯光较暗等问题均容易造成患者的康复和活动不便，应该有针对性地予以改造。

（11）护师：患者运动功能、言语功能、吞咽功能、认知功能、精神状况及日常生活功能均有不同程度障碍，且存在跌倒、压疮的高度风险，同时使用多种药物，需要严密照护以防发生噎食窒息、坠床、跌倒、压疮、漏服错服药物等不良事件，可通过对其家属及保姆的培训减少以上意外的发生。

（12）临床药师：患者目前使用7种药物，6种口服，1种皮下注射，属于多重用药。所用药物中阿司匹林和硫酸氯吡格雷均是抗血小板药物，这两种药物的同时使用增加了出血风险，根据文献报道联合应用与单独使用一种药物比较，并不降低脑梗死的复发率，但大大增加了脑出血的风险，故建议停用一种，如确实需要使用，可在监测血凝指标情况下，使用不超过3个月。胺碘酮口服吸收迟缓且不规则，个体差异很大，对于高龄患者易积蓄，是否起效，可查血药浓度，如需长期使用则应该严密监测心电图和肺功能。针对此患者现状，同意给予降压、改善循环、抗炎、降糖治疗，同意逐步停用艾司唑仑。用药种类尽量不超过5种，注意药物间相互作用及药物的不良反应。

（13）营养师：患者评估为营养不良，且生化检查已经明确存在低蛋白血症及电解质紊乱，血常规检查提示营养不良性贫血，高龄及吞咽功能障碍是其营养不良发生的主要危险因素，合并肺部感染亦导致其水电解质酸碱平衡紊乱，进一步加重营养不良。在康复训练的同时建议补充高蛋白，但由于既往做过胆囊切除术，且患过急性胰腺炎，故高脂肪的食物应该尽量避免。随着患者康复训练活动量的增大，也应相应添加热量以满足身体所需。检测各项营养指标，随时调整膳食的成分。

（14）患者家属（儿子）：对各位医师给予的治疗方案十分满意，家属愿意积极配合医院对老人进行治疗，因为老人发病前是完全能够生活自理，所以家属希望通过积极治疗和康复，能最大限度地恢复其功能，提高老人的生存质量。家属将根据康复医师的建议对居家环境做出一些改造，以适合老人生活及康复。另外，需要医院解决的问题是，家属工作忙，保姆对医院就诊流程不熟悉，尤其是每次康复治疗及复诊的预约成为难题，而且保姆对康复与护理没有经验，需要医院给予相应的指导。

（15）主持人：根据上述各学科建议，制定管理决策（表3-1）。

表 3-1 老年患者问题列表与照护计划

存在问题	照护计划
肺部感染	积极抗炎，吞咽功能训练，机械排痰治疗
脑血管病的复发	长期服用抗血小板药和改善脑循环药，控制危险因素
血糖不稳定	根据血糖监测结果，微调胰岛素用量，自备血糖仪
肢体功能、言语、吞咽功能障碍	门诊＋居家康复训练
室性期前收缩	行超声心动图检查，明确病因，决定胺碘酮是否继续使用，并监测血药浓度
饮水易呛咳	吞咽功能训练，进糜状食物，进食后清理口腔
压疮风险	避免久坐久卧，增加营养，增加活动
失眠	通过运动、文娱活动调整睡眠周期
跌倒高风险	通过康复训练提高下肢肌力及平衡功能，加强看护，改造居家环境。
尿失禁	定时排尿及锻炼尿道括约控制能力
营养不良	加强营养支持、高蛋白饮食，控制血糖，避免高脂肪
门诊康复及复诊的困难	通过多学科诊区进行预约，确定康复及复诊时间

（姚　锐　宋岳涛　陈雪丽　李　翔）

第三节　以老年病医师为主导的多学科整合管理模式

以老年病医师为主导的多学科整合管理模式是基于经济社会的发展和社会的老龄化，随着老年病学科的不断成熟，整合了整体医疗、多学科团队和一站式服务的医疗服务理念而形成的具有时代和专科特色的医疗服务模式，是医学和管理的有机结合。

整体医疗从医学整体论出发，把人体视为一个有机的整体，以生理－心理－社会医学模式为指导，坚持以人为本、以患者为中心，以临床医疗程序为构架，革新医疗观念、改革不适应患者需要的医疗工作程序和制度，规范医疗服务流程，建立协调一致的医疗团队结构，注重患者参与，实现医疗工作为患者、亚健康人群和健康人群提供生理、心理、生活、文化、社会等全过程、全方位、高质量、高效率、低消耗、整体的服务，从而更好地实现防病治病，维护健康，提高生命质量，延长寿命，减少死亡，适应社会发展的现代医学目的。

多学科团队是指由不同学科的专业人员组成的医疗卫生团队。各专业医师、护师、药师、营养师、康复师、心理咨询师等各类人员组成的环形医疗服务结构，以患者为圆心，以服务为半径，医、护、药、技等各类人员作为圆周上相互连接的各点，形成各学科、多专业协调一致的医疗服务群体结构，在各自岗位上为患者提供全过程、全方位的优质服务。

"一站式服务"整合了医疗服务资源，"一站式服务"的提法，其来源是英文的"one-stop"。"一站式服务"不仅仅意味着服务"量"的变化，更是服务"质"的提高。从理论上讲，"一站式服务"的实质就是服务的集成整合，既可以是服务流程的整合，也可以是服务内容的整合。

一、适用对象

对于住院的老年患者，根据患者的疾病状况和功能状况，可决定其医疗照护的重点，如对处于老年病急性期的患者，重点是要进行疾病的诊断和治疗；对于处于亚急性或急性后期的老年患者，重点是要进行心身功能的康复和医学方面的护理；对于处于失能状况的老人，重点是要维持患者的功能状况和进行日常生活能力方面的护理。本服务模式主要是针对处于老年病急性期的住院老年患者而言的。具体适用的老年对象如下：

1. 75 岁以上。
2. 伴有不同程度的功能损害，身体极度衰弱。
3. 多病共存，多重用药。
4. 多脏器衰竭或多系统功能障碍。
5. 多种老年综合征表现或多种老年问题出现。
6. 病情复杂、需要明确诊断和治疗。

二、管理目标

1. 明确老年患者罹患的各种疾病和潜在性的危险因素，及时诊断和治疗疾病，尽可能避免患者不良事件的发生。

2. 综合评估老年患者的功能状况，为患者制定科学合理的康复治疗方案，尽可能提供早期康复服务。

3. 为患者提供更加周到、细致的医学护理、心理护理和日常生活护理。

4. 指导患者合理用药，在保证疗效的前提下尽可能减少患者用药的种类和数量，避免或降低因多重用药而引发的药物不良反应或相互作用。

5. 减少患者的住院天数，节约医疗资源，降低医疗费用，减轻患者或家属的疾病负担。

6. 及时、合理地安排患者出院或转院，减少老年患者占用急性期医院的占床日，提高急性期医院的床位周转率。

7. 给患者制定可行的出院计划，联系或安排出院去向，为患者提供尽可能的连续性的服务。

8. 提高住院老年患者疾病治疗的有效率，降低疾病的损伤率、残疾率和死亡率，减少患者的再住院率和就诊率，全面提高老年患者的生命质量。

三、团队的基本组成

1. 老年病医师　治疗和管理老年患者并存的多种疾病和临床症候群，明确诊治各种老年疑难杂症，为患者制定科学合理的诊治方案，消除或缓解患者的不良症状，有效医治老年疾病，全面提高老年患者的功能状况。

2. 护理人员　完成专业治疗、医学护理或必要的生活护理等工作。

3. 个案管理师　为老年患者作出尽可能详细的老年综合评估，筛查老年患者潜在的各种患病因素，总结与归纳老年患者目前存在的主要问题。

4. 临床药师　全面了解患者的用药情况，对老年病医师的用药提出合理化建议，并可根据患者实际状况调整和修改药物治疗方案，监督和检查某些药物的不良反应。

5. 康复医师　为老年患者提供老年病急性期的康复治疗服务。

6. 心理师　解决老年患者的各种心理问题，并对有心理障碍患者进行治疗。

7. 社会工作者　帮助患者做出治疗方案的选择，协助医院解决患者的心理问题和住院费用的支付问题，及时处理医护人员与患者或亲属之间存在的问题，密切医患关系。

8. 患者本人　主动配合团队成员积极完成各项医疗、康复和护理工作。

9. 家庭成员　主动地配合团队成员做好各项工作，尽可能为患者提供周到的心身护理服务。

10. 其他成员　根据具体情况进行确定，如营养师，眼科医师、耳科医师或其他专科医师等。

四、管理方案的主要内容

（一）建立住院患者的临床病历　在实施老年患者多学科整合管理的过程中，临床病历的建立除应完成传统意义上的病历外，还应对老年患者的功能状况做出全面性的回顾，具体内容如表3-2。

表3-2　老年病患者病历

1. 多重药物（>4种）：

    a. □0 无　□1 有　□2 无法评估

    b. 精神药物：□0 无　□1 有　□2 无法评估

2. 视力障碍：□0 无　□2 无法评估　□1 有（续答）

    a. 是否影响日常活动？　□10 是　□11 否

    b. 是否配戴眼镜？　　　□12 是　□13 否

3. 听力障碍：□0 无　□2 无法评估　□1 有（续答）

    a. 是否影响日常活动？　□10 是　□11 否

    b. 是否佩戴助听器？　　□12 是　□13 否

4. 睡眠问题：□0 无　□1 有（续答）

    服用药物帮助睡眠：

    □10 无　□11 有

5. 尿失禁：

    a. 去年一年，是否有尿失禁问题？　　□0 否　　□1 是

续　表

　　b. 尿失禁至少在一年中分开的六天？　　□0 否　　□1 是

　　c. 是否影响日常生活或外出活动？　　□0 否　　□1 是

6. 排便问题：

　　a. 便秘：　　□0 无　□1 有

　　b. 便失禁：　　□0 无　□1 有

　　c. 腹泻：　　□0 无　□1 有

7. 住院前一周行动能力：

　　a. □0 可独立于户外行走　□1 可户外行走但需人陪伴　□2 只能于室内独立行走　□3 只能于室内行走且需人陪伴　□4 无法行走

　　b. 辅具：□0 无　□1 单拐　□2 三脚/四脚拐　□3 助行器　□4 轮椅

8. 跌倒史：过去一年跌倒情形　□0 无　□1 有（有则续答）

　　a. 过去一年跌倒次数：＿＿＿＿＿次；过去一个月跌倒次数：＿＿＿＿＿次

　　b. 跌倒地点：□0 室内　□1 户外

　　c. 跌倒时伴随症状：□0 无　□1 失去意识　□2 快要晕倒　□3 头晕　□4 虚　□5 心悸　□6 胸闷　□9 不记得　□10 其他＿＿＿＿＿

　　d. 跌倒时正进行之活动：□1 绊倒/滑倒　□2 改变姿势　□3 颈部屈曲　□4 吃饱饭后　□9 不记得　□10 其他＿＿＿＿＿＿＿＿＿

　　e. 是否曾经因为跌倒而受伤？□0 否　□1 是

　　f. 因为害怕再次跌倒而减少活动□0 否　□1 是

　　（二）实施住院患者的老年综合评估　老年综合评估（CGA）是老年医学的核心技术，即应用生物－心理－社会－环境医学模式，对老年人做出健康状况及其影响因素的综合评价，除包括一般的医学诊断（评估）外，还包括躯体功能评估、精神心理评估、社会评估、环境评估、生活质量评估以及老年综合征和老年问题的评估等。本文中所指的老年综合评估主要指除一般医学诊断之外的其他评估。北京老年医院对入院和出院的老年患者统一进行老年综合评估，对住院时间较长的患者还进行住院期间的综合评估。这项工作的实施，对提高老年医院医疗护理服务质量起到了极大的促进作用。北京老年医院住院患者功能状况的综合评估方法见表3-3，以供读者参考和应用。

　　通过老年综合评估，列出患者存在的具体问题，提交多学科小组会议讨论，见表3-4。

表 3-3 北京老年医院老年患者功能状况综合评估方法

评估类别	评估项目	评估内容及评估方法	得分	结论
营养评估	简易营养状况评估	见表 4-1：MiNi 营养评估（MNA）		
躯体功能评估	视力评估	见表 4-2：视力评估		
	听力评估	见表 4-3：听力评估		
	吞咽功能评估	见表 4-4：吞咽障碍程度分级		
		见表 4-5：吞咽困难功能分级		
		见表 4-6：洼田饮水试验表		
		见表 4-7：洼田吞咽能力评定法		
	基本日常生活能力评估	见表 4-8：基本日常生活能力评估—Barthel 指数（BI）		
	复杂日常生活能力评估	见表 4-9：Lawton-Brody 工具性日常生活活动功能评估量表		
心理评估	认知功能评估	见表 4-10：简易智能评估量表（MMSE）		
		见表 4-11：画钟试验（CDT）		
		见表 4-12：简易智力状态评估量表（The Mini Cog）		
		见表 4-13：蒙特利尔认知评估（MoCA）		
	老年抑郁评估	见表 4-22：老年抑郁量表（GDS-5）		
社会评估	社会支持评估	见表 4-14：社会支持评定简表		
		见表 4-15：社会支持评定量表（SSRS）		
	经济状况评估	见表 4-16：老年经济状况评估		
环境评估	老年居家安全评估	见表 4-17：家庭危险因素评估工具（HFHA）及干预建议		
老年综合征评估	跌倒风险评估	见表 4-18：跌倒风险评估工具 1		
		见表 4-19：跌倒风险评估工具 2		
		见表 4-20：跌倒风险评估工具 3		
	谵妄评估	见表 4-21：老年谵妄的评估		
	老年抑郁评估	见表 4-22：老年抑郁量表（GDS-5）		
		见表 4-23：老年抑郁量表（GDS-15）		
	老年焦虑评估	见表 4-24：焦虑自评量表（SAS）		
	尿失禁评估	见表 4-25：国际尿失禁咨询委员会尿失禁问卷表简表（ICI-Q-SF）		
	压疮风险评估	见表 4-26：皮肤危险因子评估表（Braden Scale）		
	疼痛评估	见表 4-27：老年慢性疼痛的评估（数值评等量尺，NRS）		
	多重用药评估	见表 4-28：多重用药评估		
其他评估	各科室根据具体情况自行确定			

表 3-4　老年患者问题列表

评估项目	具体存在的问题（简单描述）
营养评估	
躯体功能评估	
精神心理评估	
社会经济评估	
环境评估	
老年综合征评估	
其他评估	
评估结论	

评估人员：_____　　　　评估时间：_____年___月___日

（三）多学科小组会议

1. 会议程序

（1）会议主持人（领导）发言，介绍本次会议的目的和需要解决的问题。

（2）病例汇报，除进行一般的病例汇报外，应对患者做出功能性的回顾。

（3）个案管理师汇报老年综合评估情况（表3-3），得出问题列表（表3-4）。

（4）多学科成员发表意见，如老年病医师、康复师、护师、临床药师、营养师、精神心理师、社会工作者和其他小组成员的意见。

（5）讨论。

（6）管理决策：问题列表与照护计划（表3-5）。

表 3-5　老年患者问题列表及照护计划

评估项目	问题列表	照顾计划
营养评估		
躯体功能评估		
精神心理评估		
社会经济评估		
环境评估		
老年综合征评估		
其他评估		
评估结论		

小组领导：_____　　　小组会议地点：_____

团队成员：_____　　　小组会议时间：_____

（四）实施治疗计划

根据多学科小组会议确定的治疗方案对患者实施综合性的医疗、

康复和护理服务。在此，尤其应指出的是应对住院老年患者提供以下服务：

1. 调整患者使用药物的类型、剂量与用法，必要时对患者及其家属进行用药指导。

2. 尽可能为患者提供早期康复，避免老年人日常生活功能的明显下降。

3. 做好患者各种留置管道的护理。

4. 一定要做好患者的看护工作，防止坠床、跌倒和谵妄等不良事件的发生。

5. 及时、合理地做好老年人各种功能状况的综合评估，及时发现问题及时解决。

6. 如遇老年患者营养不良、社会支持不满意、经济状况不佳、居家生活条件差等情况时，应由营养师、社会工作者等协助解决。

（五）制定出院计划和进行出院指导　老年急性期的患者一般住院时间比较短，在患者入院时就应考虑制定出院计划，在出院时进行比较详细的出院指导。如出院的患者在住院期间有明显的功能下降，经老年综合评估具有一定的康复潜能者，应转诊到中期照护机构如老年康复院或高级老年护理院中进行综合性的医疗、康复和护理服务；如患者出院时出现明显的失能状况，且经评估无功能恢复的希望时，可转送到老年护理院、社区机构或家庭中进行长期照护管理；如患者处于生命末期，基本无治疗的希望时，可转送到临终关怀机构或让患者回家，接受舒缓治疗和临终关怀服务；对于病情基本达到平稳、功能基本达到恢复的患者，嘱其出院后应做好随访工作。

五、管理实施办法

1. 医院应制定适合院情的老年病多学科整合管理的规范，逐步建立老年病的多学科整合管理团队，实现以患者为中心的老年病管理模式与服务模式。

2. 医院应对医护人员进行有关老年综合评估技术的培训，逐步将老年综合评估应用到老年医疗服务之中。

3. 医院应逐步建立和完善老年综合评估的项目收费制度和利益分配机制。

4. 医院应逐步将老年综合评估和多学科整合管理的相关内容纳入老年病历的管理之中，逐步将老年医疗服务与国际接轨。

5. 医院应积极开展有关老年病多学科整合管理的教学和科研活动。

（刘小鹏　宋岳涛）

第四节　以老年精神心理评估为主导的
多学科整合管理模式

一、适用对象

随着年龄的增长，老年患者发生精神心理问题的概率增加，通常与躯体疾病并存或继发于躯体疾病。老年人如出现以下病症就可能需要以精神心理评估为主导进行老年病的多学科整合管理，具体归纳为以下几点：

1. 器质性或功能性的情绪与行为障碍，如焦虑、抑郁、恐怖、紧张情绪等。

2. 各种原因引起的认知障碍或精神障碍，如痴呆、谵妄等综合征。

3. 心身疾病，如冠心病、高血压、溃疡、支气管哮喘等针对躯体治疗效果差而需要心理干预的疾病。

4. 长期慢性躯体疾病久治不愈、绝症、临终前需要心理支持及疏导者。

痴呆和老年抑郁是最常见的适合接受老年精神心理评估为主导的多学科整合管理模式的两类综合征，本节做重点介绍。

二、管理目标

一是解决患者当前亟待解决的问题，提供支持，减轻症状；二是着眼于未来，重塑患者人格系统，包括通过认知治疗、行为矫正和改变应对方式等，防止类似的问题再度发生。

三、团队的基本组成

1. 精神病学医师、神经病学医师或老年病医师　其基本职责是依据适用的诊断标准和实施指南做出痴呆或抑郁等的诊断、预后估计和对疾病及其伴随症状的治疗计划。如果诊断或治疗计划难以确定，可以申请专家的帮助。这些专家可以是行为神经病学家、老年精神病学家或神经心理学家。

2. 神经心理学者　其职责是解释患者在认知、情绪等心理学测试中的成绩，以及为患者和其家属、照料者提供心理支持。

3. 护士　其基本职责是在整个疾病进程中对患者及其家人、照料者的评估和管理，包括监测患者的临床症状、患者对药物治疗的反应、向家庭成员做宣教和提供相关的信息，以及帮助他们正确面对疾病的进展。

4. 物理治疗师和作业治疗师　痴呆患者通常存在运动功能下降、身体功能减退、肌力下降、语言和动作协调能力下降等。物理治疗师能够帮助患者尽可能改善身体功能和维持活动的安全性，尽量延长其自主活动的时间，延缓长期卧床的发生。作业治疗师帮助患者和照料者正确处理随着疾病进展而出现的日常生活能力的逐渐丧失。教给患者和其照料者如何利用器具帮助患者如厕、进食、洗漱和做简单家事。如果患者的生活能力有所改善，照料者的负担也将随之下降。痴呆患者由于出现认知障碍而容易发生营养不良和脱水。在痴呆晚期，由于感觉 – 运动失调患者常常出现吞咽功能障碍和进食困难，语言治疗师会起到重要的作用。工娱治疗师对改善痴呆患者和抑郁患者的情绪和生活质量，促使他们参与集体活动有积极的作用。

5. 社会工作者　职责是了解患者和家属面临的需要、困难和问题，为患者和家属提供建议和支持；利用当地社会服务机构的资源为患者和家属提供服务；担当有关机构的协调者，如敬老院、房屋管理部门、卫生部门和社会安全部门等。

6. 其他人员　根据患者病情的需要，可适当增加或减少其他多学科团队成员。

四、管理方案的主要内容

（一）痴呆患者的多学科整合管理服务　痴呆是一种常见的进行性认知障碍综合征，它导致患者的日常生活能力减退直至生活不能自理。患者认知功能受损、生活能力下降和行为异常等症状不仅影响患者自身，并且显著改变家庭成员和照料者的正常生活。根据临床和研究的诊断标准，痴呆的常见病因为以下四种：阿尔茨海默病性痴呆、血管性痴呆、额颞叶痴呆、路易体/帕金森病性痴呆。

多学科团队的服务拓宽了我们对痴呆基本概念的认识，让人们从危险因素、临床表现、神经病理、目标性的治疗管理和照护等方面对痴呆综合征有了更透彻的理解。比起其他疾病，对于痴呆这种尚无根治方法的综合征，其治疗目标更应该重视生活质量的维持或提高。痴呆患者个体的需求是多方面的，其临床症状的处理也是非常复杂的，除了传统的药物治疗外还需要非药物治疗的干预。没有哪一个专家可以独自处理痴呆患者多样化的认知、生理、情感和社会等一系列问题，因此从痴呆的诊断到患者的处理强烈推荐多学科整合服务。传统的内科治疗是以药物为主导，而多学科整合服务体系强调来自多个学科以及社区医务工作者的共同服务。痴呆患者的家庭成员和照料者也需要支持和帮助，所以从广义上来讲，针对痴呆患者的服务应该是一个社会化的服务网络。

为了多学科整合服务模式的有效运行，临床医师必须掌握疾病相关的知识，包括痴呆的临床表现、照料者的工作及其与医学服务的互动。多学科整合服务模式的运行是有挑战性的，但是这种模式确实对医师和患者都有好处。它使医师有更多的精力专注于自己的责任范围，也使社会资源更有效率地服务于患者。

多学科团队针对痴呆患者需要考虑到的基本问题：

1. 回顾和确定痴呆的诊断和病因　在病历中体现相关的记录

2. 评估检查认知障碍可治的原因　如胞嘧啶核苷酸（CMP）、维生素 B_{12}、促甲状腺激素（TSH）和头颅 CT。

3. 停用可以引起或加重认知障碍的药物，考虑胆碱酯酶抑制剂、维生素 E 的治疗，考虑阿司匹林预防脑卒中，考虑用抗抑郁药治疗并存的抑郁，考虑用抗精神病药治疗幻觉和（或）激越。

4. 考虑请老年病医师、神经心理学医师、神经科医师和老年精神病学医师会诊。

5. 建议患者接受驾驶能力和其他安全问题的评估，如需要可建议患者放弃驾驶，向患者、照料者和其家属提供安全驾驶问题的知识。

6. 评估和安排社会支持系统和照料者问题，与患者和家属讨论长期计划和指导，帮助患者和照料者创造合适的居家环境。

7. 强调营养的重要性，鼓励患者做力所能及的日常活动。

8. 向照料者提供支持，向患者、照料者和家属提供有关记忆障碍和痴呆的宣教材料。

9. 向患者、照料者和其家属提供记忆辅助装置的信息和提供社区资源的信息。

10. 针对患者行为问题向照料者或其家属提供如何处理行为异常的知识。

（二）老年抑郁患者的多学科整合服务　抑郁是老年期精神障碍中最常见的一种疾病，在老年人口的患病率为7%～10%，患有躯体疾病的老年人抑郁的发病率高达50%。除了典型症状为情绪低落外，老年抑郁综合征更多表现为全身症状，如健忘、食欲减退、心慌、周身疼痛、乏力、失眠等。老年抑郁症有病程较长、易复发、缓解不完全的特点，患者自杀风险和自杀成功风险增高,死亡率约为30%。多学科团队整合服务的模式有助于从躯体、心理、社会等各个层面解决患者的问题,促使患者更早康复和减少复发。

多学科团队针对抑郁患者需要考虑到以下基本问题:

1. 回顾和确定抑郁的诊断和病因;在病历中体现相关的记录。

2. 评估可能导致抑郁的代谢原因(如 CMP,促甲状腺激素和维生素 B_{12}),停用可以引起或加重抑郁的药物,考虑采用抗抑郁药物治疗或更换抗抑郁药物治疗,可以考虑采用心理咨询或解决问题的疗法。

3. 建议患者停止服用咖啡因(如果患者服用的话),因为咖啡因可以加重焦虑。

4. 考虑老年病学医生、老年精神病学医生会诊。

5. 评估和干预患者的抑郁症状、自杀观念和动机,鼓励患者参与集体活动或志愿者服务活动,建议患者加入一个老年社会团体。

6. 评估和干预照料者的压力,提供如何缓解压力的知识。

7. 向患者和其家属提供宣教资料和支持资源信息。

五、管理实施办法

1. 建立以老年精神心理评估为主导的多学科整合管理规范。

2. 逐步建立和完善多学科成员队伍。

3. 使以老年精神心理评估为主导的多学科整合管理制度化、常态化。

六、典型病例

(一)入院多学科会议

1. 主持人发言　患者为75岁老年男性,认知障碍合并精神症状,锥体外系症状导致运动功能下降不能独立行走及吞咽功能障碍,现日常生活严重不能自理。请诸位协同诊疗。

2. 主管医师汇报病例　患者男性,75岁,大学文化,退休教师。

主诉:记忆力减退伴精神行为异常3年,行走不稳2年半入院。患者3年前无诱因记忆力下降;外出找不到家;凭空视物(窗台有猫狗、家里来了许多人等);怀疑有人偷东西,反复找钥匙、戒指。话语减少、兴趣下降。认知障碍波动性进展,精神症状从数星期发作1次发展至1天数次。发作时脾气暴躁、易激惹、幻觉丰富、骂人、污言秽语、严重时有躯体攻击行为。时有不合理要求,无原因发脾气,认为自己无病,拒绝就医;家属诱骗就诊多家医院,予氨氯地平、舍曲林、丙戊酸钠等治疗,效果欠佳。2年半前患者逐渐出现走路不稳,有跌倒无骨折,3个月前完全不能走路。有进食呛咳,多汗,睡眠颠倒,噩梦多,体重减轻,尿便失禁。既往慢性支气管炎、前列腺增生、脂溢性皮炎史,1个月前患大叶性肺炎,对青霉素、阿司匹林过敏。吸烟史20～30年,病前性情温和、爱好广泛,退休后有情绪低落。家族中其父生前患高血压,其姐生前患高血压、脑室扩大、小脑萎缩。

查体:不能独自站立,可坐轮椅活动,衣貌整洁,表情呆滞,抵触,言语简单混乱,基本不能交流,情绪烦躁,易激惹,时喊叫,有攻击行为。颅神经检查(-),四肢肌张力增高,双上肢肌力5级,双下肢肌力4级,共济检查不配合,针刺皮肤有防御反应,病理征及脑膜刺激征（－）。

辅助检查：血常规：WBC 14.3×10^9/L，N 78.2%；红细胞沉降率68mm/第一小时末；CRP 70mg/L；生化：TP 48.2g/L，ALB 28.3g/L，PA 110.7mg/L，Ca^{2+} 2.0mmol/L；神经心理量表测评：认知测验无法进行，NPI评分43分，ADL评分65分。头颅磁共振检查示全脑皮层萎缩。

目前服用美金刚、尼麦角林胶囊、盐酸丁咯地尔及抗炎、营养治疗。

3．个案管理师汇报老年综合评估结果　患者简易营养状况评估15分，属营养不良。基本日常生活能力评估20分，属极重度功能缺陷、严重不能自理；工具性日常生活能力完全丧失。粗略观察视力、听力尚可，精确检查不能配合。中度吞咽功能障碍，常发生误吸，现进半流食。神经心理量表评估均不能配合。社会支持评定量表34分，能获得亲友和单位的足够支持。经济状况良好，有固定退休金，患病以来医药费不足部分另由儿女提供支持。儿女经常探望，每日电话问候，关怀备至。现基本卧床，被动翻身。尿便失禁，压疮风险2分，有压疮风险。每天服用4种药物。神经精神问卷43分，存在较重精神行为异常。

4．主管医师　据此，该患者目前需要解决的问题是①疾病的诊断；②药物治疗方案；③针对认知障碍和精神障碍的处理；④营养和功能的问题。

5．老年病医师　该患者病例特点：①老年、男性、大学文化；②慢性病程，波动性进展；③多域认知功能障碍：记忆、定向、逻辑思维、语言、执行等，至生活不能自理；④视幻觉严重、鲜明生动；⑤锥体外系症状：表情呆板，肌张力增高，行走不能；⑥认知障碍和锥体外系症状在1年内出现。符合路易体痴呆的中心特征"进行性认知功能下降"，和三项核心特征"认知功能呈波动性、反复出现视幻觉、自发的帕金森病样症状"，可以诊断为路易体痴呆。另根据病史，其他诊断有慢性支气管炎、前列腺增生、低蛋白血症和脂溢性皮炎等。针对路易体痴呆给予美金刚治疗，针对患者的认知障碍应予认知训练和工娱治疗，可给予行为矫正纠正患者的精神症状。必要时可加用抗精神病药物，尽量避免应用并坚持短期、小量的原则。

6．康复师　患者存在吞咽功能障碍和肢体活动障碍，造成营养不良并严重影响生活质量。建议尽早开始吞咽功能训练及肢体主动和被动康复训练，考虑患者活动不便并存在精神症状，尽量在患者熟悉的环境下床头开展上述训练。患者卧床合并肺部感染，可予机械排痰促使痰液排除及清理呼吸道。

7．护师　患者认知功能、精神状况及日常生活功能均差，需要严密照护以防发生噎食窒息、坠床、压疮等并发症。

8．临床药师　针对患者现状，同意给予促智、营养支持和抗感染治疗。用药种类尽量不超过5种，注意药物间相互作用。

9．营养师　目前患者营养不良，吞咽功能障碍，在吞咽功能训练的同时建议鼻饲补充营养物质。随着患者康复训练活动量的增大，也应相应添加热量以满足身体所需。检测各项营养指标，随时调整肠内营养液的成分。

10．主持人　根据上述各学科建议，制定管理决策（表3-6）。

表 3-6　老年患者问题列表及照护计划

问题	照顾计划
认知障碍	促智药物治疗，认知功能训练及工娱治疗
精神障碍	进行行为矫正
吞咽功能障碍	吞咽功能训练，鼻饲饮食
肢体活动障碍	肢体康复训练
营养不良	鼻饲营养支持

讨论：患者高龄多病，整体功能差，同意以上决策，监测相应指标和功能改善的情况（略）。

（二）出院评估与照护计划（1 个月后）（表3-7）

表 3-7　患者 1 个月后的出院评估与照护计划

问题列表		现存问题 （画√）	照护计划	追踪 与否	已解决
躯体 功能 状况	日常生活能力	√	仍重度不能自理，需人24 小时照料	√	
	行动力及步态障碍	√	可在床上活动关节，仍不能下床	√	
	吞咽困难	√	鼻饲饮食，注意正确方法		
精神 心理 状况	认知功能障碍	√	认知功能改善，需继续在家训练	√	
	抑郁情绪				
	谵妄				
	其他				
社会 经济 状况	社会支持问题				
	经济状况				
	其他				
居家 安全 状况	客厅、书房与卧室	√	需降低卧室床的高度，换气垫床		
	厨房				
	卫生间与浴室				
	其他				

续　表

问题列表		现存问题（画✓）	照护计划	追踪与否	已解决
老年综合征或老年问题	跌倒				
	尿失禁/尿滞留	✓	提醒患者定时排便，维持外阴清洁	✓	
	排便问题				
	疼痛				
	睡眠问题	✓	减少日间睡眠，避免睡眠颠倒	✓	
	压疮风险				
	多重药物				
	营养不良				
	其他				
其他问题	管路问题				
	脱水及电解质不平衡				
	其他				
出院去向	回原居住地	✓	□0 自家　□1 机构　□2 其他	✓	
	至新居住地		□0 自家　□1 机构　□2 其他		
	转科		科别		
	转院		医院		
	死亡				

（吕继辉）

第五节　以老年康复为主导的多学科整合管理模式

一、适用对象

老年康复的对象包括：①明确残疾的老人；②虽无明确病残，但有慢性疾病引起的功能障碍：如慢性心、肺疾患；③虽未患病，但有年迈体衰引起的耳目失聪、咀嚼困难、活动受限等各种功能减退或障碍者。

老年人群康复的特别之处在于老年人生理上的老化，多种损伤同时存在，康复目标都要特别注重全面、综合和细微之处的设计。

1. 脑卒中　老年人卒中后长期留住医院或居家的比年轻患者多。并发和合并多发性梗死性痴呆、心血管病、听视力损害、多种用药、骨关节炎、压疮、长期卧床不起等可能性大，极大地影响老年卒中患者的康复训练和功能恢复。康复治疗时要充分考虑对并发症和合并症的治疗。

2. 脑外伤　跌倒是老年人脑外伤最常见的原因，同时酗酒常见为促使发生的因素。如同脑卒中一样，老年脑外伤常合并骨折和癫痫发作，这样会增加严重程度。故康复治疗时，要把老年人避免发生再次跌倒的平衡训练作为重点和目标。

3. 慢性疼痛　到医院诊治的老年人，约75%患各种慢性疼痛，其中以关节肌肉痛最为常见。必须要注意的是，老年人的疼痛可因心理、精神因素而引起和加重，反之，也可因疼痛继发严重的精神心理问题（如焦虑、抑郁等）。治疗时，由于高龄老年人对药物治疗的危险因素较多，一般宜以物理治疗为主。

4. 骨折　因行走缓慢，反应速度慢，老年人易发生跌倒，较严重的危害是发生髋部及骨盆的骨折。这与年轻人不同，年轻人走路快而防护反应较为敏捷，在绊倒时臂部向前伸出，容易导致上肢的骨折（Colles 骨折）。康复治疗时，要把老年人避免发生再次跌倒的平衡训练作为重点和目标。

二、管理目标

老年康复是老年医学的重要部分，是康复医学的重要分支，以多学科整合管理为核心，其目的是达到功能的最大化，促进社会生活的自主独立性。研究方法是以器官为靶向，全方位，多学科参与。

老年康复与传统以治疗疾病为主的临床医学的区别，主要在于：①强调功能性独立的目标；②重在残疾的预防策略。老年病残的主要特点，一是多种患病、因病致残、病残交织、互为因果；二是躯体的、心理的和社会的致病致残因素的综合作用；三是特别容易导致日常活动能力的障碍，退出社会和长期依赖医院或休养院（institutionalization）的后果。

老年康复的效果不在于伤病能否治愈，主要是看进行日常生活活动和参与社会生活的能力如何，是否摆脱了对于医院或休养院的依赖。采用这样的目标与策略至少有三方面的意义：①为老年病残者带来希望和较为满意的结果；②为老年医疗保健服务更新观念，充实内容；③为个人、家庭和社会减轻负担。

三、团队的基本组成

1. 成员组成　综合评估师、老年病医师、护理人员、临床药师、营养师、麻醉师、康复医师和康复治疗师、心理治疗师和社会工作者等构成的多学科团队，必要时患者本人、家属和（或）陪护人员参加。

2. 成员职责分工

（1）综合评估师：对个人、群体健康状况、疾病和死亡危险三方面进行量化评估。通过收集的大量的个人健康信息，分析建立生活方式、环境、遗传等危险因素与健康状态之间的量化关系，预测个人在一定时间内发生某种特定疾病或因为某种特定疾病导致死亡的可能性，即对个人的健康状况、未来患病或死亡危险性的量化评估。

（2）老年病医师：老年病医师主要是指在医疗机构和社区为老年人实施综合评估、疾病诊治和健康管理的并经过专门培训取得老年医学相关执业证书的内科医师，应能够治疗和管理老年患者并存的多种疾病和症候群，能够处理各种老年疑难杂症，能为患者制定急性期的治疗方案和中、长期的照护计划，能为患者提供临终关怀服务，能满足患者的多方需求。老年病医生也包括一些从事老年专科疾病的医学工作者，如外科医师、妇科医师、眼科医师、耳鼻喉科医师、牙科医师和足病医师等。

（3）护理人员：①注册护士：进行日常的护理工作；协助其他医务工作者设计和完成治疗计划，是临床医师的助手；帮助患者做出治疗方案的选择，及时处理患者和亲属之间存在的问题，是患者和亲属的支持者；②专业护士（执业护士）：国外专业护士有处方权，其任务是查体和进行疾病的诊断，在注册医师指导下完成专业治疗，如发药、做病情记录和病情监护、换药和清理伤口，给自己不能注射的老年人注射胰岛素等；③助理护士：主要对老年人进行生活护理；④护工：陪护患者，为患者提供各种生活服务。

（4）临床药师：对老年病医师的用药提出合理化建议，并可根据患者实际状况调剂和修改药物治疗方案；对老年人的用药给予科学合理的指导，并对某些药物的不良反应进行监督和检查。

（5）营养师：及时评估患者的营养状况，为患者确定适度的营养目标和制定有效的营养支持方案。

（6）麻醉师：通过所收集到的大量个人健康信息，对患者实施术前身体素质评估并制订科学的麻醉计划，实施术中麻醉、术中生命体的征监控以及术后麻醉复苏等。

（7）康复医疗人员：

1）康复医师：全面了解患者疾病情况，综合评估患者的各种功能状况，从而为患者制定康复目标（包括长期和短期的）和康复治疗方案，并指导康复治疗师进行具体的治疗。

2）康复治疗师：根据康复医师制订的方案对患者进行具体的康复治疗和康复训练。在治疗过程中或治疗一个阶段以后，治疗师和康复医师互相交流，讨论治疗效果，根据阶段小结制定下一阶段的治疗目标和方案。根据治疗目标的不同又可分以下四种：①物理治疗师（PT）：负责老年人活动能力的训练，包括上下肢肌肉力量的训练、日常生活活动能力的训练和心肺功能的训练等；②职业治疗师（OT）：负责评估患者的日常生活能力，解决患者日常生活中存在的问题和风险，如解决患者吃饭、穿衣、洗浴、淋浴、打扫卫生、花园修理、购物等服务需求，根据患者不同的情况进行相应的康复训练；③语言治疗师（SP）：对有语言功能障碍和吞咽功能障碍的患者进行有针对性的训练，改善患者的营养及吞咽功能，对病情严重者会及时转给其他专业医师；④工娱治疗师：负责组织患者进行相关的娱乐活动，如唱歌、跳舞、体操、棋牌等活动，可提高老年人的生活质量，为老年人提供相互交流的机会。

（8）心理师：①心理咨询师：做心理咨询，主要解决老年患者的各种心理问题；②心理治疗师：实施对心理障碍（如老年焦虑、老年抑郁、老年痴呆和与老年痴呆有关的行为问题）患者的治疗。

（9）患者本人：是团队成员中的关键所在，本身必须具有战胜疾病的信心和决心、毅力与恒心，并应能主动配合团队成员积极进行疾病的治疗、康复和护理。

（10）家庭成员：是老年患者最有力的支撑者，应对老年患者表现出足够的耐心、虔诚的孝心和无微不至的关心；应积极主动地配合团队成员进行各种医学处理。

四、管理方案的主要内容

以多学科康复为主导的多学科整合管理模式以患者为中心，在评估的时候，提供有关康复相关信息，以改善功能为目的。

老年康复的过程：①依靠个人主动性，教育和解决问题；②功能障碍恢复；③评估、制定目标、干预和再评价的过程。老年综合评估以促进功能恢复，提高生活质量为目的，重点是功能和能力（步态，平衡和移动）评估，包括身体、认知、心理和社会等方面的评估。

在患者入院时，就开始制定出院计划，计划应涉及患者出院后到什么地方，出院后需要哪些支持。出院计划的目标是根据患者出院后的需要而定的。在出院时几乎不可能完全恢复到原来的功能状态，患者在社区里还可以继续康复。出院计划要包括患者需要的医疗、康复、护理、生活支持等服务，以保证患者居家养老。出院后服务一般包括送饭服务、个人保健辅助服务、老年照护服务计划、社会化小组服务、急诊和复诊的交通服务、家务帮助服务如清洁和洗衣、购物帮助服务等。

五、管理实施办法

每个患者住院期间，都有他们自己的医师和辅助性的卫生服务人员。患者入院后1~2天内，每个成员都要评价患者，和患者及家属一起确定康复目标。作为常规，所有患者都要接受物理治疗和功能治疗专家的服务。专门设置关键协调人（KLP）来保证与患者和家属的持续沟通。关键协调人可以是任何卫生工作者。住院医师每天查房，医学专家每周2次查房。成员每天30分钟例会，更新每个患者的情况。辅助卫生工作者每天进行治疗服务。每周团队例会。如果是比较复杂的出院计划，请家属参会。

1. 每周团队例会　制定治疗计划，估计出院日期，撰写治疗目标，需要团队全体人员参与决定，监测实现目标的进展情况，分享信息，制定出院计划。

2. 在团队会议上完成目标文件，并将文件副本交给患者和家属。

3. 团队会后，关键协调人（KLP）将与患者和家属通过电话或书信联系。

4. 关键协调人负责团队与患者和家属的任何协商事宜。

5. 家属会议的目的是讨论任何主要的决定，或者有进一步的计划，需要家属参与。

六、典型病例

患者男性，72岁。

主诉：肢体活动不利4个月。

现病史：患者于2010年2月17日在家中锻炼时无明显诱因出现四肢抽搐，意识丧失，约2分钟后自行缓解，10分钟后再次发作，之后持续昏迷，伴高热，全天共发作9次，每次持续数分钟。家人急送当地医院，诊断为大面积脑梗死，治疗后患者于48小时后苏醒。为进一步治疗转至北京某医院住院治疗，诊断为感染中毒性脑病，双侧肱骨干粉碎性骨折

（搬动时造成），治疗好转后转入我院康复治疗。

现患者遗留双侧肢体活动受限，双肩活动困难，双下肢无力，不能自主站立、行走，搀扶下可行走 30m 左右，无发热，少许咳嗽，咳少量黏痰。能进食少量流食，留置导尿，睡眠好，排便正常。

查体：T 36℃，P 85 次/分，R 21 次/分，BP 108/77mmHg。患者神情，反应迟钝，可回答简单问题，言语不清，双侧额纹、鼻唇沟对称，伸舌偏右，咽反射迟钝，四肢肌力Ⅳ⁻级，肌张力增高，四肢肌肉萎缩，左侧巴宾斯基阳性，双肺散在湿啰音。

既往史：患者曾于 1 年前确诊为肺结核转入专科医院治疗后好转，现仍服抗结核药物治疗。胆结石病史 10 年。2010 年 2 月发生胸椎骨折，行手术治疗，术后恢复较好，生活自理。否认高血压、糖尿病病史，无食物、药物过敏史。

辅助检查（入院时）：胸部 CT：肺部感染、双肺结核，胸腔积液。头颅 CT：多发腔隙性脑梗死，老年性脑改变。（TCD）：椎动脉、基底动脉、大脑后动脉血流偏低。X 线胸片：右上肺致密影，考虑陈旧病变。胸 8、腰 1 椎体术后改变。双侧肱骨头形态异常，骨折畸形愈合。腹部 B 超：胆囊多发结石，右侧胸腔积液。超声心动图：左心室舒张功能减低。

入院诊断：右下肺炎

　　　　　　感染中毒性脑病

　　　　　　脑梗死

　　　　　　双肱骨干粉碎性骨折

　　　　　　胸腰椎多发压缩性骨折

　　　　　　低白蛋白血症

　　　　　　贫血

　　　　　　重度骨质疏松症

入院时综合评估：

1. MMSE 评分　0 分。

2. BI 评分　0 分。

3. 营养评估　严重营养不良。

4. 多重用药评估　存在不合理用药。

5. 躯体功能评估　存在运动功能障碍。

6. 认知功能评估　存在痴呆。

7. 风险评估　存在严重的压疮、跌倒风险。

8. 社会评估　患者家庭和睦，夫妻感情良好，子女孝顺，家庭支持度高。本次住院为自费，但家庭尚能承受，不存在经济问题。

根据综合评估结果，召开多学科小组会，制定综合康复治疗方案。具体方案如下：

1. 基础病的治疗

（1）抗炎、抗结核治疗：药物的选择应充分考虑到药物对该患者的认知功能、肝肾功能的影响。

（2）营养支持：补充优质蛋白和各种维生素，少量多餐，选用含钙丰富的食物。

（3）抗骨质疏松治疗：饮食治疗，药物治疗，多晒太阳，非药物治疗等。

2. 康复护理　注意皮肤情况，鼓励勤翻身，健康教育，预防压疮和跌倒。

3. 康复治疗

（1）站床训练：提高心肺的适应能力，减少卧床时间，争取近期内能乘坐轮椅。

（2）主、被动肢体功能训练和关节活动度训练。

（3）肌力训练。

（4）吞咽和言语训练。

（5）认知训练。

（6）日常生活活动能力训练。

4. 合理用药，采用多种形式的非药物治疗，避免多重用药。

（陈雪丽）

第六节　以老年护理为主导的多学科整合管理模式

一、适用对象

1. 急性期医疗服务中有多种护理服务需求的住院老人。

2. 中期照护服务中有躯体功能明显下降的老人，或有留置管道的老人。

3. 长期照护服务中合并多种老年综合征或出现多种老年问题的老人。

4. 躯体疾病合并认知功能障碍的老人。

5. 其他需要提供较多医疗护理服务的高龄老人，独居老人或丧偶老人等。

二、管理目标

一般医疗护理活动的目标在于诊断、治疗及治愈疾病。护理活动成功的判断也在于患者康复的速度及安全程度。由于老年人多患慢性疾病，一般难以完全康复，医疗护理重点在于有效处理病患过程中出现的主要问题，而非治愈疾病。因此以老年护理为主导的多学科管理模式的管理目标是：

1. 增强老年患者的自我照顾能力。

2. 防止老年患者病情的恶化，延缓机体功能的衰退。

3. 提高老年患者的生活质量，延长老年患者的健康期望寿命。

4. 支持濒死患者并保持其舒适及尊严。

三、团队的基本组成

以老年护理为主导的多学科整合管理模式，又名多学科医疗护理模式，其人员构成包括：护士长、老年病医师、注册护士、助理护士、社会工作者、营养师、康复治疗师、药剂师、精神科医师、心理医师、患者及其家属等。每位成员都有明确的分工，基本分工如下：

1. 护士长　负责病房的管理工作，包括 24 小时病房护理的监控，协调与其他部门的合作、护士的排班，奖金分配，病房工作量的统计以及收支预算等。

2. 老年病医师　负责对老年患者疾病的诊断，制定科学、合理和可行的治疗方案。

3. 注册护士　执行医嘱、给药与治疗，更加直接全面地评估患者的日常生活能力，并且是护理计划和护理措施的具体制定者与执行者。

4. 助理护士　工作与注册护士相似，但有些药物的给药权限受限。

5. 社会工作者　主要负责了解患者的医疗保险类型，患者可以享受哪些医疗护理。

6. 营养师　根据患者的基本病情需要，给患者提供合理的饮食，如患者存在吞咽问题，应提供具体的解决方案。

7. 康复治疗师　老年患者功能下降是容易被忽略的重要问题，为减缓老年患者生理功能衰退，尽可能保持及改进其现有生理功能，康复治疗发挥极其重要的作用。主要包括作业康复、物理康复、语言/认知康复、工娱康复等。

（1）作业康复：主要是针对患者出院以后回归社会前的康复治疗，治疗师的任务是帮助患者独立生活。指导患者自己完成基本的生活所需，包括衣、食、住、行，如冲咖啡、做饭、洗衣、购买生活用品、保证日常生活安全和正确服药等等。作业康复治疗室的设施包括完整的厨房、餐厅、卧室及卫生间。作业康复治疗主要帮助患者恢复动手能力，达到独立生活的目的。

（2）物理康复：治疗师通过评估患者的肢体功能等指标，制定个体训练计划。患者通过坐、立、行、取物、躲避障碍等训练，提高生理功能，减少对照顾者的依赖，保证独立生活的便利和安全。

（3）语言/认知康复：为患者实施语言康复和认知功能的康复。

（4）工娱康复：应用音乐等手段为患者实施娱乐放松的康复治疗。

8. 患者本人　应主动配合团队成员积极进行疾病的治疗、康复和护理。

9. 家庭成员　应给患者提供精心的心身护理，协助医护人员解决患者的各种问题。

四、管理方案的主要内容

所谓多学科整合医疗护理模式是目前在美国老年护理中应用的一种新型的护理模式，是由医师、护士以及其他健康护理人员共同全方位地评估患者的情况，制定医疗护理计划，并组织实施，之后评价这一计划的实施效果。多学科整合管理真正做到以患者为中心，所有工作人员一起为患者提供最好的、最有效的照护方案。多学科合作护理计划的特点是从患者入院到出院，延续不间断地实施，团队成员会在患者出院后继续与其家人或患者转至的医疗机构联系，以确保该计划被知晓并有效地实施，从而使患者得到连续的、全方位的、高质量的医疗护理。

以患者为中心的多学科照护模式的服务内容包括以下几个方面：

1. 为患者提供无缝隙的、连续的护理，使得护理质量和患者的满意度均有提高。

2. 为患者提供高质量的医学护理，尤其是多学科治疗方案的实施、各种老年综合征和常见老年问题的护理。

3. 结合老年患者的疾病特点，做好日常生活活动能力方面的护理，注重提高老年人的生活质量和生存质量，保障老年人的安全。

4. 做好患者的心理慰藉工作，避免或减少因住院而引发的营养不良、老年焦虑、老年抑郁和睡眠障碍等老年综合征的发生。

5. 做好长期卧床老人、吞咽困难老人和肢体残疾老人的护理工作，配合康复治疗师做好各项康复治疗工作。

五、管理实施办法

1. 重组医护人员工作团队，创新医院文化与制度建设，改变护理服务理念，将以任务为中心的护理转变为以患者为中心的护理。

2. 医院应优化服务流程，改变医护人员的服务职能，重新制定护士长、护士及护理辅助人员等的职责分工。

3. 限于我国护理人员处于严重短缺的状态，应加强护理人才的教育与培养，扩大护理教育规模，注重现有护理人员的继续医学教育与培训，逐步缓解护理人力紧缺状态。

4. 建立不同的护理服务模式，如在急诊部门建立功能护理服务模式，在内外科建立小组护理服务模式，在有重症患者的护理单元建立整体护理服务模式，在门诊建立远程护理服务模式，或根据实际情况同时应用多种护理模式。

5. 每一个护理单元的护士有责任仔细评估所使用的护理模式能否确保安全、有效、相对经济和具有较高的患者或家属满意度。

六、典型病例

患者吕某，女性，83 岁，回族，小学文化。主因"腰背部疼痛伴活动受限 10 天余"于 2012 年 9 月 4 日由轮椅推入骨科治疗。入院诊断：脊柱骨折，高血压。患者于 2012 年 9 月 6 日在局部麻醉下行经椎弓根脊柱内固定术，术程顺利，术后恢复好，拟定于 2012 年 9 月 12 日出院。为了确定该患者的出院护理计划，由护士长召集相关人员召开多学科小组会议。以下是小组会议的要点：

1. 护士长　患者吕某，老年高龄女性，手术过程顺利，即将于明日出院。出院后的生活环境及是否能坚持正确的康复锻炼会影响老年人功能恢复和生活质量，需要大家为她制定一份详细的出院后的照护计划。

2. 主管护士　患者腰背部疼痛伴活动受限 10 天余，平卧时症状减轻，翻身及体位改变时症状加重，腰椎 X 线片示：腰椎退行性改变，T_{10}、T_{11}、T_{12}、L_2、L_3 椎体变扁，为进一步治疗收入院。既往高血压病史 10 年，规律服用硝苯地平 1 片 1/日，血压维持在 130 ~ 150/85 ~ 100mmHg。否认食物、药物过敏史及家族遗传病史，吸烟史 20 年，每天 10 支。体格检查：发育正常，营养良好，体形适中，自主体位，面色红润，表情自如，神清语利，轮椅推入病房，查体合作。专科查体：脊柱生理曲度后凸，腰背部约 T_{11} ~ L_1 椎体处压痛及叩痛明显，腰部活动因疼痛明显受限。各项实验室检查指标基本正常。诊断为：脊柱骨折、腰椎退行性病、高血压。入院后第二天在局麻下行经椎弓根脊柱内固定术，术程顺利，术后予以镇痛、活血、抗骨质疏松治疗后症状好转，拟定于 2012 年 9 月 12 日出院。现在患者的各项护理评估情况为：

（1）MNA：13 分，正常 – 无营养不良的危险。

（2）ADL-BI 评分：65 分，为中度功能缺陷。

（3）IADL 评分：5 分，为轻度失能。

（4）视力评估：1 分，较差；听力评估：较差。

（5）吞咽功能评估：正常。

（6）MMSE 评估：21 分，无认知功能障碍。

（7）老年抑郁评估：21 分，不考虑抑郁。

（8）谵妄评估：术后当天发生，现在无。

（9）社会支持评定量表评估：32 分，具有满意的社会支持度。

（10）经济状况：2 分，一般。

（11）老年关怀评估：3 分，良好。

（12）居家安全：2 分，欠安全，建议就进行浴室、厕所和厨房的改造。

（13）FRA 跌倒评估：3 分，跌倒低风险。

（14）尿失禁评估：7 分，轻度尿失禁，建议进行自控康复训练。

（15）压疮评估：8 分，发生压疮的危险较小。

（16）疼痛评估：0 分，患者自觉较术前减轻，可耐受。

综合以上评估情况，患者日常生活自理能力存在缺陷，视力、听力较差，有轻度尿失禁，跌倒和压疮评估虽为低风险，但患者高龄存在很大的隐患。对患者家属应加强老年人护理风险教育和术后康复护理教育。

3. 老年病医师意见　患者生命体征平稳，伤口敷料包扎完好，双下肢感觉运动良好，病情允许出院。出院后患者需要继续服用止痛药物和接骨药物治疗，定期门诊复查。

4. 康复师意见　患者高龄，存在严重的腰椎退行性病变，对腰背肌的康复训练应以在医院时的训练内容为主，量力而行，循序渐进，坚持进行。尿失禁自控的康复训练主要是括约肌的锻炼。对患者照护的家属进行教育。

5. 临床药师意见　无。

6. 营养师意见　注意患者低盐、低脂饮食，多食用蔬菜、水果。

7. 精神心理师意见　无。

8. 社会工作者意见　对家属给予关于浴室、厕所、厨房改造的建议。

9. 小组会议形成的出院照护计划

（1）日常生活起居需要专人照料，尤其在洗漱、进食、如厕、洗澡等方面需要照顾者较大的协助。

（2）老年人听力、视力存在障碍，照顾者需要有耐心，掌握沟通方法。

（3）睡硬板床。活动时需要配戴护腰，预防跌倒。

（4）宜低盐、低脂饮食，戒烟，每周监测血压并记录。

（5）因老人年纪大，应遵医嘱坚持到医院进行腰背肌的康复训练，不可擅自锻炼，避免因方法不当影响预期效果，反而加重损伤。

(6) 在家属的照顾下坚持尿失禁的自控康复训练。

(7) 2 周后门诊复查，出现腰背部疼痛加重等情况及时就诊。

(8) 建议家中的浴室、厕所增加扶手。

（邓宝凤）

第七节　卒中单元的多学科整合管理模式

一、适用对象

1. 因急性脑卒中（出血性脑卒中或缺血性脑卒中）而入院的患者。

2. 合并脏器衰竭或系统功能障碍的亚急性脑卒中患者。

3. 合并老年痴呆、抑郁、焦虑或谵妄的脑卒中患者。

4. 多病共存、用药复杂或存在治疗矛盾的脑卒中患者。

5. 合并有多种老年综合征或老年问题的脑卒中患者。

二、管理目标

通过"四 A"（全员化、全过程、全空间、全手段）体系的建立，充分整合病区内的所有资源（人、设备、空间、时间、设施和流程等），围绕中枢神经系统可塑性的诱导与控制这一核心，对卒中患者住院全过程实施全面的、高强度的、连续的、多因子的多学科整合强化干预治疗，使患者获得最佳的疗效。

三、团队的基本组成

（一）卒中病房的基本组成

1. 专业设计的功能性环境。

2. 卒中相关各学科临床标准化治疗指南。

3. 配套指南的多学科诊疗手段及相关诊疗单元。

4. 多学科卒中整合治疗路径及标准化整合治疗指南。

5. 卒中的组织化管理体系。

6. 受过卒中系统诊疗专门化训练的多学科团队。

7. 配套指南的卒中量表。

8. 现代卒中病房治疗流程与技术。

（二）卒中病房的人员组成与结构

1. 老年病医师　进行卒中单元中各种老年疾病的处理。

2. 神经内科医师　进行老年神经系统专科疾病的诊断与治疗。

3. 护士（师）　负责患者的常规治疗、护理工作，每周参加患者的评估会，对患者和家属进行健康教育。

4．康复治疗师

（1）物理治疗师：对物理治疗因子进行评价，制订治疗方案，制定治疗流程和机制。

（2）职业治疗师：对病人进行康复评估、治疗和指导。

5．心理治疗师　解决卒中患者的各种心理问题。

6．其他人员　卒中单元人员结构大致按以下比例进行配置：住院医师1名＋卒中责任护士2名＋康复治疗师1/2名＋物理治疗师1/2名＋心理治疗师1/5名（平均每床配备专业护士1名）。

四、管理方案的主要内容

（一）卒中的治疗阶段

1．一般处理　常规建立静脉通道、控制血糖血压、呼吸道通气、控制体温、维持电解质平衡、高颅压的处理、癫痫的处理、药物治疗。

2．各种脑血管病规范化治疗。

3．并发症的处理。

（二）心理障碍的治疗　急性卒中患者由于在没有任何心理准备的情况下突然发病，许多患者会产生多方面的、严重的心理障碍，病人临床表现为：抑郁、悲观、冷漠、恐惧、麻木、焦躁、易激惹、感知障碍、注意涣散、自我意识扭曲、行为怪异等。这一系列问题导致患者大脑皮层处于非正常兴奋状态，从而严重的影响其他医学治疗手段的效果。因此，对于急性卒中患者心理障碍的治疗是非常重要的。

（三）并发症的防治与功能康复

1．并发症的预防与治疗。

2．运动功能的恢复。

3．失语症的治疗。

4．日常生活能力的训练。

5．卒中的预防。

（四）卒中病房整合治疗路径

1．确定病种。

2．参考文献。

3．撰写临床路径。

4．修订临床路径。

（五）整合医疗计划的内容包括　病史、诊断、病情分析、每个治疗阶段预期目标、每个治疗阶段的划分、每个阶段采取的多学科手段、执行人员、单学科治疗目标、治疗评估、实施步骤等。

五、管理实施办法

（一）组织机构

1．组织关系

（1）卒中住院医师负责治疗小组的组织与协调。

（2）卒中主治医师除参加门诊出诊外，每人还负责 2~3 个治疗小组的临床指导，并能在必要时临时顶替住院医师的工作。

（3）主任医师负责门诊工作，同时负责对病房所有患者的治疗工作进行指导。

（4）各学科组长负责本学科人员的技术指导及本专业临床指南的实施检查与考评，并对本学科人员的工作负有督导与管理之责。

2. 查房模式

（1）住院医师与责任护士每日查房。

（2）治疗小组每周至少查房一次，并于查房后召开卒中小组会议，所管主治医师至少参加一次。

（3）各学科每周至少一次集体查房，学科查房一般应安排在治疗小组前进行。

（4）由主任医师率领，各学科组长参加并结合各治疗小组查房所进行的病房大查房每周至少一次。

（5）每天下班前，治疗小组应完成当日新入本组住院的病人的查房，并制定相应的医疗计划。

（二）病房整体治疗调度原则

1. 交叉安排原则　各治疗项目应同时开展，病房调度师应根据各小组上报的治疗清单及特殊治疗要求综合调度，交叉安排，保证患者的治疗需要。

2. 共用优先原则　优先安排医师人均被使用率最高的学科，优先安排设备使用率最高的项目。

3. 最佳组合原则　在安排一天的治疗时必须考虑治疗项目之间的相互关系，尽量按照最佳组合关系来安排患者一天的治疗。

4. 正方形排序原则

第一步：以每 125 分钟为一个时间段，每一时间段又可以分为 5 个小段，每小段 25 分钟，组成大正方形的一条边。

第二步：确定 3~4 个共用治疗项目大组，每一大组中包含 5 个具体治疗项目，组成大正方形的另一条边。

第三步：由每 5 个患者组成一个小组，组成大正方形内的一个对应方框。

第四步：在此基础上，以每小段 25 分钟，共 5 个小段，组成小正方形的一条边；以每一大组中包含的 5 个具体治疗项目，组成小正方形的另一条边。

第五步：将相应一个小组内的 5 个患者分别以斜线方式填入小正方形内。

（三）病房整体治疗调度流程

1. 各小组上报每个患者第二天的治疗清单。

2. 调度师汇总所有治疗清单，计算人均被使用率和设备使用率，以确定共用项目。

3. 调度师根据统计结果分别制定大、小正方形。

4. 将每个患者共用项目时间安排表分发给每个治疗小组和各治疗室。

5. 治疗小组制定小组内每个患者全天治疗计划表分发给相关人员（含患者本人），各治疗室（或治疗师）分别制定第二天工作安排表。

6．检查计划实施情况并及时根据突发事件合理调整当日计划，记录并予以说明。

（四）医疗计划实施监督

1．治疗安排表的复式记录设计。

2．患者每日满意度评价。

3．多级检查记录制度。

（1）学科组长检查学科成员记录，治疗小组医师检查组内记录。

（2）上一级主管医师检查下一级医师记录。

（3）病房负责人检查各学科组长和主治医师记录。

4．卒中病房排班

（1）每一时间段固定安排 2 名专门的夜班护士，一段时间后与治疗小组中的护士轮换。

（2）每一时间段固定安排 1 名专门的夜班医师，一段时间后与治疗小组中的医师轮换。

5．多学科整合管理方法实施原理框架图（图 3-3）

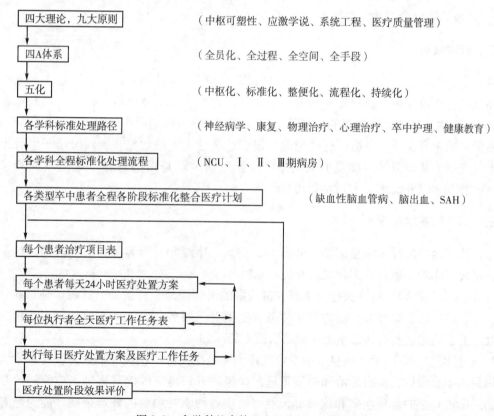

图 3-3　多学科整合管理方法实施原理框架图

（刘丽君）

第八节 临终关怀中的多学科整合管理模式

临终是指各种疾病终末期，国外一般将无治愈希望、预计生存期在 6 个月以内的患者称为临终患者。我国尚无统一标准，大多学者认可的预计生存期为 3~6 个月。随着人口老龄化，恶性肿瘤发病率的增高，老年临终患者就诊数量逐年增加。临终关怀已经成为多学科成员共同努力，为不可治愈性疾病的患者提供生理、心理、社会等多方面帮助和支持的一个专门学科。

一、适用对象

临终关怀多学科整合管理模式的服务对象就是临终患者，多见于以下几类患者：

1. 恶性肿瘤晚期患者。

2. 具有多脏器衰竭或多系统功能障碍的老年患者。

3. 具有严重器质性损伤无法挽救的患者。

4. 其他无治疗希望的临终患者。

二、管理目标

以患者为中心，以临终关怀为主导，针对临终过程的痛苦和由此产生的诸多问题，通过早期识别、积极评估、控制疼痛和治疗其他痛苦症状，包括躯体的、社会心理和宗教的（心灵的）困扰，来预防和缓解心身痛苦，从而改善面临威胁生命疾病的患者和他们家属的生命质量，使患者安详、舒适、有尊严而无遗憾地度过人生最后旅程，同时给予患者家属精神上的支持，从而坦然地接受面前的事实。简单而言就是帮助患者"优逝"和其家属"好生"，使患者死得无憾，家属活得无虑。

三、团队的基本组成

包括社区全科医师、姑息医学专业医师、护士、康复师、营养师、心理医师、社会工作者、宗教工作者、患者本人和家庭成员及志愿者等。

1. 社区全科医师　社区医疗卫生服务机构中的医师应是全科医师，其职责是对症处理非急、危、重症的临终患者，既能为临终患者提供上门服务，也能动态评估患者病情，将自己处理不了的患者及时转诊给上一级医院的专科医师。

2. 姑息医学专业医师　姑息医学专业医师主要是指在医疗机构和社区为临终患者实施早期识别、综合评估、疾病诊治和健康管理，并经过专门培训的内科医师。应能够治疗和管理临终患者并存的多种疾病和症候群，能够处理各种临终患者的疑难杂症，能为患者制定急性期的治疗方案和相应的照护计划。能为患者提供临终关怀服务，能满足患者的多方需求。姑息医学专业医师也包括一些从事老年及肿瘤专科疾病的医学工作者。

3. 护理人员

（1）注册护士：进行日常的护理工作；协助其他医务工作者设计和完成治疗计划，是临床医师的助手；帮助患者做出治疗方案的选择，及时了解并积极处理患者和亲属之间存在的问题，是患者和亲属的支持者。

（2）专业护士（执业护士）：病情巡视及专业治疗，在注册医师指导下完成专业治疗，如发药、做病情记录和病情监护、换药和清理伤口等。

（3）助理护士：主要对患者进行医疗照护及部分生活护理。

（4）护工：陪护患者，为患者提供各种生活服务。

4. 康复师

（1）康复医师：全面了解患者疾病情况，综合评估患者的各种功能状况，确定临终患者是否需要姑息性康复和评估姑息性康复的利弊，为患者制定康复目标（包括长期和短期）和康复治疗方案，并指导康复治疗师进行具体的治疗。

（2）康复治疗师：根据康复医师制订的方案对患者进行具体的姑息性康复治疗和康复训练。在治疗过程中或治疗一个阶段以后，治疗师和康复医师互相交流，讨论治疗效果，根据阶段小结制定下一阶段的治疗目标和方案。

5. 营养师　及时评估患者的营养状况，为患者确定适度的营养目标和制定有效的营养支持方案。

6. 心理师

（1）心理咨询师：做心理咨询，主要解决临终患者的各种心理问题。

（2）心理治疗师：实施对心理障碍（如焦虑、抑郁、烦躁、失眠等）患者的治疗。

7. 社会工作者　评估临终患者的健康状况，协调各方资源，保障患者及亲属的利益；为患者提供社会心理咨询服务，缓解患者心理压力，帮助患者、亲属和护理人员正确面对疾病；帮助患者和亲属获取社会福利保障、医疗保险和商业保险等；负责为患者及家属提供解决具体问题的方案，如联系服务人员或丧葬事宜等。

8. 宗教工作者　临终医疗服务机构中的宗教工作者应有佛教、伊斯兰教、天主教、基督教和道教等方面的知识，可代表家属邀请一些高僧、伊斯兰教教徒、天主教徒、牧师或道士等为在病中或病逝的有宗教信仰的临终患者提供合法的、符合宗教风俗习惯的服务活动。

9. 患者本人　是团队成员中的关键所在，本身必须具有对疾病和死亡的正确认识，认识到生和死不是对立的，而是必然的过程。选择积极面对人生，同时也就选择了积极面对死亡。在疾病和痛苦面前不放弃、不抛弃，与团队成员沟通交流，选择适合的治疗方案。

10. 家庭成员　是临终患者最有力的支撑者，应对患者表现出足够的耐心、虔诚的孝心和无微不至的关心；应积极主动地配合团队成员进行各种医学处理。

11. 志愿者　无偿地为临终患者提供各种力所能及的帮助。

四、管理方案的主要内容

1. 积极地舒缓治疗，控制疼痛等诸多临床症状，及时处理及防止并发症的发生。

2. 整体照护，改善生活环境，加强基础护理并保持患者个人卫生。

3. 心理干预，开展死亡教育，使患者及家属能够正视死亡，坦然地接受死亡。

4. 居丧服务，遗体的处理是对临终患者整体护理的继续，是临终关怀的重要内容。此项服务不仅是对逝者的尊重，而且也是对逝者家属心灵上的安慰，更加体现了人道主义精神。

5. 利用大众媒体普及临终医学及死亡教育。

6. 居民社区及一、二级医疗机构应积极宣传临终关怀服务，组织低龄患者或老人参与临终关怀安宁护理工作，为患者建立时间银行。

7. 逐步培养并形成全社会关注临终患者、为临终患者献爱心、积极争当志愿者的良好风尚。

五、管理实施办法

临终关怀的干预就是对现有医学水平尚不能治愈的患者，在其生命即将结束且存在诸多痛苦时，以积极地舒缓治疗和整体照护为手段，缓解疾患痛苦，缓和其对死亡的恐惧，提高生命质量，维护其尊严，使其在安宁、舒适的环境中度过人生的最后旅程。同时给予临终患者家属心理干预和居丧辅导，使他们能较好的面对现实、承受亲人失去的痛苦。

（一）对于临终患者本身

1. 控制疼痛等诸多临床症状　临终老人以中晚期肿瘤患者居多，此类患者并发诸如疼痛、厌食、失眠、疲劳、体重下降、口干、恶心、呕吐、呼吸困难、抑郁、焦虑、意识模糊等可多达30余种临床症状，据报道此类患者可能出现的症状的中位数为7~8个（范围1~30个）。因此，严密观察患者的病情变化，时刻注意临终患者的临床症状，如疼痛的部位、性质、程度等，及时处理，防止并发症的发生。

2. 加强基础护理、保持患者卫生　临终患者随疾病进展，机体逐渐虚弱，脏器功能减退，经常出现尿便失禁、吞咽困难、恶心呕吐、活动减弱、肌肉萎缩等症状，常常导致身体不洁，如会阴、肛门附近皮肤受损，口腔溃烂等，部分患者还伴随恶臭等问题，严重影响患者的舒适感和生活质量。因此，要注意这些部位的清洁、干燥，必要时放置导尿管等，以及注意患者口腔等部位的护理。同时，勤换床单，保持清洁、干燥、平整。此外，要做好协助工作，帮助患者翻身避免压疮的发生。

3. 增强营养　临终患者病症进行性恶化，伴有恶病质，机体营养状况逐步变差，并出现胃肠功能下降、恶心、呕吐等症状，导致患者营养不良，影响生活质量。因此，要重视患者的营养状况，可进食患者应注意食物的色、香、味，少量多餐，减轻恶心，增进食欲。不可进食患者采用鼻饲法或完全胃肠外营养，确保营养供给。

4. 改善血液循环　临终患者机体循环系统易出现障碍，表现为皮肤苍白、湿冷、发绀、脉搏快而弱等，在照护时要注意观察，监测体温、脉搏、血压等。并可适当提高室温，给予热水袋，加强保暖。必要时予以医疗干预。

5. 改善呼吸功能　部分临终患者存在呼吸功能异常，如呼吸频率变快或者变慢，呼吸深度变深或者变浅，有的出现潮式呼吸，严重的甚至出现呼吸停止。照护人员要密切关注患者的呼吸变化，帮助改善呼吸功能。如神志清醒的可采用半卧位；昏迷者采用仰卧位，头偏向一侧或者侧卧位，防止呼吸道分泌物阻塞；必要时加用吸引器吸出分泌物，保持呼吸道通畅；如有条件可采用无创呼吸机，辅助呼吸。

6. 改善生活环境　创造适宜的生活环境，帮助临终患者减少痛苦带来的恐惧和烦恼，使他们在舒适的环境中度过余下时光。

7. 注重心理干预、开展死亡教育　老人临终前，因疾病的折磨，家庭、社会诸多事务的影响，以及老人自身经济状况、受教育水平、信仰、生活经历等的不同，加之临终前考虑相应的问题，心理变化不仅明显，而且差异很大。患者的心理将由否认期、愤怒期、协议期、抑郁期过渡到接受期。具体到个人，各阶段可能没有明显界限，甚至会重叠、反复出现。同时也因周围人群的心理干预而出现不同的心理变化。照护人员要注意观察患者的精神心理变化，尊重和理解患者，获得患者的信任，帮助其正确认识生与死的问题，使其能够正视死亡，坦然地接受死亡。

（二）对临终患者家属

1. 指导家属与患者交流　面临亲人即将离去，多数家属由于家庭情感等因素，无法真正与患者交流。这不利于减轻患者痛苦，对家属也是一种折磨。照护人员可在治疗早期就开始系统指导患者家属适时调整心态，积极交流。患者从亲人的自信、热情、言谈等方面感受到安慰，这对于双方都是有益的。

2. 进行心理辅导和死亡教育　在临终阶段，患者家属随病情变化容易产生很大的心理问题，同时又要陪伴亲人走完人生最后阶段，既痛苦又辛苦。通过心理辅导和死亡教育，调整心态，正式现实，珍视亲情。并且通过了解死亡的相关知识，提倡优生、优死的健康理念，有助于培养健康的生活方式，消除不良的作息、饮食、运动等习惯。通过死亡教育，降低患者对死亡的恐惧，不回避死亡，以积极、乐观的态度面对死亡，不把痛苦留给亲人，也可让患者更好地规划人生的最后一段时光。

3. 居丧服务　患者逝去后，遗体的处理是对临终患者整体护理的继续，是临终关怀的重要内容。当临床宣布老人去世，就面临老人的送别过程。首先，在患者疾病进展、病情危重的时候，观察家属情绪变化，做好思想及其他（衣物、墓地等）准备；患者去世后，进行必要的遗容整理，照护团队可协助联系安排追悼及殡葬事宜。在患者临终阶段和送别后一段时间，也应重视家属的心理、精神状态，进行死亡教育和心理疏导，有助于早日从亲人离去的悲痛中解脱出来。

4. 通过具体工作安慰和帮助家属　照护人员要有耐心和同情心，认真向家属说明患者的病情及治疗方案，使家属理解患者的死亡是无法避免的。同时要积极地劝慰家属节哀顺变，使其从悲痛中解脱出来。为患者家属解决具体问题，提供合理的参考方法，如合作医疗、人寿保险等，尽量减轻患者家属负担，减轻其心身的痛苦与忧伤。

（三）对社会体系的建议

1. 利用大众媒体进行群众性、普及性的死亡教育　通过广播、电视、书刊、报纸等多种形式，多渠道向广大群众宣传生与死的医学、心理、社会、伦理、文化等方面的知识，动员全社会参与优死教育。将死亡教育纳入中小学义务教育。尽早对幼儿园、小学、中学、大学的学生进行死亡教育，对儿童的死亡教育可贯穿于社会教育中。积极创造条件，实施专业性的死亡教育。

2. 政府应增加资金投入，建立相应的临终关怀机构　形式可以是独立的临终关怀机构，或是依托医院的半独立的临终关怀机构，及医院的临终关怀病房。还可以建立临终关怀的日托医院。

3. 多渠道筹措资金，设立临终关怀基金会　由于社会对临终关怀的需求日益扩大，而国家又不可能在短时间内筹集到大量的资金，故应多渠道筹措资金，包括国家、集体和个人，鼓励多种形式的投资，包括私营的、合资的和独资的。可以通过购买保险，也可与计划生育政策结合起来；还可以鼓励捐赠，设立临终关怀基金会，资金专门用于临终关怀事业的发展。

4. 调整现行医保政策，扩大临终关怀受益面　应将临终关怀的某些项目尽快纳入医保，以鼓励这种既人道又节省费用、既提高临终患者的生命质量又对家属予以慰藉的关怀方式。

5. 完善志愿者制度，扩大志愿者队伍　志愿者是临终关怀中的一支重要的社会力量。有调查表明，绝大多数的人是愿意参与临终关怀工作的，故应加强组织和管理，并在政策方面予以支持，鼓励大学生和其他人群参与安宁护理工作。开展宣传，在全社会形成关注临终患者，积极争当志愿者的良好风气。

6. 确立标准化作业，争取相关的政策和法律支持　确立社区及一、二级医疗机构实施照护性临终关怀，三级医疗机构实施治疗性临终关怀的标准化作业，发展适合我国国情及意识形态的整体姑息关怀模式。要加强研究尽快制订出分级管理的相关入院标准和服务内容。

六、典型病例

（一）病史简介　患者王某，65 岁，男性，肺癌Ⅳ期（多发骨转移、颅内转移），经放、化疗治疗后复发。

（二）多学科小组会议

1. 会议主持人　老年男性晚期肺癌患者，确诊时已无手术条件，经静脉化疗及局部放疗治疗曾获得部分缓解，目前肿瘤复发，全身多脏器功能受损，机体呈慢性消耗状态（见病例汇报）。现讨论如何评估诸多机体功能及临床症状，确定治疗目的并选择治疗手段，以利减轻患者痛苦、提高生活质量。

2. 病例汇报　患者于 2 年前因"咳嗽、胸痛"，经气管镜活检病理确诊"右肺上叶中心型低分化腺癌"，分期检查发现"多发胸、腰椎等部位骨转移及颅内转移"，予联合化疗4 周期及局部放疗（胸、腰椎及颅内），评估疗效部分缓解（PR），因骨髓重度抑制中止细胞毒性药物治疗，予口服靶向药物治疗（吉非替尼）；近 1 个月咳嗽加重，并有咯血、喘憋及胸痛明显，偶有头痛及视物不清，进食减少，消瘦明显（约 10 千克），复查胸部 CT，提示病灶明显增大，并有纵隔、锁骨上淋巴结及肺内转移。既往高血压、冠心病史 20 余年，长期服用相关药物。近期因疼痛明显服用吗啡类药物（美施康定）。入院后对患者做出功能性的回顾，结果如下：

（1）有多重药物（>4 种）史。

（2）有视力障碍，影响日常活动，未配戴眼镜。

（3）无听力障碍。

（4）有睡眠问题，服用药物帮助睡眠。

（5）无尿失禁情况发生。

（6）有排便问题，便秘，无便失禁，无腹泻。

（7）住院前一周行动能力：无法行走。

（8）跌倒史：过去一年无跌倒情形。

3. 个案管理师汇报老年综合评估情况　综合评估患者，目前存在诸多生理、心理等问题，相互关联并相互影响。老年综合评估的结果如表3-6。

表3-6　老年综合评估结果

评估类别	评估工具	得分与结论
营养评估	简易营养状况评估	<17分，营养不良
躯体功能评估	基本日常生活能力评估量表（BI）	25～45分：严重功能缺陷
	工具性日常生活能力评估量表	失能
	视力评估	1分：视力较差
	听力评估	0分：听力良好
	吞咽功能评估	正常
心理评估	简易智能评估量表（MMSE）	认知功能缺陷
	老年抑郁评估量表	≥10：抑郁
	谵妄的评估	2～3分：可能谵妄
社会评估	社会支持评定量表（SSRS）	20～30：一般支持
	经济状况评估问卷	3分：良好
	老年关怀评估	3分：良好
环境评估	居家安全评估	≤2分：不安全
老年综合征评估	跌倒风险评估	≥10分：高度风险
	尿失禁评估	0分：无症状
	压疮风险评估	2分：有风险
	多重用药评估	≥5种：多重用药
	疼痛评估	6分的痛
	其他评估	

4. 问题列表

（1）基础疾病是否治疗？

（2）机体功能如何改善？

（3）临床症状如何控制？

（4）患者及家属对疾病的认知情况，对治疗的期望情况及如何进行医患交流？

（5）如何帮助患者及家属了解真实病情，如何选择与配合诊疗计划？

5. 姑息医学医师　晚期肺癌，经放、化疗治疗后复发，因患者机体呈慢性消耗状态，无法承受细胞毒性药物治疗，靶向药物治疗也已失效需停用，故不建议针对肿瘤进行再次放、化疗。治疗重点在于改善生活治疗，减轻疾病痛苦，不必刻意延长生命时间。因此，对目前咳嗽、咯血及喘憋、胸痛等症状进行相应治疗，选择治疗方式时注重无创及微创技术，避免因治疗增加患者痛苦。通过治疗使患者症状得到改善，增加患者及家属对诊疗计划的信任和理解，同期可就疾病预后情况及医疗建议与患者及家属交流，适时进行心理疏导和死亡教育。现阶段卧床吸氧，加用防坠床及防压疮设备，给予镇痛、镇咳、止血及平喘等药物对症治疗。考虑颅内转移已有高颅压迹象，予脱水降颅压处理。密切监测生命体征。前阶段的治疗经历，患者及家属对病情已有一定的了解，对治愈已不抱希望，仅要求减少痛苦，但对疾病（癌症）存在恐惧，有回避交流病情的倾向，抑郁心理明显。可以先针对具体症状进行相关专业知识的交流，在相互信任的基础上给予心理辅导，逐步进行死亡教育，改善患者及家属对疾病的认识，由被动承受痛苦转变为主动接受现实，积极配合治疗，正确面对人生。这项工作需要医师、护师、心理医师、社会工作者等共同开展。

6. 康复师　患者晚期肿瘤，机体整体无康复的条件，但因多发骨转移（胸、腰椎体转移），需卧床，活动因此受限，易出现肢体关节废用僵直及肌肉萎缩，可进行局部肢体康复训练，改善肢体关节及肌肉废用情况，从而减轻因肢体废用而引起的关节肌肉疼痛及机体慢性消耗状态。

7. 护师　患者活动受限，且因肿瘤转移至胸、腰椎体，存在病理性骨折的风险，亦存在压疮及跌倒风险。在常规生活及医疗护理的基础上，重视疾病特殊问题，如床垫加硬、加围挡、保证躯体清洁和减少搬动等。常规护理工作中加强心理安抚，改善患者及家属心理状态。同时，患者肿瘤并发颅内转移，有疾病突发意外可能（肿瘤压迫或出血导致脑疝等），应加强巡视，仔细观察患者意识等变化。

8. 临床药师　患者消耗状态明显，加之老年机体脏器功能减退，对药物代谢减缓，使用药物应选择不良反应较小的类型，监测肝肾功能，对于剂量及给药频次，根据肌酐清除率适当调整。晚期肿瘤患者常存在高凝风险，在药物选择时也应重视凝血功能的改变。

9. 营养师　患者因肿瘤消耗及卧床等已经存在营养不良，目前消化系统功能尚好，吞咽功能无明显障碍，但因镇痛等药物不良反应导致便秘及食欲减退明显。加强排便，包括通便药物及选择适合食物，必要时可改变镇痛药物的给药途径（直肠给药或皮肤渗透吸收）。以肠内营养为主，适当辅助肠外营养，短期内改善营养状况。

10. 精神心理师　老人临终前，因疾病的折磨，家庭、社会诸多事务的影响，以及老人自身经济状况、受教育水平、信仰、生活经历等的不同，加之临终前考虑相应的问题，心理变化不仅明显，而且差异很大。综合研究，一般会出现以下几个心理改变的阶段：首先是否认，认为是检查错误，医师误诊，往往要求进一步检查或更换医师、医院；明确死亡即将到来时，出现压抑、忧愁，终日愁眉不展或者焦虑、愤怒，认为上帝对自己不公，可能会仇视家人及周围人；进而冷静，进入既绝望又希望出现奇迹的矛盾心理，有人也会出现轻生念头，希望摆脱痛苦，减少家属的各种负担；在失去希望时，出现悲伤、抑郁，最后万念俱灰，平静地或不平静地接受死亡这一事实。目前患者存在明显抑郁心态，加之疼痛等症状导致缺乏对医护人员的信任，有时拒绝交流。因此，通过姑息治疗，缓解现存症状，使患者增加信心，增加与周围人员的交流，逐步给予心理支持及必要的死亡教育。同时加强对家属的心理辅导，通过死亡教育，了解死亡的相关知识，提倡优生、优死的健康理念，有助于培养健康的生活方式，消除不良的作息、饮食、运动等习惯。通过死亡教育，可以使人们逐步形成关爱他人的社会责任感，形成照顾老人和亲人、分担痛苦、分享快乐的和谐氛围。通过死亡教育，还可以使人们认识和尊重生命，自觉抵制功利主义思想，使精神和心灵得到充实，不再漠视自己和他人的生命。通过死亡教育，使患者及其家属降低对死亡的恐惧，不回避死亡，以积极、乐观的态度面对死亡。使患者不把痛苦留给亲人，更好地规划自己人生最后一段时光。

11. 社会工作者 固定专人定期辅助患者日常生活，建立良好的沟通环境，加强交流，了解患者的心理动态，给予精神安慰和寄托，建立对美的回忆及对美（如花、音乐等）的需要。与心理医师及护师等共同进行心理支持治疗及死亡教育，并帮助完成某些特殊的需要，如写遗嘱、见最想见的人等。

12. 总结 本例患者是典型的临终案例，通过动态评估以了解不同时期患者的主要风险及问题。区别于传统医学以疾病为中心的治疗理念，要重视临终患者的生活质量、精神心理问题以及患者家属的相关心理社会问题，尤其有必要进行死亡教育，以正确面对疾病，主动配合改善临终阶段的生活质量。具体工作要点：①以缓解症状、提高生活质量为重心的适度治疗，患者身体状况已无条件承受放、化疗的创伤痛苦，综合利弊可放弃针对肿瘤的专科治疗；②强化和全方位护理，防跌倒坠床，防压疮，减少搬动，防医源性损伤；③针对性的规范化的整体照护，整合护师、护工、家属的工作，合理分工，互相配合；④重视心理干预及死亡教育，既有心理医师的专业心理辅导，也有医护人员及社会工作者在日常时间进行；⑤提供家属心理辅导和居丧服务。具体的实施内容属于各个专业成员，如具体对症治疗的药物选择、心理辅导的细节以及疾病演变的动态观察及时调整等，但工作的重点是整合，是团队整体合作开展临终关怀：①缓解症状和舒服的治疗（舒缓治疗），通过药物、护理、躯体康复、心理辅导等治疗方式为患者减轻疼痛、乏力、消瘦等疾病并发的痛苦症状；②整合患者的精神心理状态，提供基础护理、心理护理、营养支持、躯体康复、中医姑息等全方位服务，提高生活质量；③在工作中帮助家属正确对待患者疾病演变过程，给予专业知识、心理辅导、死亡教育等，使患者家属加入到整体治疗中。

（姜宏宁）

第九节　老年围术期多学科整合管理模式

一、适用对象

1. 高龄的围术期老年患者。

2. 多病共存的围术期老年患者，尤其是合并心血管系统或呼吸系统疾病的围术期老年患者。

3. 具有一种或一种以上脏器衰竭的围术期患者。

4. 其他病情复杂的围术期患者。

二、管理目标

保证手术的顺利进行和术后康复，充分了解患者术前的身体素质，减少术中死亡率及因手术带来的并发症，预防术后感染，降低术后并发症和病死率。

三、团队的基本组成

多学科团队成员包括外科专病医师、个案管理师、老年病医师、麻醉师、护理人员、临床药师、营养师、康复师、心理师、患者本人及其家属等。

1. 外科专病医师　诊断与治疗急需进行手术治疗的疾病，综合评估患者围术期的风险，完善各项辅助检查，确定手术治疗方案。

2. 个案管理师　对患者健康状况、患病可能及死亡危险三方面进行量化评估。通过所收集的大量的个人健康信息，预测患者在围术期内发生某种特定疾病或因为某种特定疾病导致死亡的可能性，即对个人的健康状况及围术期患病或死亡风险的量化评估。

3. 老年病医师　综合评估老年人的身体状况，处理老年患者并存的多种疾病和症候群，解决各种老年疑难杂症，为患者制定围术期的治疗方案，满足患者的多方需求。

4. 麻醉师　通过所收集到的大量个人健康信息，对患者实施术前身体素质评估并制订科学的麻醉计划，实施术中麻醉、术中生命体征的监控以及术后麻醉复苏等。

5. 注册护士　协助医师设计和完成治疗计划，进行日常的护理工作。

6. 临床药师　对老年病医师的用药提出合理化建议，并可根据患者实际状况调整和修改药物治疗方案；对老年人的用药给予指导，并对某些药物的不良反应进行监督和检查。

7. 营养师　及时评估患者的营养状况，为患者确定适度的营养目标和制定有效的营养支持方案。

8. 康复师

（1）康复医师：全面了解患者疾病情况，为患者制定早期康复目标和早期康复治疗方案，并指导康复治疗师进行具体的治疗。

（2）康复治疗师：根据康复医师制订的方案对患者进行早期的康复治疗和康复训练。

9. 心理师　主要解决老年患者的各种心理问题，及时诊治老年心理障碍性疾病。

10. 患者本人　必须具有战胜疾病的信心和决心、毅力和恒心，并能主动配合团队成员进行疾病的诊治，积极做好术前的思想准备和术后的早期康复。

11. 家庭成员　积极主动地配合团队成员做好各项工作，为老年人提供生活帮助、心理慰藉、社会经济支持。

四、管理方案的主要内容

（一）术前评估

1. 术前常规检查评估　入院后进行详细的查体和检查，本组患者术前都常规进行：血常规，生化全套，凝血功能，肝炎病原学检查，性传播疾病（STD），血气分析，胸片，24小时动态心电图，24小时动态血压，超声心动图，上、下腹综合彩超及肺功能测定等检查。详细了解患者的全身状况，精神状态，根据各个系统情况做综合分析评估，有手术指征者，积极治疗内科并发症，必要时请内科、麻醉科医师会诊，指导治疗。

2. 一般情况评估　术前了解患者的营养与老化情况、近期体质变化及既往史情况，同时观察体温、血压、脉搏、呼吸，注意有无低蛋白血症或贫血、脱水、水肿、发绀等。正确评估患者的病情及手术耐受力，提高护理人员预见性护理的能力，严密观察患者的饮食状况、体力状况、并发症、手术类别、麻醉方式、术中出血量等，综合分析潜在的并发症，做到早预测、早发现、早治疗。

3. 心血管系统评估　由于老年患者常常合并心血管系统疾病，因此在外科手术中，手术前的心脏风险评估非常重要。手术前了解患者的生活方式，如饮食、运动、烟史等，加强对老年患者心律、心率和血压的观察，必要时心电监护，以正确评估其心血管系统的功能状态。仔细询问患者心脏病史。高血压患者手术前应用降压药，使血压控制在 150～168/80～90mmHg，并指导患者保持良好的情绪，保证规律的生活及作息。

4. 呼吸系统评估　术前行血气分析、肺功能测定，以评估手术和麻醉的耐受性。术前作如下准备：急性呼吸道感染者完全治愈 1～2 周后择期手术；慢性呼吸系统疾病术前 1～2 周禁止吸烟，并指导患者做深呼吸和有效咳嗽，术前 3～5 天用抗生素治疗。

5. 消化系统评估　术前对患者消化系统功能和营养状态进行全面评估，改善或预防营养不良，提高机体免疫力；指导患者合理摄取营养，养成有规律的饮食习惯，少量多餐，避免暴饮暴食，选择易消化吸收的食物；控制烟酒；对长期卧床患者采取腹部按摩，服用助消化药物等对症治疗，以保证胃肠道消化吸收功能正常。老年人常因牙齿松动咀嚼困难，加之胃肠道功能减退、进食少，导致营养状况较差，增加了并发症发生率。因此，改善营养状况、增强抵抗力是术前准备及术后护理的重要内容。根据患者的饮食习惯，指导其进食高热量、高蛋白、高维生素、易消化饮食。另外，可采用静脉营养支持，以改善患者全身营养状况。

6. 内分泌系统评估　由于生活方式的变化，糖尿病患者增多，并且老年人大部分血糖控制不理想。术前监测三餐前、三餐后 2 小时及睡前的血糖，发现异常问题，及时与相关医师联系，并请内分泌科医师会诊治疗，使患者血糖控制在 5.5～11.2mmol/L 范围内开展手术。甲状腺功能异常的，术前给予相关措施，必要时请相关科室协助处理。

7. 泌尿系统评估　术前完善尿常规检查、血液生化检查（血尿素氮、肌酐）和泌尿系统 B 超检查，纠正低蛋白血症，补充血容量，纠正水和电解质紊乱。

8. 血液系统评估　术前观察有关贫血体征及实验室检查结果。指导患者进食高蛋白、高维生素、高铁质食品。贫血伴感染者积极控制感染，有出血者给予止血处理。必要时小量多次输血使血红蛋白升高为 90g/L 以上。有凝血功能异常的术前予以纠正。

9. 老年功能状况的综合评估　由个案管理师负责进行日常生活能力、认知功能状况、社会与经济支持、老年综合征或老年问题的综合评估。

（二）术中监护　老年人新陈代谢下降，对麻醉药耐受量降低，呼吸、循环功能差，对麻醉药较敏感，容易过量而造成不可逆的损害。原则上应尽可能采用对机体影响小，便于调节的药物和方法，维持浅麻醉，防止呼吸、循环功能的抑制和觉醒期延长。术中密切观察血压、脉搏、呼吸变化，腹部手术时，液体丢失量大，采用温生理盐水纱垫敷盖局部，尽力减少液体丢失。术中和术后应注意保暖，病房和手术室内温度要适宜，防止体温下降。合理掌握手术适应证和手术范围。全身情况差，又需急诊手术者，应选择最简单的手术，比较复杂或较彻底的手术应在病情改善后，身体能够完全支持时再考虑。术中遭遇和手术前设计方案有变化时，应根据病情及全身情况决定手术方法，必须以患者安全为前提。手术操作应轻柔、准确、迅速、熟练。

如遇下列情况表明呼吸道有并发症的可能：①呼吸频率 < 10 次/分或 > 25 次/分；②脉率 > 100 次/分；③意识水平降低。需要及时给予处理，尽可能使患者生命体征平稳。

（三）术后管理

1. 加强病情观察　注意生命体征的观察，尤其是严重创伤患者应给予心电监护，对意识状态、呼吸、血压、脉搏、体温、尿量及用药、吸氧等情况做好记录。准确记录出入量，注意液体的总量和补液速度，纠正体液失衡，及时补给钾离子和钠离子，防止电解质紊乱。呼吸频率、脉搏和意识水平应常规监测，以确定术后呼吸系统并发症。

2. 疼痛护理　护理操作时动作要轻柔、准确，对损伤部位重点扶托保护，操作中注意细节如牵引架接触处、足跟着力点的皮肤观察，术后平卧期间每 30 分钟抬高臀部减压，翻身时两膝之间垫软枕，使用便盆时协助患者抬高臀部等，以免引起和加重患者疼痛；分辨疼痛的原因，原因不明者需谨慎使用镇痛剂，术后应鼓励患者早期下床活动及下肢活动，警惕骨筋膜室综合征的发生，原因明确者可在局部对症处理前应用镇静、镇痛药物，疼痛较轻者可通过分散或转移其注意力以缓解疼痛。

3. 预防并发症　高血压、动脉硬化者，术后应严密观察血压、脉搏的变化，适当给镇静剂和镇痛剂，防止高血压危象和脑病的发生。胸腹部手术后的患者，协助患者翻身、拍背，鼓励患者咳嗽、排痰，保持呼吸道通畅，预防肺部感染和肺不张。长期卧床的患者，严格管理尿便，保持床铺干燥、平整，防止压疮发生。术后因血液循环减慢，凝血因子改变及体位、手术等促使血栓形成，容易发生静脉血栓，甚至肺栓塞。深静脉血栓多发生于下肢，观察下肢有无疼痛、肿胀、静脉扩张、腓肠肌压痛。骨折患者要预防骨筋膜室综合征的发生，观察有无进行性疼痛、活动障碍、肿胀、压痛及肌肉被动牵拉痛，观察肢端血供活动感觉及全身情况，观察石膏支具绷带的松紧度并及时调整，避免过紧，抬高患肢，按照医嘱正确使用甘露醇。如怀疑发生骨筋膜室综合征，应立即通知医师，解开石膏或支具，平放患肢，避免患者按摩或热敷，配合医师做好减压的准备；观察创面、骨牵引或外固定支架针孔有无红肿热痛、渗液、发热。及时换药，每天给予75%乙醇消毒外固定支架针孔，遵医嘱抗感染治疗。术后血压不平稳者，不宜盲目应用升压药，尿少者不可急于应用利尿剂，仔细观察引流量，准确计算输入液量是否足够。

五、管理实施办法

1. 术前多学科小组会议　参加由病房组织的与手术相关科室的术前讨论，了解患者详细病情、病程和术中可能出现的并发症，做出护理评估制定出护理计划，术前访视可缓解患者焦虑程度，使之处于最佳的生理和心理状态。根据高龄患者的特点使用高语调、慢语速的语言，反复强调主要内容，训练用力咳嗽，练习特殊手术体位。向患者简要介绍手术室环境及特殊器械的作用，使患者放松，积极配合治疗，仔细观察患者对手术的接受方式、理解程度，对家属及患者提出的疑问给予解答，提供相关的知识及信息，交代术前注意事项，手术的目的、方法、过程、时间，麻醉方式、所需体位，术中可能经历的感觉，使患者了解有关知识，以更好地配合手术，制定相应护理计划和应急措施。熟悉手术情况做好手术物品、仪器、器械及特殊手术耗材的准备，保证手术中使用。避免因手术物品准备不齐全而影响手术进展和延误时间。

2. 术前物品准备　根据手术需要准备手术器械、敷料、特殊耗材、仪器连接测试保证完好。特殊手术需让手术医师共同检查手术物品保证手术的正常使用，做到万无一失。常规准备血液循环压力带、抗血栓治疗泵及体外除颤器以备急救使用。

3. 手术体位准备　采用致密、柔软的海绵根据不同手术需要配置平卧位、侧卧位、截石位、俯卧位体位垫，手术床配制不同体位架。保证手术使用并避免因特殊体位而造成的损伤。手术平车应宽、软，两边带有护栏，具有升降和调节倾斜度功能，也可单调床头高度，方便高龄患者喜欢枕高的特点。床单、被套，经过高温灭菌，根据季节随时更换毛巾被和被褥，使患者舒适，体现人性化护理。

4. 环境准备　患者入室前15分钟温度控制在24～26℃，湿度约50%。因高龄患者微循环功能弱，畏冷，进入手术间后要脱去衣物和皮肤消毒，温度相对要高些，防止感冒。手术开始后适当降温。术前把手术被褥放置暖箱中烤热，减少冷刺激给患者带来的不适，同时可血管扩张利于建立外周静脉通路。

5. 手术中护理　对于局部麻醉患者护士术前访视时建立的关系，以和蔼的态度、轻松的语调和适中的音量与其交谈，转移患者的注意力减缓手术压力。建立通畅的上肢静脉通路，不易在下肢输液防止老年静脉炎的发生。高龄患者多合并肺功能和肾功能弱，术中要严格控制液体入量，准确统计记录出入量。根据手术出血量、冲洗量、尿量和术中液体的出入量与手术医师、麻醉医师共同统计出入量，保持液体量出入平衡。应用抗菌药物可以在预防手术后感染方面发挥很大作用。围术期抗菌药物应用达到伤口抗菌药物的高浓度聚集，术前半小时应用，此时血液和组织中抗菌药物浓度达到最高峰，可有效控制感染。手术时间长的手术中间要给受压部位按摩。手术即将结束之前将手术间温度调至25～26℃，利于恢复患者体温。使用温热湿毛巾给患者擦拭面部及有消毒液的部位，贴好敷料，妥善固定引流管。给患者穿好经烤箱加温过的衣服，整理好床单，由手术医师、麻醉医师共同护送患者回监护室。认真与监护室护士交好班。

6. 手术器械清洗　彻底有效地清洗可降低交叉感染。对于一次性使用手术耗材严格按规定及时销毁和做无害化处理；重复实用的医疗物品，由供应室统一清洗、消毒、高压灭菌。根据《医疗机构医疗废物管理办法》，严格医疗废物和生活垃圾的分类收集、转运、无害化处理。每个月做好各项感染监测，控制医院感染。

7. 术后监护与精心照护　患者术后应在监护室密切监护，待患者生命体征平稳后再送回常规病房，医护人员、家属或陪护人员应精心照护术后的患者。

8. 患者出院时应作全面的功能状况评估，根据评估结果将患者转诊到中期照护机构或社区机构，或让患者回到家里。医院医护人员在一定时期内还应做好随访工作。

六、典型病例

患者王某，男性，82 岁。

主诉：摔伤致右髋部疼痛、活动受限 20 小时余。

既往史：患者既往有脑梗死病史 28 年，于 2000 年及 2006 年先后两次在我院住院治疗，一直口服"曲克芦丁（维脑路通）、地奥心血康"等药物。有高血压病史 30 余年，最高达 200/120mmHg，一直口服"降压 0 号"控制，并因"冠心病、高血压，腹部肿物"于 1998 年及 2005 年两次在我院住院治疗。否认有肝炎、肺结核等传染病史，否认糖尿病病史。按计划免疫接种。无药物过敏史。否认输血史。

入院查体及相关检查结果：T 37.1℃，P 88 次/分，R 22 次/分，BP 148/90mmHg。发育正常，营养中等，体形正常，被动仰卧位，面色正常，表情痛苦，神志清醒，对答切题，平车推入病房，查体尚合作。双肺呼吸音粗，可闻及双肺底湿啰音，以左肺为甚。右髋部无明显肿胀，右下肢轻度短缩畸形，无明显屈髋、屈膝及外旋畸形。右腹股沟中点处压痛明显，右股骨大粗隆部叩痛，下肢纵向叩击痛明显。双下肢皮温皮感减退，双足背动脉搏动尚可。右髋部因疼痛主动活动消失，被动活动明显障碍，四肢肌力及肌张力正常。骨盆正位 X 线片示：右股骨颈骨质连续性中断（头下型），远端向上外侧移位，申通氏线不连续。胸片示：左侧胸膜肥厚。生化全套示：Na^+ 146 mmol/L，K^+ 6.5mmol/L，Cl^- 111mmol/L，GLU 7.4mmol/L，BUN 16.5mmol/L，Cr 198μmol/L，LDH、CK、GGT、UA、GLO、TC、TG、LDL-c 均高。次日复查示：Na^+ 139 mmol/L，K^+ 4.8mmol/L，Cl^- 109mmol/L，GLU 14.2mmol/L，BUN 16.3mmol/L，Cr 212μmol/L。血常规示：WBC 11.4×10^9/L，N 79.6%；血凝五项示：Fib 5.33g/L，D-二聚体 1.20mg/L。血型：AB，Rh（+）。血气分析示：pH 7.36，PCO_2 34mmHg，PO_2 78mmHg，SO_2 95%，HCO_3^- 18mmol/L，实际碱过剩（ABE）-6mmol/L。尿常规示：WBC 352.0/μl，蛋白（+），潜血（+++）。人类免疫缺陷病毒（HIV）、梅毒阴性，肝炎全套示：HBsAb（+）。超声心动图：左心室增大，左心功能减低。双下肢静脉未见明显异常。腹部彩超示：肝多发囊肿、双肾多发囊肿。头颅 CT 示：双侧基底结区及半卵圆中心多发腔隙性脑梗死，左枕叶脑梗软化灶状态，老年性脑改变。

入院诊断：

1. 右股骨颈骨折（头下型）
2. 脑梗死
3. 高血压病3级（极高危组）
4. 冠状动脉粥样硬化性心脏病
5. 慢性肾功能不全（失代偿期）
6. 双肾多发囊肿、肝多发囊肿
7. 慢性心功能不全
8. 泌尿系统感染
9. 肺部感染

诊疗经过：入院后了解病史，详细查体，进行患者一般情况评估，召集多学科团队，请肾内科、心内科、呼吸科、麻醉科等相关科室会诊，予以抗炎、化痰、利尿等治疗。患者精神食欲改善，胸闷憋气好转，体温正常，双下肢无明显肿胀，右髋部仍疼痛、活动受限，经多学科术前讨论，考虑患者右股骨颈骨折诊断可明确，属头下型，骨折移位明显，因股骨颈骨折位置较高，易出现骨折不愈合、股骨头坏死等情况，为减少卧床的各种并发症，提高生活质量。若患者能耐受手术，宜行人工股骨头置换术，但患者高龄，有冠心病、高血压、慢性心肾功能不全、肺部感染、脑梗死等基础疾病，手术风险极高，术中及术后可能出现心、脑血管意外、肾衰竭等情况，与患者家属详细交代，患者及家属均同意手术治疗，术前经充分评估及调整，目前患者身体处于相对最佳状态，无绝对手术禁忌证，遂于2009年2月24日在腰硬联合麻醉下行右人工股骨头置换术，术程顺利，术中出血约200ml，术后转重症监护病房，3天后患者病情平稳转回骨科普通病房，患者早期介入康复治疗，预防各种并发症，经医护人员精心照护，患者恢复良好，各项指标平稳，切口一期愈合，右髋疼痛缓解，活动自如，助行器辅助下可下地行走，取得良好的效果。

（王庆雷）

第十节　老年健康体检中的多学科整合管理模式

一、适用对象

存在多种健康风险的老年人。机体功能衰退、多病共存、多重用药等因素影响老年人的健康。老年人健康体检时需要多因素分析，既要重视重大疾病的早期筛查，又要预防影响健康的潜在危险因素。

二、管理目标

建立以多学科团队共同管理的，以健康体检为主导的综合性健康管理模式，实现对老年人健康检查、预防保健和慢病防控等服务，使老年人用积极的行动达到健康目的，实现老而不病或老而少病的目标。

三、团队的基本组成

老年健康体检中的多学科团队主要包括老年病医师、专科医师、个案管理师、临床药师、网络信息管理人员和体检者本人等。

1. 老年病医师　为体检的老年人确定个体化的健康体检方案，综合分析各科的检查结果，进而制定出适宜的老年健康管理计划。

2. 专科医师　包括内科医师、外科医师、妇科医师、眼科医师和耳鼻喉科医师等，分别进行各科躯体健康状况的检查和评估。

3. 个案管理师　对体检的老年人进行躯体功能、认知功能、社会支持、居家安全和老年综合征患病风险等方面的综合评估。通过所收集的大量的个人健康信息，分析与建立生活方式、环境、遗传等危险因素与健康状态之间的量化关系，预测体检者在一定时间内的健康状况或发生某些特定疾病的可能性，即对个人的健康状况及未来患病风险作出量化的评价。

4. 临床药师　对体检的老年人进行用药情况的综合分析与指导。

5. 网络信息管理人员　处理大量的数据和信息，尤其对老年健康体检数据应作出全面的分析和系统化的管理。体检中心的信息网络平台应与医院 HIS 系统中 PACS 和 LIS 等系统有良好的兼容性，应与医院大型设备信息系统对接和共享。还应建立强大的知识库支持系统、心电图生理信号网络信息系统、亚健康影像储存与传输系统、健康档案动态管理信息系统、体检机构智能动态排队系统与呼叫系统、体检专用网络服务信息系统、VIP 会员管理信息系统和疾病风险评估体检一体化系统等。

6. 体检者本人　积极配合医护人员做好各项体检工作。

四、管理方案的主要内容

1. 健康调查与检测，发现健康危险因素　全面体检是了解个体健康状况的最佳途径和方法，通过个性化的体检套餐、调查问卷和体检咨询可以全面了解包括个人的年龄、职业、性别、行为与生活习惯、经济和文化背景、个人医学史、行为及生活方式、心理生活因素、家族遗传史等在内的身体健康状况，发现健康危险因素。同时利用计算机、体检软件等先进技术进行健康信息管理，建立电子健康档案，实现健康数据管理，详细记录个人健康信息、体检结果、治疗措施等资料，方便查询和追踪监测，并确保信息的连续性、完整性和预见性。全面正确地获取健康信息是实施健康管理的重要基础。

2. 健康评估，预测疾病风险　从世界卫生组织对健康的定义出发，对人体健康的评估至少应该包括以下几个方面：

（1）身体结构和功能评价：通过对运动、循环、呼吸、消化、神经、内分泌、泌尿、生殖、感官和免疫系统的全面检测，做出有关机体器官、组织结构和功能的评价；对体质、体能测定做出素质能力的评估。结构和功能异常即诊断为疾病状态，并且能够划分出疾病的危险等级，进而做临床预防。对于结构无异常，仅仅是功能异常和体质能力低下，则判定为疾病前状态；尽早发现这些问题。为疾病的早治、早防和健康管理提供客观依据。

（2）心理健康评估：心理健康是人体整体健康的一部分，所以心理评估是健康评估不可或缺的重要组成部分。因为心理评估不仅能够反映一个人的心身健康状况，同时能够反映心身健康在心身疾病发生发展中的作用。完成一个正确有效的心理评估至少具有以下意义：第一，可以通过心理评估了解自身的心理状况，及时发现影响健康的危险因素，及时干预，降低疾病的发生率；第二，通过心理评估了解和鉴别躯体不健康状况是疾病反映还是心理反应，从而帮助个体认识自己，避免医源性伤害；第三，已有研究表明，心理因素在多种疾病的发生发展中起重要作用，所以了解这些因素对于避免高血压这类由心理因素和生物因素共同导致的疾病的发生发展都有重要作用。目前心理评估的方式除了成熟的量表外，还有各种先进的心理及压力测试仪器，使心理评估更加客观准确。

（3）社会适应能力评估：个体在与环境相互作用时表现出不同的适应性，也就是个体的社会适应能力。社会适应健康是指不同时间内在不同岗位上时各种角色的适应情况。适应良好是指能胜任各种角色，适应不良是指缺乏角色意识。如果出现持续的不适应，就会产生各种心身反映，影响健康水平和生活质量，进而引起心身失调及衰退。

（4）健康风险评估（HRA）：健康风险评估指通过体检对个人HRA健康状况、患病可能及死亡危险三方面所进行的量化评估。HRA是通过所收集的大量的个人健康信息，分析建立生活方式、环境、遗传等危险因素与健康状态之间的量化关系，预测个人在一定时间内发生某种特定疾病或因为某种特定疾病导致死亡的可能性，即对个人的健康状况及未来患病或死亡危险性的量化评估。

（5）生命质量和生理年龄评估：关于生命质量的定义众多学者一直没有达成共识，目前较广泛采用WHO提出的定义：不同文化和价值体系中的个体对他们的生活目标、期望、标准以及所关心事情有关的生活状态和体验。这一概念包含了个体的生理健康、心理状态、独立能力、社会关系、个人信仰和与周围环境的关系。生理年龄的评估是通过收集个体的生理、生化指标，采用一定的运算公式和算法，得出个体的生理年龄，并与自然年龄比较，判断其衰老程度，从而更精确地评估健康状况。

综合个人生活行为、生理、心理和社会因素，根据体检结果的多项指标，对健康状况进行前瞻性、个体化分析，按照疾病状态、亚健康状态和一般健康状态进行分类，找出影响健康的危险因素和保护因素，为制定个体化的健康管理计划提供科学依据。也可筛选各种慢性病或肿瘤等的高危人群进行重点指导，了解疾病成因，早期发现、早期预防并发症，并有效的提高生存质量。

3. 健康干预，综合防治　在对健康状态进行全面评估的基础上，由老年病医师、专科主检医师和临床药师等协同配合，运用预防医学、临床医学、计算机信息处理等先进的科学手段针对危险因素、自觉症状、体检结果设计个性化的健康管理计划，内容包括饮食、运动、心理、药物、生活方式干预措施、中医养生保健计划等，将可以改变或可控制的指标作为重点，制定健康目标和实施健康促进方案。老年人的健康体检，更应重视体检后的服务，针对体检结果实施早期健康干预（包括药物的早期预防性治疗）十分重要，这样可以有效改善老年人的生活质量和生存状态。

老年人的健康教育是健康干预的重要手段之一。按照老年人健康状态、健康需求、文化程度、职业等不同因素将人群细分，根据不同人群的特点和需求，准确地选择目标人群，确定重点目标人群，有针对性地进行健康教育方式的筛选和开发。通过对不同人群实施分层维护、全方位的健康指导，在疾病尚未发生或发展成不可逆转之前及时预防和延缓演变进程，或减少并发症，降低致残率和致死率，实现健康体检的真正目的和意义。

4. 长期连续，健康促进　通过建立客户长期联络机制，在一个有效的管理平台下，保证健康服务的连贯性，提供日常健康指导、健康教育、免疫接种等服务，有目标、有计划、有措施地定期追踪督导，动态监测管理，及时进行信息再收集和再评估，不断调整健康计划，确保健康管理计划得到长期有效的落实，达到三个层次的健康管理：①以健康促进为主，加强预防，调整生活方式，实现生命质量的全面提升；②根据个体状况配合全方位的健康指导，促使亚健康状态得到改善或逐渐过渡到健康状态；③对于疾病或预警状态，通过预防保健与临床治疗相结合延缓进程，促进康复。

五、管理实施办法

健康管理实施的具体步骤包括：健康状况的信息采集、健康状况评价和预测、健康促进行为干预及咨询指导三个部分。健康状况的信息采集是健康管理的基础。

（一）构建科学完善的健康体检服务体系

1. 实现"医检分离"　"医检分离"就是将体检客人和患者分开检查。实现"医检分离"的最大好处在于避免交叉感染，也可以消除部分体检客人"没病不去医院"的心理。

2. 开发与完善检查检测系统　现代医疗仪器和技术的发展迅速，如数字化 X 线放射诊断仪（DR）、具有储存功能的 B 超仪器和自动化的生化检测仪等，能够满足体检的新项目和新要求。这些先进仪器设备的使用，提升了检测的准确性和速度，完善了体检流程。先进完善的检查检测系统是体检信息准确性的必要保证条件之一。

3. 科学合理地设计体检套餐和检测项目　科学合理的体检套餐的制定和选择，直接关系到体检信息的完整准确，根据国内外的经验，应该遵循以下原则：

（1）基本项目不可少，有创检查尽量少，年龄、性别、地域、职业特点作参考。

（2）开展以亚健康、亚临床评估的功能性检测和体能的测试。

（3）开展动态体检和健康监测项目。

（4）逐步引入基因组学、蛋白组学技术的应用。

4. 搭建系统完善的信息网络平台　健康体检是针对群体开展的工作，信息量非常大。计算机信息技术是开展健康管理必不可少的，特别是公立综合医院，体检中心和健康管理工作往往不是一个独立的机构，大量的数据和信息需要与医院已有的信息系统对接和共享。

5. 构建体检后服务平台　健康管理、健康体检区别于普通医疗服务的重要方面之一是服务对象的不同，它面对的是正常人而不是患者。正常人与患者的心态不一样，在服务层面上要求更高，故在健康管理中应该融入大量的人性化服务。构建体检后以人为中心的多专科整合服务平台是非常必要的，如健康管理中心或预防保健门诊。

（二）建立完善的健康信息评价系统　目前多数体检中心对健康评估的状况，还主要停留在终检（主检）报告的层面，也就是基于传统的物理检查和生化测定，进行"辨病"和

"诊病"的诊断，提供的信息仅仅是有病和无病，这种评估远远不能满足健康管理的需求，也很难使以健康群体和亚健康群体为主体的体检客户满意。健康信息评价是指对所收集到的个体、群体健康和疾病的相关信息进行系统、综合、连续的科学分析与评价的过程，其目的是为了维护、促进和改善健康，管理和控制健康风险因素，及早诊断和治疗疾病。建立完善的健康信息评价系统对提高以健康体检为主导的多学科整合管理服务具有极其重要的意义和应用价值。

（三）建立多学科整合管理服务模式　在以老年健康体检为主导的老年健康管理服务中，一定要转变"以病为中心"的服务模式，而应建立"以人为中心"的服务理念，将"生物－心理－社会－环境－工程"这种新的医学模式自觉应用到老年健康管理服务之中，积极开展多学科整合管理服务，其目的在于实现"老而不病"或"老而少病"的老年医学目标，尽一切可能提高老年人的生存质量和延长老年人的健康期望寿命。

（马　毅　宋岳涛）

第十一节　出院评估多学科整合管理模式

老年患者经过住院期间的系统治疗，病情得到了一定程度的控制，身体状况得到较好的恢复，基本达到出院标准，主管医师要召集有关医师召开多学科会议，对患者病情和社会状况进行综合评估，对患者的院外治疗、康复、营养、心理、社会活动给予科学有效的指导，以保证患者院外的治疗与康复保持在一个合理有效的水平。

随着社会保障水平和人民医疗生活水平的提高，社会福利制度的不断完善，对患者的院外治疗和康复以及保障患者尽可能融入社会、参加各种社会活动、提高患者生活质量和运动水平提出了更高的要求，也创造了更好的条件。

一、适用对象

1. 病情比较复杂的需要出院的患者。
2. 需要转介到老年中期照护机构的患者。
3. 需要提供高级医学护理服务的患者。
4. 出院后需要提供心理慰藉或社会支持的患者。
5. 具有老年综合征或老年问题发病风险的患者。
6. 其他需要提供多学科团队协同服务的患者。

二、管理目标

1. 完善患者由住院－出院－到院外生活的再适应过程：出院是患者从医疗环境回归到家庭及社区的过程，出院前要对患者的心身健康状况进行全面的评估，制定合理完善的院外治疗及康复计划，并为患者创造有针对性的院外治疗和康复护理的适宜环境。出院评估是患者住院期间的最后一次再评估，是根据患者的健康状况和连续性医疗服务的需要，确认患者能否出院或出院后是否需要转至其他医疗机构进行进一步的治疗、康复或护理。

2. 对患者院外生活的照护问题、居家环境和工作能力进行再评估，保证患者最大限度的生活自理能力。患者出院后，离开医院的医疗、护理及生活环境，可能要面临很多新的困难。住院期间，生活由家人或护理人员照料，出院后多需自理，而家庭及社区环境的设施可能不会像医院这样便利，这必然对刚刚康复的患者造成一定的心理压力，因此多学科的评估也包括对患者出院后生活居住环境的评估，看是否有利于患者的治疗、康复和居家生活，并给予针对性指导。

3. 通过医院专科医生－社区医生－社区照护的无缝衔接监管模式，确保患者的医疗、康复、生活达到最佳水平。通过多学科整合管理模式能够更好地评估患者的身体状况，缩短住院时间，减少医疗资源浪费。多学科的评估模式比传统的评估更加全面细致，更有利于发现隐藏的问题，加以处理。

三、团队的基本组成

随着医学的发展和人民生活水平的提高，公众及患者对医疗的要求越来越趋向多元化，多学科团队成员不断增加，主要包括以下成员：

1. 老年病医师　为出院患者制定全面的出院治疗计划。

2. 社区全科医师　全面了解患者的健康状况和治疗情况，为患者出院后的照护提供支持和帮助。

3. 个案管理师　对将要出院的老年患者进行综合评估，其一是对患者住院的治疗效果进行客观评价，其二是评估患者的各种功能状况，以便对患者出院计划的制订提供必要的参考依据。

4. 康复治疗师　除物理治疗师、职业治疗师和言语治疗师外，还应有工娱治疗师。后者负责组织患者进行相关的娱乐活动，如唱歌、跳舞、体操、棋牌、技巧训练和生活技能训练等，目的是让患者出院后能够参加一些社区组织的集体活动，增加老年人生活的兴趣，避免孤独与寂寞。

5. 社会工作者　负责了解患者出院后会存在哪些困难和问题，例如医疗保险、工资福利、居家安全与赡养照护等问题，通过交流解除患者顾虑，提供解决问题的方案，联系服务人员或帮助联系老年关怀场所，如老年公寓或护理之家等。

6. 护士（师）　观察与了解老年患者还存在哪些照护方面的问题，以便为制定出院计划提供支持。

7. 根据实际需要，团队成员中可有营养师、牧师和心理治疗师等人员。

四、管理方案的主要内容

（一）对出院患者进行综合评估　出院患者多学科整合管理模式牵涉患者生理、心理、家庭、社会保障等方面的评估，具体如下：

1. 临床治疗与病情评估　老年病医师负责患者病情的综合评估和出院治疗方案的制定，并与社区医师进行衔接，与社区医师进行定期沟通，保证患者院外治疗计划的顺利实施和治疗效果的稳定。

2. 专科护理与社区或家庭照护评估　临床护士给予患者系统全面的健康宣传,包括戒烟戒酒,让患者自己了解病情和观察病情,必要时要求患者做好记录,有问题及时联系家庭医师或全科医师。根据患者病情制定护理方案,特别是根据老年人的病理生理和疾病特点制定有针对性的护理方案,如跌倒、压疮、尿失禁和谵妄等的护理。负责与社区护士或家庭照顾人员进行沟通,对其护理工作给予指导,最大限度地减少医疗意外的发生。

3. 物理康复治疗评估　物理治疗师(PT)负责对老年人活动能力包括上、下肢肌肉力量,活动能力,心肺功能锻炼的评估和院外康复方案的制订,负责对社区物理治疗师康复方案的指导。医院物理治疗师和社区物理治疗师应保持密切沟通并定期随访,保证患者在社区的康复治疗效果。

4. 职业康复治疗评估　职业治疗师(OT)在患者出院评估多学科整合管理模式中担负着重要任务。随着社会的发展,职业治疗师的作用越来越突出,对保障患者的日常生活和社会活动发挥了重要作用。在国外,职业治疗师已经形成了完善的职业范围和工作流程,并提供多种服务套餐供患者选择。职业治疗师主要负责评估和锻炼患者的日常生活能力及解决患者日常生活存在的困难和风险问题,并和社区职业治疗师保持良好沟通,给患者的康复治疗及生活解除后顾之忧,如患者的吃饭、穿衣、洗衣服、洗澡、卫生清理、花园整理、购物、联系义工或志愿者等,甚至包括患者的职业保险和工资发放等无微不至的关怀,确保患者的生活得到基本保证。

5. 精神心理评估　老年患者因为年老多病、治疗效果差、经济负担重、子女赡养等问题,往往合并有精神抑郁、悲观失望、谵妄,甚至轻生等疾病,对临床治疗不配合,对出院生活充满失望或恐惧。精神心理师负责对出院患者的精神心理评估,及时发现患者潜在的病症,对患者进行有针对性的心理教育和心理治疗,并给患者提供足够的心理支持和帮助,让患者能安心地出院,并以健康的心态回归社会。

6. 营养支持评估　负责老年人的营养治疗和健康饮食指导。由于老年人并发症较多,如高血压、冠心病、糖尿病、高脂血症、慢性阻塞性肺疾病等,营养状况较差。营养治疗师负责根据患者病情提供有针对性的饮食治疗,如低脂肪、高蛋白、低糖饮食等。

7. 临床用药评估　老年人由于器官功能的衰退,特别是肝、肾功能的减退,对药物的适应性差,很容易造成全身器官的损伤。临床药师负责患者的用药安全和监督,并及时和社区医师保持联系,对患者的用药进行全程监督,确保患者药物的副作用降到最低,并定期对患者进行用药指导。

8. 语言训练及吞咽功能评估　针对有语言障碍的患者进行语言训练和吞咽训练,帮助患者尽快克服语言障碍和吞咽障碍,避免误吸合并肺部感染的发生。并与社区医师保持联系,督导患者语言及吞咽功能锻炼。

9. 健康教育的评估　健康教育的评估就是对患者进行一系列有计划、有针对性的宣教,保证患者了解并接受与自身疾病有关的正确的自我检测、自我预防、自我防治的方法。提高患者应对突发事件和疾病急性发作的能力。评估的方法有与患者交谈、问卷形式、患者的行为表现等。

(二) 确定出院计划　多学科团队成员根据综合评估的结果,制定出适合患者病情转归与社会经济特点的出院计划，为患者联系好出院的去向，并进行一定时间的追踪调查。出院计划大体上应包括以下内容：

1. 患者入院诊断与入院评估的基本情况、治疗方法、治疗过程与治疗结果、出院诊断与出院时的基本情况。

2. 与患者自身疾病有关的指标评价，包括患者疾病的恢复情况、重要器官功能水平、运动能力和运动耐力等。出院后可以进行的活动以及活动的程度和强度。

3. 定期应检查的项目与指标、具体的检查时间、配合的方式及注意事项等。

4. 院外常用药物的服用方法、目的及注意事项。

5. 指导患者如何保持心理健康的方式及方法，如何保持健康的生活方式和行为习惯。

6. 指导患者如何进行健康饮食。

7. 出院随访事项　要求患者积极接受随访，定期到医院复查以及时调整治疗方案等。

五、管理实施办法

1. 建立以医师为主导的包括护士、心理医师、康复师等多个学科的管理团队，并定期召开多学科会议，联系社区医师或社区照护，对所有出院患者进行评估，根据患者病情更改康复方案，指导康复治疗。各个学科间的成员要加强协作与沟通，保证治疗、康复和护理方案科学合理。

2. 对出院患者的身体状况、心理状况、家居环境、社区资源等进行全面的再评估，根据实际情况对患者出院后的经济状况、家庭条件、家庭护理水平做出适当调整，对照护人员进行再教育和培训。与社区医师共同制定下一步康复治疗方案，定期复查与随访。

六、典型病例

（一）病史简介　患者男性，75 岁，反复咳嗽、咳痰、喘憋 40 年，加重 2 天入院。

1. 现病史　患者 40 余年前受凉后出现咳嗽、咳白色黏痰，休息后症状好转。此后每到冬春季上述症状出现，并逐渐加重，逐渐出现活动后喘憋。2006 年起反复在我院住院，诊断为慢性阻塞性肺疾病、肺源性心脏病、呼吸衰竭、慢性心功能不全、冠心病、2 型糖尿病等，给予抗感染、利尿、控制血糖等，并予无创呼吸机辅助通气（S/T 模式）、呼吸康复锻炼等治疗，症状好转后出院。患者呼吸困难呈进行性加重，目前日常轻度活动及静息时即出现喘憋，并反复出现端坐呼吸，双下肢水肿、胸痛、颈肩痛、腰背痛、恶心、食欲差等症状。患者 2 天前感喘憋加重，稍事活动即感明显喘憋，口唇发绀，双下肢水肿，并出现颈肩痛、腰背痛加重，无心慌、咯血、夜间憋醒等症状，今日收入院。自发病以来，精神尚可，睡眠、饮食差，便秘，排尿困难，夜尿次数多，8～10 次/晚，近期体重无变化。

2. 既往史　1993 年因尿流变细、排尿困难诊断为"前列腺增生"，长期口服非那雄胺、盐酸坦洛新，目前可自行排尿，仍尿频，夜尿多。2006 年在我院住院期间行口服葡萄糖耐量试验（OGTT）诊断为 2 型糖尿病，2009 年 9 月出现急性肾功能不全，诊断为糖尿病肾病，肌酐稍偏高，血糖控制尚可。2007 年因头晕 CT 检查发现：双侧基底节区腔隙性脑梗死。2007 年因心前区疼痛，诊为冠心病、心绞痛，曾服用硝酸异山梨酯、阿司匹林治疗症状减轻。

2008 年 7 月因反酸、恶心行胃镜检查，诊断"反流性食管炎"，间断服奥美拉唑。患者近一年经常入睡困难，诊断为失眠。自 2008 年出现便秘，长期服用通便药物和开塞露治疗。2003 年头晕诊断为颈椎病，2009 年 9 月 3 日摔伤后腰痛，拍腰椎片提示腰椎退行性变。

3. 个人史 生于天津，1945 年来北京至今，否认地方病地区居住史，吸烟 20 余年，约每日 10 支，戒烟 10 余年。否认饮酒。

4. 婚育史 24 岁结婚。育 5 个子女，爱人及子女均体健，夫妻关系和睦。

5. 家族史 否认家族中遗传及传染相关病史。否认家族中类似病史。

6. 体格检查 发育正常，营养中等，轻度喘憋状，自主体位，神志清楚，查体合作，全身皮肤黏膜无苍白及黄染，无皮疹及皮下出血点，无水肿，无肝掌及蜘蛛痣。浅表淋巴结未触及。头颅大小正常，结膜无苍白，巩膜无黄染，双瞳孔等大等圆，直径 3.0mm，对光反射灵敏。口唇无发绀，牙龈无红肿、出血，伸舌居中，咽无红肿，扁桃体不大，发音无嘶哑。颈部对称，颈软，无颈动静脉异常搏动，颈静脉曲张，肝颈静脉回流征阴性，气管居中，甲状腺未触及肿大。胸廓对称，桶状胸，无胸壁静脉曲张及手术瘢痕，呼吸对称规整。触觉语颤双侧对称，无胸膜摩擦感及皮下捻发感，双肺呼吸音低，双肺可闻及少许哮鸣音，未闻及湿啰音及胸膜摩擦音。心率 64 次/分，律齐，心音遥远，各瓣膜听诊区未闻及病理性杂音及心包摩擦音。腹膨隆，无胃肠型及蠕动波，腹软，全腹无压痛、反跳痛，未扪及包块，移动性浊音阴性。肠鸣音 4 次/分，无气过水声及血管杂音。肛门及外生殖器未查。脊柱呈正常生理弯曲，各棘突区无压痛及叩痛，活动自如，四肢无畸形，活动自如，无杵状指。双下肢轻度指凹性水肿。腹壁反射存在，肌张力正常，肌力 V 级，肱二头肌及跟腱、膝腱反射存在，巴宾斯基征、凯尔尼格征、莫氏征阴性。

7. 辅助检查 血常规：WBC 12.6×10^{9}/L，RBC 3.68×10^{12}/L，PLT 195×10^{9}/L，N 86%，L 8%。血生化检查：K^{+} 3.8mmol/L，Na^{+} 145mmol/L，Cl^{-} 98mmol/L，BUN 19mmol/dl，Cr 137μmol/L，ALT 52U/dl，AST 68U/dl。

8. 出院诊断
(1) 慢性阻塞性肺疾病。
(2) 慢性肺源性心脏病。
(3) 冠状动脉粥样硬化性心脏病，心功能 3 级。
(4) 2 型糖尿病，糖尿病肾病，糖尿病周围神经病变。
(5) 前列腺增生。
(6) 反流性食管炎、消化不良、便秘，肝功能不全。
(7) 多发性腔隙性脑梗死。
(8) 颈椎病、腰椎重度骨关节病。
(9) 重度神经官能症——失眠、抑郁。

9. 目前治疗 镇咳平喘，改善心脏供血、控制糖尿病及其并发症，应用胃肠动力药改善胃食管反流症，扩张脑血管改善脑动脉供血，康复理疗改善骨质增生，加强锻炼和适当活动改善脑供血不足，改善睡眠，纠正前列腺肥大和尿失禁现象。通过药物和饮食控制改善便秘等不适感觉。

（二）多学科小组会议

1. 会议主持人　今天我们召集多学科成员对患者的病情进行讨论。患者经过 2 周的临床治疗后，病情基本稳定，咳嗽、咳痰及喘憋症状基本好转，可于近期出院。但是由于患者并发症较多，涉及临床专业很多，因此我们主要讨论患者目前的情况和出院以后的治疗、康复、社会活动以及营养保持等方面的治疗。

2. 病例汇报　基本同病史简介，在此不再赘述。患者目前功能性回顾的基本情况如下：有明显的多重用药达到 8 种，眼睛老花，听力基本正常，明显的睡眠障碍，需要服用 2 种以上催眠药物，目前有尿失禁存在，每周 2 ~ 3 次；偶便秘。住院前一周能独立行走，但是有跌倒可能，需要借助辅具。过去一年有 3 次跌倒病史。

3. 个案管理汇报　对患者进行出院评估，评估结果见表 3-7。

表 3-7　出院评估与照护计划

问题列表		现存问题（画√）	照护计划	追踪与否	是否解决
躯体功能状况	日常生活能力	√	基本自理	是	是
	行动力及步态障碍	√	加强看护	是	是
	视力不良	√	控制糖尿病	是	否
精神心理状况	认知功能障碍				
	抑郁情绪	√	家属介入，服用抗抑郁药	是	是
	谵妄				
社会经济状况	社会支持问题	√	家属积极照顾，单位给予支持	是	是
	经济状况	√	单位给予支持补助，子女支持	是	是
居家安全状况	客厅、书房与卧室				
	厨房	√	建议改成磨砂地砖	是	待解决
	卫生间与浴室	√	增加扶手，改成磨砂地砖	是	待解决
	跌倒	√	治疗高血压、颈椎病，加强照护	是	已解决
	尿失禁/尿滞留	√	治疗前列腺疾病	是	已解决
老年综合征或老年问题	排便问题	√	纤维饮食、通便药物治疗	是	已解决
	疼痛	√	适当镇痛治疗	是	已解决
	睡眠问题	√	镇静药助眠治疗，心理治疗	是	已解决
	压疮风险				
	多重药物	√	尽量减少复合用药	是	已解决
	营养不良	√	高蛋白饮食，营养低糖饮食，营养师指导	是	已解决
出院去向	回原居住地	□0 自家　☑1 机构　□2 其他		是	待解决

4. 问题列表 通过对患者进行老年综合评估，发现患者目前存在以下问题：

（1）咳嗽、咳痰症状好转，但是活动后仍有喘憋，导致活动能力下降。

（2）冠心病症状平稳，但是心绞痛经常发作。

（3）目前糖尿病控制理想，但是糖尿病并发症明显如末梢神经炎、糖尿病肾病仍需要进一步控制。

（4）患者患有老年性颈椎病、L_1 椎体压缩性骨折、腰椎退行性病变，需要进一步康复治疗。

（5）患者失眠严重，需要大量助眠药辅助睡眠。

（6）患者有低血压、颈椎病、前列腺肥大病史，导致反复跌倒病史和尿失禁病史，需要进一步加强治疗。

（7）患者有前列腺增生和便秘病史，需要进一步调理治疗。

（8）胃食管反流引起患者咳嗽、误吸引起肺部感染。

（9）患者由于长期疾病缠身，精神状态不好，焦虑、对生活失去信心。

（10）患者由于长期患慢性疾病，导致营养不良。

5. 老年病医师 患者为老年男性，病史较长，除了呼吸系统疾病外，还患有多系统疾病如糖尿病、冠心病、消化系统疾病、泌尿系统疾病，骨关节系统疾病等，同时还患有精神心理、营养等方面的疾病，经过临床积极治疗，目前患者病情已经好转，但是患者目前仍有间断咳嗽，咳少量白黏痰，因患者既往有慢性支气管、慢性阻塞性肺气肿（COPD）病史，每年发作，建议患者出院后要预防感冒、加强锻炼，长期吸入沙美特罗/氟替卡松雾化剂，以预防 COPD 反复发作。也可以进行吹气球、吹蜡烛、呼吸体操、呼吸功能锻炼器等进行呼吸康复锻炼。必要时建议中医辅助治疗。

6. 康复师 患者由于长期慢性疾病，加之营养不良导致患者四肢肌肉萎缩，行动能力下降，生活质量降低，建议患者出院后继续加强锻炼，以增强体质，促进肌肉发育。例如可以采用步行、蹬自行车、上下楼梯、阻力自行车等可以在家中锻炼的项目，达到锻炼的目的，也可以到当地社区卫生服务中心参加一些康复锻炼。可以每月一次到我院康复门诊就诊，听取康复师的康复指导意见。

7. 护师 患者经过 2 周的治疗病情基本稳定，定于近期出院，根据患者病情，目前仍然存在的以下护理问题，需要注意：

（1）有跌倒的危险：

1）依据：①患者有多次跌倒史；②护理评估：FRA 28 分，跌倒评分为高风险，MBI80 分存在自理能力缺陷，MMSE 22 分有认知功能障碍；③患者主诉：头晕、无力；④药物因素：患者长期服用降血糖药物（瑞格列奈）、镇痛药（盐酸曲马多缓释片）、助眠药（佐匹克隆）以及利尿剂（呋塞米片、托拉塞米）等；⑤疾病因素：直立性低血压（卧位 105/65mmHg、立位 85/55mmHg），冠心病、心功能 3 级，贫血（RBC 4.29×10^{12}/L、Hb 107g/L），多发性腔隙性脑梗死，颈椎病、腰椎重度骨关节病等。

2）预防措施：①评估患者的生活环境并加以改造：卫生间加扶手；采用防滑砖铺地面；床头灯光线适宜，不能太刺眼；生活环境物品排放合理，可固定于地面，减少障碍物存在；楼道楼梯两侧有扶手，高低合适；衣服尽量采用拉锁式或系扣式，避免有过长的带子等；②有专人照顾生活，协助日常生活需要；③改变体位时动作缓慢，夜间可开启地灯，如厕时要有陪护；④保持地面干燥，减少障碍物，穿防滑鞋；⑤定期监测血糖，当血糖低于 3.5mmol/L，及时进食含糖食物，严格卧床休息，注意 20 分钟后复测血糖，查找引起低血糖的原因加以预防；⑥每日检测血压至少一次并记录；⑦预防电解质紊乱，定期复查血电解质，多吃含钾高的食物如：乳制品、鱼、肉、家禽、绿叶蔬菜等。

（2）气体交换受损

1）依据：①患者自诉喘憋，活动后加重；②持续鼻导管吸氧与无创呼吸机辅助通气交替进行；③血气分析：动脉血 PO_2 50mmHg，PCO_2 66mmHg，提示患者存在 2 型呼吸衰竭；④查体：患者桶状胸、双肺呼吸音低、双肺可闻及少许哮鸣音。

2）预防措施：①给予高热量、高蛋白、丰富维生素饮食；②保持环境相对安静，注意通风保暖；③使患者保持相对安静，急性发作期卧床休息，采取半卧位；④提倡长期家庭吸氧疗法，采用低流量持续给氧，流量 1～2L/min，每天氧疗时间不少于 15 小时，特别是睡眠时间不可间歇；⑤呼吸训练：缩唇呼气和腹式呼吸训练，每日训练两次，每次 10～15 分钟。

（3）清理呼吸道无效

1）依据：患者痰液黏稠，感觉痰多，咳痰困难。

2）措施：①加强营养，增加机体免疫力，及时清理呼吸道分泌物；②应用抗生素，积极控制感染；③饮水每日大于 2000ml，可稀释痰液，使痰液易于咳出；④鼓励患者有效咳嗽，指导患者正确的咳痰方法；⑤量较多不易咳出时，按医嘱使用祛痰剂或给予超声雾化吸入治疗。

（4）便秘

1）依据：患者有长期便秘病史；每周 2 次排便，感排便困难。

2）措施：①评估患者便秘的原因，进行有针对性的指导；②增加纤维素的摄入，多吃绿叶蔬菜，饮水每日大于 2000ml 有益于排便；③提供私密的、避免打扰的排便环境；④养成定时排便的习惯，可在餐后进行，即使没有便意也去如厕，使之形成排便反射；⑤做顺时针的腹部按摩每日 2 次，每次 20～30 分钟；⑥根据医嘱应用润肠通便药。

总之，患者由于患有多种疾病，因此一定要加强自我保护意识，学会自我管理。要预防感冒，在走路或锻炼过程中一定要预防跌倒，注意厕所内保持干燥，厕所内要有扶手。平时走路要自觉利用辅具，保持排便通畅，洗澡时洗澡水不能过热，洗澡时间不宜过长，避免意外情况发生。

8. 临床药师　患者年龄偏大，肝肾功能不全，特别容易发生药物性肝脏或肾脏损坏，比如降脂药、心血管系统药物等对肝肾系统有损伤，要特别引起注意。

9. 营养师　患者由于长期慢性疾病、COPD，导致长期营养不良，体质指数（BMI）为 17，皮下脂肪减少，营养不良严重，建议患者加强营养支持治疗，保证每天充足的热量，尤其注意补充高蛋白质饮食例如蛋白粉的摄入。因为有糖尿病，要减少高糖饮食的摄入，严格控制血糖，使血糖控制在 5.5～6.1mmol/L。可以少量摄入水果如每天一个苹果、一片西瓜、黄瓜等，少喝粥。

10. 精神心理师 患者由于长期患慢性疾病，活动能力下降，患者对生活失去信心，精神抑郁，拒绝和别人交流，性格孤僻，严重失眠。建议患者家属积极参与对患者的心理疏导，多增加社会活动，鼓励患者战胜疾病。可以给予百乐眠等助眠药物辅助睡眠，必要时可以给予奥氮平等抗精神药物治疗。

11. 社会工作者 患者本身属于医疗保险，有工资但是不是很高，家庭负担较大。由于住院费中有部分自费，患者担心给家庭造成负担而不愿治疗。同时患者属于老年丧偶，孤身一人，有三个孩子，家庭条件都不是很好，对老人照顾不周，让老人很伤心。我们一方面要求住院期间费用尽量减少，近期我们在和患者子女沟通，让他们经常过来探视老人，让老人感受到家庭的温暖，并给予老人一部分生活费，解决老人后顾之忧，家属已经同意。我们还和患者单位以及民政局沟通，为患者申请了部分补助，目前各方面情况已经谈妥，可保证老人的院外生活。我们还将对老人定期巡访，和老人保持联系，给老人提供各方面的帮助。

12. 其他成员小组 心血管专家建议患者出院后要注意休息，坚持服用改善心脏供血药物，保证心功能正常，减少心绞痛发作。糖尿病专家建议患者一定要注意饮食，严格控制血糖，预防糖尿病进展。消化科专家建议患者可以服用胃肠动力药缓解胃食管反流，必要时行胃镜检查了解食管反流情况。骨科专家建议患者目前先保守治疗，可以应用骨肽等治疗骨质疏松的药物治疗，可以进高钙饮食。如骨关节病情加重，疼痛明显，可以考虑手术治疗。

13. 讨论 大家同意上述各位专家意见，根据患者实际情况、家庭背景以及个人病情需要，建议患者到老年公寓居住，既可以解决基本生活问题，又能提供一定的医疗保障服务。

（三）出院计划 根据多学科小组会议上大家的意见，最后形成出院照护计划，详见表3-8。

表3-8 老年患者问题列表与照护计划

存在问题	照顾计划
轻度咳嗽，活动后有喘憋	预防感冒，呼吸康复训练，长期应用气雾剂
心绞痛偶有发作	长期服用抗凝药和改善心血管供血药
血糖不稳定	坚持服用降血糖药和降血脂药，严格控制血糖
颈椎病，经常头晕、腰痛	应用治疗骨质疏松药物及高钙饮食，必要时手术
肌肉萎缩，活动能力下降	加强康复锻炼，登楼梯、蹬自行车等
患者失眠严重	服用助眠药辅助睡眠，预防过量
反复跌倒病史和尿失禁	治疗高血压及颈椎病，注意环境如厕所、地面等
前列腺增生和便秘	服用非那雄胺和通便药治疗，预防腹泻
胃食管反流	服用胃肠动力药治疗
精神状态不好，焦虑	家庭成员参与照护，积极参加社会活动，服用
对生活失去信心	奥氮平治疗
营养不良	加强营养支持、高蛋白饮食，控制血糖

（刘前桂 赵黎黎 赵双燕 田银军 陈 静 王春梅）

第十二节　以全科医师为主导的社区多学科

整合管理模式

社区多学科整合管理模式是由全科医师、防保医师、专科医师、护士及家庭健康责任人组成的多学科团队共同参与的，既有基本医疗又有预防保健的社区老年服务模式。

已有研究表明，社区老年病的多学科整合管理模式较传统医疗模式可明显提高老年患者的医疗质量、减少医疗缺陷，控制或减少并发症的发生，提高患者日常生活能力，减轻患者对社会及家庭的经济负担，提高家庭和社会对医院的满意度，可在一定程度上满足日益增长的、全方位的老年医疗卫生服务需求。在社区广泛开展和推广以全科医师为主导的多学科整合管理服务模式具有重要的意义和价值。

一、适用对象

1. 社区中病情复杂的老年病患者。
2. 社区中具有多种医疗和照护服务需求的老年患者。

二、管理目标

总目标：以社区慢性病管理团队为主体，以全科医师为主导，以各级医保部门为保障，合理调配社区卫生服务资源，努力提升老年人群的健康水平和生活质量，降低老年医疗卫生服务成本，提高老年医疗卫生服务质量。

具体目标如下：

1. 为社区老年人提供健康管理服务，从整体上提高老年人的健康水平。
2. 及时诊断与治疗常见的、多发的老年慢病，提高社区的慢病管理水平。
3. 及时为社区老年人提供综合性的医疗、康复和护理服务。

三、团队的基本组成

1. 全科医师　负责对社区内老年患者常见病和多发病的诊断与治疗。应全面了解或掌握老年患者的一般情况、疾病史（累积疾病与多重共病问题）、实验室检查及老年综合评估结果，组织和实施对老年患者的治疗和照护服务。具体内容大致如下：

（1）了解患者的现病史、既往史、个人史、家族史、过敏史和跌倒史等。

（2）完善医学检查：如血、尿、粪常规、生化指标、心电图、肺功能和影像学检查等。

（3）收集皮肤破溃，关节畸形等相关影像资料。

（4）注重功能性的评价结果：如对患者精神、意识状态、运动、感觉、认知（MMSE）、情感、家庭及社区环境等的评估结果。

（5）预测来自患者自身状况、家庭、社区和社会等致病因素。

（6）实施对老年患者的多学科整合管理。

2. 个案护士（师）　负责对社区老年人的综合评估，实施常规的治疗和医学护理。对老年人的综合评估尤其应注意以下方面：

（1）心智状态的评估：如谵妄、认知功能障碍、抑郁情绪和行为问题的评估。

（2）功能状态的评估：如日常生活功能和康复潜能、行动力及步态障碍、视力不良与听力不良、营养状况、水及电解质平衡、口腔卫生、循环功能、肌力、疼痛、胃肠道症状、睡眠方式与睡眠障碍、吞咽功能、跌倒风险和压疮风险的评估等。

（3）其他评估：如对管路（鼻饲管/尿管/气切/造口）、社会支持问题、多重药物使用或精神药物使用等的评估。

3. 康复师　负责对老年人的康复训练与指导。

4. 社会工作者　了解患者的日常生活、精神心理、社会与经济等多方面的需求，为患者提供相应的服务，具体服务内容如下：

（1）了解患者和谁一起居住。

（2）了解患者的收入情况，谁管理他的收入。

（3）了解医疗服务情况：如果患者有医疗服务需求，应了解需提供哪种服务，并负责联系和安排患者的医疗服务。

（4）了解患者在医院的感觉及感受。

（5）了解患者能否在家里自己管理自己，如果不能，社会工作者则要负责安排出院后的去向和需要的家庭服务。

5. 其他人员　根据具体情况社区多学科团队成员可包括老年病医师、临床药师、营养师和社会工作者等人员。

四、管理方案的具体内容

（一）建立老年健康档案，实现老年疾病诊疗信息的动态管理

1. 建立社区所辖区域所有老年人的电子健康档案。

2. 将每次老年人的诊疗信息适时填加到老年健康档案中，实现老年疾病诊疗信息的动态化管理。

3. 通过老年健康评估系统将建档的老年人分成健康老人、亚健康老人、患有慢病的老人、危重病老人和急症老人，然后采取相应措施实现对老年人的科学管理。

4. 老年健康档案中应突出老年人患有哪些老年综合征，如跌倒、晕厥、尿失禁、痴呆、谵妄、抑郁症、慢性疼痛、睡眠障碍、多重用药和帕金森综合征等。

5. 老年健康档案中也应突出老年人曾出现过哪些老年问题，如压疮、便秘、深静脉血栓、肺栓塞、吸入性肺炎、长期卧床和肢体残疾等。

通过老年电子健康档案的建立，可规范老年患者的就诊流程，节约医疗资源，降低医疗费用；可有效地预防和控制老年病的发生，提高老年人对疾病的知晓率，提高慢病的控制率，降低老年人的疾病致残率和死亡率；也可为国家和社会提供大量有关老年人的科学数据资源，从而为政府决策提供服务，为财政预算提供参考。

（二）对老年患者实施老年综合评估　社区医护人员应对前来就诊的老年患者进行综合评估，具体包括以下评估内容：

1. 一般医学评估　即对老年人躯体健康状况、患病情况和用药情况的评估。通过该项评估，可对社区老年人的躯体健康状况做出全面评价，能够有效筛查老年人罹患的多种慢病及常见的老年病综合征和老年问题，并对老年人的用药情况做出评价，具体如下：

（1）基本生理指标评估：如身高、体重、胸围、腰围、血压、血脂、血糖和肝肾功能等。

（2）罹患慢病的评估：如高血压、糖尿病、脑卒中、心血管疾病、骨质疏松、骨性关节病、慢性阻塞性肺疾病、白内障、青光眼、听力下降和前列腺增生等。

（3）常见老年病综合征的评估：如衰弱、跌倒、痴呆、尿失禁、晕厥、谵妄、抑郁症、慢性疼痛、睡眠障碍和帕金森综合征等。

（4）常见老年问题的评估：如长期卧床、吞咽困难、压疮、便秘、深静脉血栓、吸入性肺炎、营养不良和肢体残疾等。

（5）老年人用药评估：如老年人用药的品种、数量、高危药品的使用率和不良反应发生率等。

2. 躯体功能评估　主要指对老年人日常生活能力、视力、听力和其他体能（如起立行走、平衡与步态）的评估。

3. 精神心理评估　主要指对老年人认知功能、情绪、情感和精神障碍等的评估。

（1）认知功能评估：如三件事回顾与画钟试验（CDT）、简易智能状况评估（MMSE）等。

（2）情绪与情感评估：如老年抑郁评估（GDS）等。

（3）精神障碍评估：即对精神疾病的评估。

4. 社会评估　主要指对老年人生活行为（烟、酒、饮食习惯、运动、睡眠等）、社会参与、角色适应、经济状况和社会支持的评估。

5. 环境评估　主要是对老年人居家安全和生活环境等方面的评估。

6. 其他评估　包括对老年人营养状况、生活满意度和生活质量（SF-36 量表）等方面的评估。

（三）建立团队会议制度

1. 团队会议的功能

（1）决定多病共存老年患者的治疗目标，形成团队对老年患者治疗与照护的决策。

（2）解决老年照护中存在的具体问题。

（3）明确团队成员的职责分工，加强团队成员间的相互沟通与合作。

2. 团队会议的召开

（1）以社区全科医师为主导，重点解决老年患者的医疗与照护问题。

（2）认真听取团队成员的意见，对老年患者的医疗照护问题达成共识。

（3）制定出短期或长期的老年医疗照护服务的实施计划与方案。

（四）实施老年医疗与照护服务　按照多学科小组会议确定的治疗与照护方案，在全科医师的领导与支持下，实施对老年患者的治疗、康复和护理服务，解决老年人日常生活中存在的医疗与照护服务问题，提供用药指导，预防老年人各种慢病的急性发作和不良事件的发生，尽可能提高老年人的生存质量。

五、管理实施办法

1. 社区卫生机构的管理部门应明确制定建立老年健康档案的标准与规范，建立动态化管理的老年电子健康档案系统。

2. 应建立老年健康的综合评估机制，社区机构的医护人员应自觉应用生物－心理－社会－环境的医学模式为老年人提供全方位的服务。

3. 将家庭医师的管理制度引入到老年健康管理中。

（张进平　宋岳涛）

第十三节　以社会工作者为主导的社区多学科整合管理模式

老年社会工作是伴随老年问题而产生的一种专业性的服务活动，是指接受过专业训练的社会工作者在专业价值理念的指导下，充分运用社会工作的理论和方法，为在生活中遭受各种困难而暂时丧失社会功能的老年人解决问题、摆脱困境并同时推动更多的老年人晚年获得进一步发展的专业服务活动。比较专业的为老年人服务工作最早可以追溯到20世纪上半叶，当时英国颁布的《养老金法》、1935年美国历史上著名的《社会安全法案》以及20世纪40年代英国发布的"贝佛里奇报告书"等，都以法律的形式规定了老年人的权利和义务、规定了政府和社会应该承担的为老年人服务的责任。不过，老年社会工作的蓬勃发展则是在第二次世界大战以后，直至今日，老年社会工作的重要性不仅体现在补救性和预防性的功能上，而且也越来越表现在诸如挖掘老年人的潜能、协助老年人体现晚年人生价值、倡导老年人互助等发展性的功能上。

一、适用对象

1. 社区中需要提供社会支持、经济资助和精神慰藉的老年人群。
2. 在老年人权益保障方面需要提供帮助的人。
3. 生活中遭受各种困难而暂时丧失社会功能的老人。

二、管理目标

1. 为社区老年人提供一定的社会支持，并寻求有可能的经济支持途径。
2. 建立以社区照护服务为基础的老年健康管理体系。
3. 进一步丰富老年人的精神文化生活，加强思想政治工作。
4. 切实维护老年人的合法权益。

三、团队的基本组成

包括社会工作者、社区全科医师、营养师、宗教工作者、护工、患者本人和家庭成员等。

1. 社会工作者　评估老年患者的健康状况，协调各方资源，保障患者及亲属的利益；为患者提供社会心理咨询服务，缓解患者心理压力，帮助患者、亲属和护理人员正确面对疾病；帮助患者和亲属获取社会福利保障、医疗保险和商业保险等；负责为患者提供解决生活问题的方案，如联系服务人员或老年关怀场所（老年公寓或护理之家）等。

2. 社区全科医师　处理常见、多发的老年疾病，既能为老年患者提供上门服务，也能将自己处理不了的患者及时转诊给上一级医院的老年科医师或其他专科医师。

3. 营养师　及时评估患者的营养状况，为患者确定适度的营养目标和制定有效的营养支持方案。

4. 宗教工作者　为在病中或病逝的有宗教信仰的老人或家属提供合法的、符合宗教风俗习惯的服务活动。

5. 护工　陪护患者，为患者提供各种生活服务。

6. 患者本人　主动配合团队成员积极接受疾病的治疗、康复和护理。

7. 其他人员　根据患者和社区的实际情况，灵活确定多学科团队成员的组成。

四、管理方案的主要内容

以社会工作者为主导的社区多学科整合管理模式应主要从经济支持、医疗保健、照料服务、精神慰藉和权益保障等五个方面为社区的老年人提供服务。

1. 经济支持　社会工作者应根据国家的政策法规、社会保障制度和医疗保险制度为社区的老年人谋福利，争取国家、政府和单位的经济支持，寻求多层次、多元化、多项目的贫困老人救助渠道，开展多种形式的扶老助困送温暖活动。

2. 医疗保健　尽可能满足社区老年人的基本医疗服务需求，做好健康教育和预防保健工作，以优质、便捷、经济为原则，为老年人提供预防、医疗、护理和康复等多种社区为老服务。

3. 照料服务　社区医护人员应依托社区老年服务设施，采取上门服务、定点服务等形式，开展看护照料、精神慰藉、家务帮助等服务项目。充分利用家庭照料资源，积极探索支持家庭成员照料老年人的有效办法，逐步优化支持老年人居家养老的社会和社区环境。

4. 文化生活与精神慰藉　应丰富老年人的闲暇生活，提高老年人精神文化生活质量，营造全社会尊重、理解、关心和帮助老年人的社会环境与舆论氛围；充分发挥老年人在社会生活中的积极作用，有计划地组织老年文艺汇演、书画展览等活动。

5. 权益保障　积极参与《中华人民共和国老年人权益保障法》的宣传活动，强化全社会维护老年人权益的法制观念。帮助老年人学法、懂法、守法，提高法律意识，依法维护自身的合法权益。

五、管理实施办法

1. 在社区卫生服务机构中配备老年社会工作者。

2. 建立以老年社会工作者为主导的社区多学科整合管理服务模式。

3. 以多学科小组会议形式共同协商解决社区老年人出现的各种社会问题和医疗保健问题。

4. 建立老年人的社会工作保障制度。

（宋岳涛）

第十四节　以康复护理为主导的社区多学科整合管理模式

现代康复医学是20世纪的产物，它的确立起源于二次世界大战，大量伤兵进行康复的实践和经验，促进了康复医学的兴起。20世纪60年代以来，随着交通事故和其他意外损伤的增多、老年人口比例上升、社会残疾人口相应增加，客观的需要推动了康复医学有较大的发展。同时，由于现代神经生理学、行为医学、生物医学工程学的进步，用于功能检查和康复的新仪器不断涌现，使康复医学的发展获得了新的动力。20世纪80年代以后，我国康复医学有了长足的发展，老年康复医学专业学会也相继成立。本节重点介绍在社区如何实施以老年康复和护理为重点的医疗与照护服务模式。

一、适用对象

1. 社区中具有一定康复潜能的老年患者。
2. 老年病亚急性和急性后期需要继续康复护理的老年患者。
3. 社区中失能的需要长期康复护理维护的老年人。

二、管理目标

1. 综合地、协调地应用医学、康复、护理、社会和环境等措施，对机体功能暂时下降或残疾者进行康复训练，提高或恢复患者的功能状态。
2. 患者通过规律的、长期的机体功能锻炼，恢复全部或部分的机体功能，减轻致残因素造成的不便，提高其自身的生活能力。
3. 通过家属或其他照护者为患者提供的康复护理服务，延缓患者的功能残疾，减轻患者的痛苦，提高患者的生存质量。

三、团队的基本组成

老年病的康复护理管理团队主要由以下成员构成，包括康复师、老年病医师、护士、心理医师、营养师、患者本人和家庭成员等。

1. 康复师　分康复医师和康复治疗师。

（1）康复医师：为社区患者制定康复目标（包括长期和短期的）和康复治疗方案，指导康复治疗师进行治疗。

（2）康复治疗师：根据康复医师制订的方案对社区患者进行具体的康复治疗和康复训练。根据分工的不同，可分为物理治疗师（PT师）、职业治疗师（OT师）、语言治疗师

（SP 师）和工娱治疗师，其职责分工详见第二章中的多学科成员。

2. 老年病医师　为社区患者制定急性期的治疗方案和中、长期的照护计划，为患者提供临终关怀服务，满足患者的多方需求。在社区机构，老年医师的角色可由全科医师来担任。

3. 护理人员　协助其他医务工作者设计和完成治疗计划，进行常规的医学护理或日常生活能力的护理。根据分工的不同，可分为注册护士、专业护士（执业护士）、助理护士和护工等，其职责分工详见第二章中的多学科成员。

4. 心理师　解决社区老年患者的各种心理问题，实施对心理障碍（如老年焦虑、老年抑郁、老年痴呆和与老年痴呆有关的行为问题）患者的治疗。可分心理咨询师和心理治疗师。

5. 营养师　及时评估患者的营养状况，为患者确定适度的营养目标和制定有效的营养支持方案。

6. 患者本人　主动配合团队成员积极进行疾病的治疗、康复和护理。

7. 家庭成员　积极主动地配合团队成员为自己的老人进行各种医学处理，鼓励和支持老人完成每天的康复训练计划，协助老人尽早回归家庭与社会。

四、管理方案的主要内容

（一）老年躯体功能的康复　以消除和减轻老年患者的功能障碍、弥补和重建功能缺失、改善和提高躯体功能为目标，即对躯体功能障碍进行预防、诊断、康复评估、治疗、训练和其他医学处理。体育医疗、运动训练是现代康复医学的重要内容和手段。康复训练是社区老年康复最基本的内容，需要依靠社区的力量，在家庭和社区康复站，对需要进行功能训练的老年人或残疾人，开展必要的、可行的功能训练，如生活自理训练、步行训练、家务活动训练等。对疑难的、复杂的病例则需要转诊到上级医院进行康复诊断和治疗。

（二）精神心理康复　随着老龄化程度的增加，老年人群的数量越来越大，存在认知功能障碍和精神心理疾患的老年人也越来越多，老年人群的精神心理康复必将是康复医学中一个重要的领域，为老年人开展心理咨询和心理辅导等工作将会对提高老年人的生活质量和幸福度起到极其重要的作用。

（三）器官移植患者的康复　随着社会的发展和医学技术的进步，器官移植治疗、干细胞移植治疗和基因治疗的病例也将会越来越多，如何对这些人群进行康复治疗和训练，也将是社区康复中一个极其引人注目的命题。

（四）职业性康复　老年人在过去的岁月中，曾为国家或社会、企业或单位、家庭或个人出力流汗，做出过或大或小的贡献。由于他们在各自的工作岗位上辛勤劳动，患上了各种各样的、程度不同的职业病，如何进行老年人职业病的康复，对提高这些老年人的生活质量也具有极其重要的作用和价值，开展对老年人群职业性的康复也将是势在必行的一项工作。

（五）特殊患者的康复　人类在进步，时代在发展，新的疾病和新的传染病也在不断发生和出现，如何对这些新的特殊患者进行康复也是社区康复中值得注意的一个问题，如艾滋病患者、SARS 病患者、放射病患者等的康复。

（六）**老年患者的特殊护理**　社区医护人员除要对前来就诊的老年患者提供常规的护理外，还要对社区中失去生活自理能力的患者提供个人卫生方面的照顾和帮助，即对失能老人的长期照护。长期照护的目的：①清除坏死组织、微生物、分泌物和其他污垢；②刺激血液循环，放松肌肉，使患者感到舒适，帮助恢复精力；③改变患者的病容，消除不良气味；④预防压疮和交叉感染；⑤便于病情的观察。

对社区老年患者的特殊护理，包括以下内容：

1. 口腔护理　口腔内温暖潮湿，又有食物残渣，具备细菌繁殖最有利的条件。鼓励老年患者饭后要漱口、早晚要刷牙，尤其是晚上刷牙更为重要。需教会有活动义齿者，饭后应先洗手取下义齿，用冷水冲洗刷净，漱口后再戴上。

2. 头部护理　生活不能自理的老人，护士应协助洗头，每 1～2 周在床上洗一次，水温 43～45℃。洗时注意遮住患者眼睛，双耳塞棉球，洗发后注意擦干头发。若洗头时患者面色，呼吸、脉搏发现有异常，则应停止操作。

3. 洗浴　对不能进行淋浴和盆浴的患者，可进行床上擦浴，这可促进老年患者血液循环和皮肤排泄功能，但要注意以下几点：室温不可低于 21℃，水温以 40～43℃为宜；遮挡患者，关好门窗；擦浴时动作要轻，随时用大毛巾盖好患者以免受凉；擦浴时将湿毛巾缠绕手上；及时更换热水；擦浴后要更换衣裤及被罩。

4. 留置管道的口周皮肤护理　带有各种管道引流和造瘘口的患者，口周皮肤护理尤为重要。管道口的皮肤经常被引流液污染和刺激，易于感染。因此应在口周皮肤处涂以凡士林，或氧化锌软膏以保护皮肤。发现感染及时处理。

5. 灭虱　有体虱者，换下的衣服可按质量分别采用蒸、煮，或用马拉硫磷粉等进行灭虱。有阴虱者可剃毛，再用纸包好烧掉。有头虱者可用中药百部灭虱。

6. 长期卧床或昏迷患者的护理　对该类患者要加强口腔护理及翻身擦背，预防压疮。为尿便失禁的患者及时更换污垢潮湿的被褥。要勤给患者洗澡，室温宜在 25℃左右，水温 38～40℃，以热而不烫为原则。

五、管理实施办法

1. 在社区卫生服务机构配备康复医师、康复治疗师和老年病护理人员。

2. 在社区卫生服务机构中，建立康复设施，配置康复设备，制定康复实施制度与规范。

3. 组建以康复师为主导的多学科整合管理团队，积极开展各种康复治疗或康复训练工作。

4. 以多学科小组会议的形式共同解决老年人康复护理中存在的问题。

5. 及时将老年患者的诊疗信息、康复护理信息整合到老年电子健康档案之中。

（宋岳涛）

第十五节　以临终关怀为主导的社区多学科管理模式

临终关怀是指对临终患者和家属提供姑息性和支持性的医护措施。临终关怀是一门新型的交叉学科，它要求医护人员在给予临终患者关怀的同时，也要做好临终患者家属的护理和帮助工作。实施临终关怀的机构，既可以是医院，也可以是社区卫生服务机构，本节重点介绍在社区实施临终关怀服务的一些内容。

一、适用对象

1. 居住在社区机构中的临终患者。
2. 居住在家庭中的临终患者。
3. 临终患者的家属或其他照护者。

二、管理目标

1. 提供临终关怀服务，减少临终患者的痛苦，使临终患者有尊严地离世。
2. 为临终患者的家属提供心理慰藉和精神支持服务。
3. 提高临终患者及其亲属对"死亡"的认识，坦然地面对"死亡"。
4. 协助临终患者及其家属做好患者死亡前后的各项准备工作。
5. 帮助死者家属处理好死者的后事。

三、团队的基本组成

以临终关怀为主导的社区多学科管理团队主要由以下成员构成：老年病医师、社区全科医师、护士、宗教工作者、心理医师、社会工作者、患者本人和家庭成员等。

1. 老年病医师　处理临终患者的各种临床并发症，制定舒缓治疗方案，协调多学科成员之间的关系，共同为临终老人提供科学、合理和合法的临终关怀服务。

2. 社区全科医师　协助好老年病医师做好各种舒缓治疗工作。在人员比较紧缺的社区，全科医师可以充当老年病医师的角色。

3. 护理人员　做好临终患者临终前后的各种护理工作，包括医学护理和日常生活护理。

4. 宗教工作者　为在病中或病逝的有宗教信仰的老人提供合法的、符合宗教风俗习惯的服务活动。给患者亲属和护工以心理安慰。

5. 心理师　排解患者临终前的各种紧张、焦虑和恐惧状态，为患者及其亲属提供心理支持，使其正确面对现实，实现平稳过渡。

6. 社会工作者　为临终患者及其亲属提供社会心理支持，提供获取社会福利保障的途径与信息，提供解决临终问题的方案，协调各方资源，保障患者及亲属的利益。在人员短缺的社区机构，社会工作者还可以充当宗教工作者和心理师的角色。

7. 患者本人　应正确面对死亡，向亲人说出临终前的愿望和交代好后事，有条件者可以建立预嘱或遗嘱，配合医护人员做好各项医疗和护理工作。

8. 家属 包括亲属、邻居和朋友等，他们是相互联系相互影响的复杂实体。家庭的任何一个个体发生健康或生活的改变将影响其他的家庭成员。家属应表现出对临终者足够的耐心、虔诚的孝心和无微不至的关心，积极主动地配合团队成员做好患者临终前后的各项工作。

四、管理方案的主要内容

（一）死亡教育

1. 从观念上改变对死亡的认识 中国受几千年传统文化及儒家、道家、佛家思想的熏陶，人们认为死亡是不祥和恐惧的象征，对死亡采取否认、蒙蔽的态度，尽可能在言语中避免谈及，对死亡充满焦虑、害怕和恐惧，不能坦然地面对死亡。所以，对待临终患者及其家属的教育，首先要从观念上进行一场革命，改变他们对死亡的传统观念。临终患者应该认识到，生老病死是人类社会的自然规律，既然自己已经走到生命的尽头，就应该面对现实，欣然接受。家属更应该坚持唯物主义论，认识到死亡是一个自然的过程，是人类生命旅程的必然结果。提倡优生优死，才符合历史的辩证法，患者有优死的权利，家属应当尊重患者的意愿。尽可能提高患者在生命最后时刻的生活质量，才是家属尽孝道的最佳方式。

2. 深入开展死亡教育 向患者及其家属宣教临终关怀的理念、必要性、过程和实施方法，讲解疾病的发生、发展和转归，让患者及其家属了解这一阶段对患者来说舒适护理重于无意义的治疗，让患者自然死亡，能使患者进入生理和心理上的舒适与放松，患者会走的舒坦，去的放心。在向患者家属的教育中，应指导家属最大限度地满足临终患者的需求，如提供可口的饮食、一起分享过去的幸福时光，用安慰的语言消除亲人的痛苦和恐惧。这样，家属就可以慢慢接受亲人即将离世的事实，也使自己获得心理上的舒适。国家和政府，应该通过电视、广播、报刊和杂志等渠道向老百姓开展有关临终关怀的教育；医院或社区机构，应通过电话开展有关临终关怀的咨询服务；医护人员，应走出病房深入老人的社区与家庭。只有给予患者及其家属足够的人文关怀和心理慰藉，才会将临终关怀服务深入人心，并逐步得到社会的认同。

（二）舒缓治疗

1. 缓解疼痛与控制症状 临终老人以中晚期肿瘤患者居多，除有明显的疼痛外，还有厌食、失眠、疲劳、体重下降、口干、恶心、呕吐、呼吸困难、抑郁、焦虑、意识模糊等临床症状。因此，医护人员应严密观察患者的病情变化，尽可能采取一切有效措施缓解患者疼痛、控制各种临床症状，让患者保持轻松、舒适的状态，使其安详、有尊严地度过生命中的最后时光。

2. 增强营养 临终患者多伴有恶病质，机体营养不良，生活质量严重下降，给患者增强营养，可在一定程度上缓解患者的临床症状，在短期内改善患者的生活状况。对于可进食者，应注意食物的色、香、味，宜少量多餐；不可进食者宜采用鼻饲法或完全胃肠外营养。

3. 改善血液循环　临终患者血液循环差，表现为皮肤苍白和湿冷等症状，可适当提高室温或给予热水袋加强保暖，也可用热毛巾擦身，必要时予以医疗干预。

4. 改善呼吸功能　有的临终患者存在呼吸功能异常，照护人员要密切关注其呼吸变化，尽可能保持患者呼吸道通畅，有条件者可采用无创呼吸机辅助呼吸。

（三）临终护理　临终护理包括对临终患者及其家属的护理，对患者护理的重点是基础护理，而对患者家属和护工的护理主要是心理方面的护理。

1. 对临终患者的护理　临终患者随疾病进展，机体逐渐虚弱，脏器功能减退，经常出现尿便失禁、吞咽困难、恶心呕吐、活动减弱、肌肉萎缩等症状，常常导致身体不洁，如会阴、肛门附近皮肤受损，口腔溃烂，部分患者还伴随恶臭等问题，严重影响患者的舒适感和生活质量。因此，对临终患者的护理要注意口腔、会阴和肛门等部位的清洁与干燥，必要时铺设尿垫或放置导尿管，宜勤换床单保持其清洁、干燥与平整。临终患者多处长期卧床的状态，容易出现压疮、便秘、失眠、疼痛、肢体深静脉血栓、吸入性肺炎、肺栓塞和肢体残疾等多种老年问题，护理人员应密切观察临终老人的病情变化，应可能避免这些问题的出现，如一旦出现，应请多学科团队成员尽早解决。

2. 对家属或护工的护理　家属或护工因长时间照顾患者，心身疲惫，在对患者进行舒缓治疗和临终关怀的过程中，他们同样经历着痛苦的感情折磨，需要得到医护人员的安抚和关怀。在遇到临终患者时，医务人员应仔细评估家属或护工的生理、心理、社会、文化等各种需要，应制订出详尽的护理计划，合理安排照护时间，必要时采取轮班制，使家属和护工的生活和饮食起居变化在一个科学允许的范围之内。在这期间，家属的休闲娱乐都减少，给家属建议一些消除心身疲劳的方法，如适当的音乐和体育锻炼，会有利于保证家属的精力和自身的健康，对患者和家属都非常重要。医护人员宜应用管理、指导、安抚、照顾、交流等知识和技巧来帮助家属和护工，鼓励他们以良好的心态面对患者，以他们的情绪来影响和改变患者的情绪，以提高患者及其家属和护工的生活质量。在临终患者家属的护理中应重视女性和老年人。一般认为，老年亲属比普通亲属存在更严重的心理应激反应和焦虑抑郁情绪，女性亲属比男性亲属焦虑抑郁情绪更严重，表明女性在遇到心理应激时较男性更容易出现心理障碍。在护理实践中，医护人员给临终患者家属或护工适当的关怀与照顾，对于建立和谐的医患关系也有着十分积极的作用。

（四）心理支持　实施临终关怀服务的人员，应学习和掌握一些心理学知识，这样才能给予临终患者及其家属以正确的心理干预和心理支持，否则会事倍功半，甚至适得其反。下面介绍临终患者及其家属在对待临终事件时的一些心理变化及其医护人员提供心理支持的技术与方法，以便社区医护人员更好地实施临终关怀服务。

1. 临终老人的心理支持　老人临终前，因疾病的折磨，家庭、社会诸多事务的影响，以及老人自身经济状况、受教育水平、信仰、生活经历等的不同，心理变化不仅明显，而且差异很大。患者的心理将由否认期、愤怒期、协议期、抑郁期过渡到接受期。具体到个人，各阶段可能没有明显界限，甚至会重叠、反复出现。同时也因周围人群的心理干预而出现不同的心理变化。照护人员要注意观察患者的精神心理变化，尊重和理解患者，获得患者的信任，帮助其正确认识生与死的问题，使其能够正视死亡，坦然地接受死亡。

2. 临终患者家属的心理支持　《新编护理学基础》将临终患者家属的心理反应分为以下四期：①震撼和不知所措期；②情绪反复无常和内疚罪恶感期；③失落与孤独期；④解脱和重组生活期。

有学者认为，死亡事件可分以下三种情况，不同的情况对患者家属产生的心理影响也是不同的。①如果死亡适时到来，家属有预期心理准备，家属的心情相对比较平静；②如果临终时间太长，家属的负性情绪持续太久，就可能感到挫折、厌烦和气愤。有的家属因为无法承受巨大的心身压力和经济压力而身患重病；③如果死亡太突然，家属措手不及，心理完全没有准备，导致心理突然失衡而丧失理智，产生冲动行为。对于突然死亡的患者家属，这个消息如晴天霹雳，一时难以承受。面对受到突发超强刺激的家属，医护人员应努力帮助他们去应对痛苦、悲伤和死亡。有研究指出使用仪器及药物适当延长患者的生命，推迟临床死亡时间，给家属一个逐步认同事实的过程，能使家属建立起亲人死亡的心理应对机制。

美国医学家恩格尔通过对悲哀过程的研究提出了悲哀三阶段学说：①震惊与猜疑阶段：个体对失落事件如亲人的死亡感到震惊、无法接受，也无法处理与之相关的问题或做出相应的决定；②逐步认知阶段：个体逐步恢复对失落事件的认知，开始接受失落事实，但内心感到十分痛苦、悲哀和气愤；③修复重建阶段：个体逐步以理智面对失落，开始以社会能接受的方式表达内心的悲哀和感受，内心也渐渐恢复平静。

临终关怀团队旨在做好患者临终前的治疗、护理和帮助的同时，及早发现老年患者及患者家属的心理变化，及早地做出心理干预和疏导。

（五）临终前的指导

1. 临终前交谈　有效的临终前交谈有利于提高临终关怀质量，提前告知患者死亡的不可避免和大概时间，有利于帮助家属建立心理防卫机制。

2. 临终前准备　医护人员在患者临终前应指导患者家属做好以下准备：

（1）收集和整理患者照片：尽可能多地收集患者的照片及生平资料。①生活照，收集成册以备日后纪念；②半身正面彩色照，以备葬礼时用。

（2）录音或摄像：如果患者能言语，尽可能录音或摄像，以备日后放给家人听和观看。

（3）生平记录：如出生时间与地点、兄弟姐妹、子女情形、学习经历和工作经历等。

（4）遗嘱：在能言语时进行。①留给后人的座右铭和教导期望；②财产分配或债务；③对后事的安排等。

（5）衣服的准备，骨灰安放地点的选择、丧葬事宜的安排等。

（六）临终后的协助

1. 丧亲辅导　患者死亡时是家属悲痛的高峰，社会工作者应做好丧亲辅导工作。在患者死后指导家属安排后事，有条件时提供居丧服务，积极给予家属心理抚慰和疏导，使家属顺利渡过居丧期。

2. 取得社会支持　呼吁国家和政府将我国的临终关怀服务逐步纳入到医疗保险的范畴。多学科团队成员应发动社会各界给予临终者家属一定的帮助，广泛争取各项慈善基金的支持，尽可能减轻家属的经济负担。鼓励志愿者、宗教人士参加到临终关怀团队中来，根据家属不同的文化水平、宗教信仰给予他们精神上的支持和帮助，将家庭责任的一部分转由社会来承担。

五、管理实施办法

1. 建立临终关怀病区　在有病床的社区卫生服务中心，应建立临终关怀病区。临终关怀病区尽可能要与别的病区分开，以免影响非临终患者。临终关怀病区的建设应有一定的辅助设施，如死亡教育室、往生室和祈祷室等。临终关怀病区应建在离太平间不太远的地方，方便临终者尸体的搬运与存放。

2. 培养临终关怀人才　实施临终关怀服务，需要培养相应的专门人才，且应建立多学科整合管理团队，既各负其责，又可协同服务。从事临终关怀服务的医护人员，应掌握老年病学、全科医学、老年康复学、老年护理学、老年心理学、老年社会学和宗教学等相关学科的知识和技能，应有良好的交流沟通能力和职业道德修养。

3. 建立临终关怀服务的标准规范　建立社区临终关怀服务的标准规范是时代发展的要求，也是适应老龄化社会发展的必然选择。由于我国的临终关怀服务尚处于起步阶段，医疗服务的主管部门应积极行动起来，尽早规范临终关怀服务的模式标准，也是解决看病难、看病贵的一项重要举措，也会对缓解或消除医患矛盾产生积极的影响。

4. 积极进行临终关怀服务的宣传　我国由于长期受儒教、道教和佛教思想的影响，人们都避讳谈论死亡。也由于长期受孝道文化思想的熏陶，子女对即使是毫无治疗希望的老人也会倾其所有四处求医，希望会有奇迹出现，结果往往是人财两空。在这种情况下，进行有关临终关怀服务方面的教育是非常必要的，国家和政府应加大对临终关怀服务的宣传力度，加强对老百姓的死亡教育，选择优死天经地义，无可厚非。

5. 建立临终关怀服务的法律保障制度　迄今为止，我国还没有有关临终关怀方面的法律保障制度，能否实施安乐死，如何建立预嘱或遗嘱等都有待于法律条文的明确规定，只有建立临终关怀服务的法律保障制度，临终关怀服务才会得到迅速、广泛和深入的开展。

临终关怀是医务人员的职责，也是全社会共同的责任。临终患者需要照护，临终患者家属同样需要照护。根据临终患者及其家属的心理特点，医护人员应采用良好的沟通技巧，帮助患者家属制订周密的照护计划，合理安排时间，精心照护好处于生命最后时刻的临终患者。我们期待国家加大投入，发挥社会团队的力量，加强临终照护的管理，这必将有利于人类社会的可持续发展，有利于促进社会的和谐与进步。

（宋岳涛）

附录　多学科整合管理中常用的评估表

在老年病的多学科整合管理中，常常要对老年人的功能状况作出全面评估，其中包括对老年人营养状况、躯体功能、精神心理、社会、环境、常见老年综合征和老年问题的评估。评估的方法多种多样，常用的是评估量表或评估问卷。本章只列出最常使用的一些评估量或评估问卷。

附表 4-1　MiNi 营养评估（MNA）

序号	筛查项目	评分方法	得分
1	在过去的 3 个月由于食欲下降、消化系统问题、咀嚼或吞咽困难，使食物摄入减少吗？	0 = 严重的食物摄入减少 1 = 中度的食物摄入减少 2 = 食物摄入无改变	
2	在最近的 3 个月中有体重减轻	0 = 体重减轻 >3kg 1 = 不知道 2 = 体重减轻 1~3kg 3 = 无体重减轻	
3	移动	0 = 只能在床或椅子上活动 1 = 能离开床或椅子，但不能外出 2 = 可以外出	
4	在过去的 3 个月中，遭受心理压力或急性疾病	0 = 是 2 = 否	
5	神经心理问题	0 = 严重的精神紊乱或抑郁 1 = 中等程度的精神紊乱 2 = 无神经心理问题	
6	体质指数（BMI）（kg/m²）	0 = BMI < 19 1 = 19 ≤ BMI < 21 2 = 21 ≤ BMI < 23 3 = BMI ≥ 23	

筛查分数（总分：14 分）：≥12 分，正常 – 无危险，不需要完成评估；≤11 分，可能有营养不良，继续进行评估；≤7 分营养不良

| 7 | 生活独立（不住在护理院或医院） | 0 = 否
1 = 是 | |

续 表

序号	筛查项目	评分方法	得分
8	每日服用 3 种以上的处方药	0 = 是 1 = 否	
9	压伤或皮肤溃疡	0 = 有 1 = 否	
10	患者每日进几餐（指一日三餐）	0 = 1 餐 1 = 2 餐 2 = 3 餐	
11	选择摄入蛋白质的消耗量： 　每日至少进食（牛奶、酸奶）中的一种（是，否） 　每周进食两种以上的豆类或蛋类（是，否） 　每日进食肉、鱼或禽类（是，否）	0.0 = 选择 0 或 1 个是 0.5 = 选择 2 个是 1.0 = 选择 3 个是	
12	每日食用 2 种以上的水果或蔬菜	0 = 否 1 = 是	
13	每日进食液体情况（水、果汁、咖啡、茶、奶等）	0.0 = 至少 3 杯 0.5 = 3 ~ 5 杯 1.0 = 超过 5 杯	
14	进食的方式	0 = 必须在帮助下进食 1 = 独自进食但有些困难 2 = 独自进食无任何问题	
15	对自己营养状况的认识	0 = 认为自己有营养不良 1 = 对自己的营养状况不确定 2 = 认为自己没有营养问题	
16	患者认为与其他的同龄人相比自己的健康状况如何	0.0 = 不好 0.5 = 不知道 1.0 = 一样好 2.0 = 更好	
17	上臂围 MAC（cm）	0.0 = MAC < 21 0.5 = 21 ≤ MAC < 22 1.0 = MAC ≥ 22	
18	小腿围 CC（cm）	0 = CC < 31 1 = CC ≥ 31	
19	清蛋白 ALB（g/L）	0.0 = ALB < 21　严重缺乏 0.5 = 21 ≤ ALB < 28　中度缺乏 1.0 = 28 ≤ ALB < 35　轻度缺乏 2.0 = ALB ≥ 35　正常	

续 表

序号	筛查项目	评分方法	得分
20	三头肌皮褶厚度（mm） 男性 8.3mm 女性 15.3mm	0.0 = <60% 严重亏损 0.5 = 60%~80% 中度亏损 1.0 = 80%~90% 轻度亏损 2.0 = >90% 正常	

总分（满分 34 分）：

结果评价≥23.5 分：无营养不良

       17~23.5 分：有营养不良的危险

       <17 分：营养不良

附表 4-2 视力评估

序号	筛查项目	评分方法	得分
1	目前您阅读、行走和看电视时，觉得吃力吗？	0 = 是 1 = 否	
2	目前您看东西时觉得有东西遮挡或视物有缺损吗？	0 = 是 1 = 否	
3	目前您看东西时事物变形、扭曲吗？	0 = 是 1 = 否	

总分：

结果评价：≤1 分：视力差

         2 分：视力较差

         3 分：视力良好

附表 4-3 听力评估

序号	筛查项目	评分方法	得分
1	是不是别人总抱怨您把电视机或收音机的声音开得太大？	0 = 是 1 = 否	
2	是不是经常需要别人重复所说的话？	0 = 是 1 = 否	
3	是不是感到听电话或手机有困难？	0 = 是 1 = 否	

总分：

结果评定：≤1 分：听力差

         2 分：听力较差

         3 分：听力良好

附表 4-4　吞咽障碍程度分级

严重程度	分级及评估内容
重度 （不能经口进食）	1 级：吞咽困难或不能吞咽，不适合做吞咽训练 2 级：大量误吸，吞咽困难或不能吞咽，适合做吞咽基础训练 3 级：如做好准备可减少误吸，可进行进食训练
中度 （经口及辅助营养）	4 级：作为兴趣进食可以，但营养摄取仍需非口途径 5 级：仅 1~2 顿的营养摄取可经口 6 级：3 顿的营养摄取均可经口，但需补充辅助营养
轻度 （可经口营养）	7 级：如为能吞咽的食物，3 顿均可经口摄取 8 级：除少数难吞咽的食物，3 顿均可经口摄取 9 级：可吞咽普通食物但需给予指导
正常	10 级：进食、吞咽能力正常

总分：

评价：无效：治疗前后无变化

　　　有效：吞咽障碍明显改善，吞咽分级提高Ⅰ级

　　　明显：吞咽障碍缓解Ⅱ级，或接近正常

附表 4-5　吞咽困难功能分级

分级	评估内容
Ⅰ级	完全胃管进食
Ⅱ级	口腔与胃管混合进食
Ⅲ级	完全口腔进食，但需辅以代偿和适应等方法
Ⅳ级	完全口腔进食，无需代偿适应等方法

总分：

评价：无效：治疗前后无变化

　　　有效：吞咽障碍明显改善，吞咽分级提高Ⅰ级

　　　显效：吞咽障碍缓解Ⅱ级，或接近正常

附表4-6 洼田饮水试验

分级	评估内容
1级（优）	能顺利地1次将水咽下
2级（良）	分2次以上，能不呛咳地咽下
3级（中）	能1次咽下，但有呛咳
4级（可）	分2次以上咽下，但有呛咳
5级（差）	频繁呛咳，不能全部咽下

正常：1级，5秒之内
可疑：1级，5秒以上或2级
异常：3、4、5级

评价：患者端坐，喝下30ml温开水，观察所需时间和呛咳情况
　　　治愈：吞咽障碍消失，饮水试验评定1级
　　　有效：吞咽障碍明显改善，饮水试验评定2级
　　　无效：吞咽障碍改善不明显，饮水试验评定3级以上

附表4-7 洼田吞咽能力评定法

分级	评估内容
1级	任何条件下均有吞咽困难或不能吞咽
2级	3个条件均具备则误吸减少
3级	具备2个条件则误吸减少
4级	如选择适当食物，则基本上无误吸
5级	如注意进食方法和时间基本上无误吸
6级	吞咽正常

评价：无效：治疗前后无变化
　　　有效：吞咽障碍明显改善，吞咽分级提高Ⅰ级
　　　显效：吞咽障碍缓解Ⅱ级，或接近正常

附表4-8 基本日常生活能力评估——Barthel 指数（BI）

序号	项目	填表说明	评分	得分
1	排便	指1周内情况 偶尔=1周1次	0=失禁 5=偶尔失禁 10=能控制	
2	排尿	指24～48小时情况 "偶尔"指<1次/天，插尿管的患者 能独立管理尿管也给10分	0=失禁 5=偶尔失禁 10=能控制	
3	修饰	指24～48小时情况 由看护者提供工具也给5分，如挤好 牙膏，准备好水等	0=需帮助 5=独立洗脸、刷牙、剃须	
4	用厕	患者应能自己到厕所及离开，5分指能 做某些事	0=依赖别人 5=需部分帮助 10=自理	
5	吃饭	能吃任何正常饮食（不仅是软食），食 物可由其他人做或端来，5分指别人加 好菜后患者自己吃	0=依赖别人 5=需部分帮助（夹菜、盛饭） 10=全面自理	
6	移动	指从床到椅子然后回来 0分=坐不稳，须两个人搀扶 5分=1个强壮的人/熟练的人/2个人 帮助，能站立	0=完全依赖，不能坐 5=需大量帮助（2人）、能坐 10=需少量帮助（1人）或指导 15=自理	
7	活动 （步行）	指在院内、屋内活动，可以借助辅助 工具，如果用轮椅，必须能拐弯或自 行出门而不需帮助 10分=1个未经训练的人帮助，包括 监督或帮助	0=不能动 5=在轮椅上独立活动 10=需1人帮助步行（体力或语言指导） 15=独自步行（可用辅助工具）	
8	穿衣	应能穿任何衣服 5分=需别人帮助系扣、拉链等，但患 者能独立披上外套	0=依赖 5=需部分帮助 10=自理（系解纽扣、拉链、穿鞋等）	
9	上楼梯	10分=可独立借助辅助工具上楼	0=不能 5=需帮助（体力或语言指导） 10=自理	
10	洗澡	5分=必须能不看着进出浴室，自己擦 洗；淋浴不需帮助或监督，独立完成	0=依赖 5=自理	

总分：

日常生活能力评价：满分为100分，得分越高，独立性越好，依赖性越小

ADL能力缺陷程度：0～20分：极严重功能缺陷；25～45分：严重功能缺陷；50～70分：中度功能缺陷；75～95分：轻度功能缺陷；100分：能自理

卒中评价：50～100分：轻度卒中；15～45分：中度卒中；0～10分：重度卒中

附表 4-9　Lawton-Brody 工具性日常生活活动功能评估量表

	项目	评分	得分
购物	独立完成所有购物需求	1	
	独立购买日常生活用品	0	
	每一次上街购物都需要人陪伴	0	
	完全不上街购物	0	
	能做比较繁重的家务或需偶尔做家务（如搬动沙发、擦地板、擦窗户）	1	
	能做比较简单的家务，如洗碗、铺床、叠被	1	
家务	能做家务，但不能达到可被接受的整洁程度	1	
	所有家务都需要别人协助	1	
	完全不能做家务	0	
	可独立处理财务	1	
理财	可以处理日常的购物，但需要别人的协助与银行的往来或大宗买卖	1	
	不能处理财务	0	
	能独立计划、烹煮和摆设一顿适当的饭菜	1	
食物	如果准备好一切的佐料，会做一顿适当的饭菜	0	
储备	会将已作好的饭菜加热	0	
	需要别人把饭菜做好、摆好	0	
	能够自己搭乘公共交通工具或自己开车、骑车	1	
	可搭计程车或公共交通工具	1	
交通	能够自己搭计程车但不会搭乘公共交通工具	1	
	当有人陪伴可搭乘计程车或公共交通工具	0	
	完全不能出门	0	
	独立使用电话，含查电话簿、拨号等	1	
使用	仅可拨熟悉的电话号码	1	
电话	仅会接电话，不会拨电话	1	
	完全不会使用电话或不适用	0	
	自己清洗所有衣物	1	
洗衣	只清洗小件衣物	1	
	完全依赖他人洗衣服	0	
	能自己负责在正确时间用正确的药物	1	
服药	如果事先准备好服用的药物分量，可自行服用	0	
	不能自己服药	0	

总分（8 分）：

评价：8 分：正常；6~7 分：轻度依赖；3~5 分：中度依赖；≤2 分：严重依赖

附表 4-10   简易智能评估量表（MMSE）

检查的功能项目	序号	评估项目	评分方法	得分
	1	今年是哪一年	答对 1 分，答错或拒答 0 分	
	2	现在是什么季节	同上	
时间 定向力	3	现在是几月份	同上	
	4	今天是几号	同上	
	5	今天是星期几	同上	
	6	这是什么城市（名）	同上	
	7	这是什么区（城区名）	同上	
地点 定向力	8	这是什么医院（医院名或胡同名）	同上	
	9	这是第几层楼	同上	
	10	这是什么地方（地址、门牌号）	同上	

现在我告诉您三种东西的名称，我说完后请您重复一遍。请您记住这三种东西：树木、钟表和汽车，过一会儿我还要问您（请说清楚，每样东西一秒钟）

记忆力	11	复述：树木	同上	
	12	复述：钟表	同上	
	13	复述：汽车	同上	

现在请您算一算，从 100 中减去 7，然后从所得的数算下去，请您将每减一个 7 后的答案告诉我，直到我说"停"为止

	14	计算 100 − 7	答 93 给 1 分，否则为 0 分	
	15	计算 93 − 7	答 86 给 1 分，否则为 0 分	
注意力和计算力	16	计算 86 − 7	答 79 给 1 分，否则为 0 分	
	17	计算 79 − 7	答 72 给 1 分，否则为 0 分	
	18	计算 72 − 7	答 65 给 1 分，否则为 0 分	

如前一项计算错误，但在错误得数基础上减 7 正确者仍给相应得分

现在请您说出刚才我让您记住的是哪三种东西？

回忆力	19	回忆：树木	答对 1 分，答错或拒答 0 分	
	20	回忆：钟表	同上	
	21	回忆：汽车	同上	

检查的功能项目	序号	评估项目	评分方法	得分
	22	检查者出示手表问受试者这是什么？	同上	
	23	检查者出示铅笔问受试者这是什么？	同上	
	24	请您跟我说"四十四只石狮子"	能正确说出 1 分，否则 0 分	
	25	检查者给受试者一张卡片，上面写着"请闭上您的眼睛"请您念一念这句话，并按上面的意思去做	能正确说出并能做到 1 分，不正确说出，也不能做到 0 分	

我给您一张纸，请您按我说的去做。现在开始，用右手拿着这张纸，用两只手把它对折起来，然后将它放在您的左腿上

语言能力	26	用右手拿着这张纸	正确给 1 分，错误给 0 分	
	27	用两只手将纸对折	能对折 1 分，不能为 0 分	
	28	将纸放在左腿上	放对给 1 分，否则为 0 分	
	29	请您写一个完整的句子	能正确写出 1 分，否则为 0 分	
	30	请您照着下面图案样子把它画下来：	正常为 1 分，错误为 0 分	

总分：

评价标准（满分 30 分）：正常与不正常的分界值与受教育程度有关：文盲（未受教育）组 17 分；小学（受教育年限≤6 年）组 20 分；中学或以上（受教育年限＞6 年）组 24 分分界值以下为有认知功能缺陷，以上为正常

附表 4-11　画钟试验（CDT）

指令	三分法标准	四分法标准	五分法标准
先画好一个圆表示表盘，再让在表盘上填上所有的数字，最后让标出一个具体的时点	1. 轮廓（1 分）：表面是个圆 2. 数字（1 分）：所有的数字完整，顺序正确且在所属的象限 3. 指针（1 分）：两个指针指向正确的时间，时针需短于分针，指针的中心交点在或接近表的中心	1. 画出封闭的圆（表盘）1 分 2. 表盘的 12 个数字正确 1 分 3. 将数字安置在表盘的正确位置 1 分 4. 将指针安置在正确的位置 1 分	1. 画出封闭的圆（表盘）1 分 2. 表盘的 12 个数字正确 1 分 3. 将数字安置在表盘的正确位置 1 分 4. 画出两个指针 1 分 5. 将指针安置在正确的位置 1 分

附表 4-12　简易智力状态评估量表（The Mini Cog）

序号	评估内容	评估标准
1	请受试者仔细听和记住 3 个不相关的词，然后重复	
2	请受试者在一张空白纸上画出钟的外形，标好时钟数，给受试者一个时间让他或她在时钟上标出来	CDT 正确：能正确标明时钟数字位置和顺序，正确显示所给定的时间
3	请受试者说出先前所给的 3 个词	CDT 能记住每个词给 1 分

总分：

评价：0 分：3 个词一个也记不住，定为痴呆；

　　　1~2 分：能记住 3 个词中的 1~2 个，CDT 正确，认知功能正常；CDT 不正确，认知功能缺损

　　　3 分：能记住 3 个词，不定为痴呆

附表 4-13　蒙特利尔认知评估（MoCA）

姓名：＿＿＿＿＿＿　性别：＿＿＿＿　出生日期：＿＿＿＿＿　教育水平：＿＿＿＿＿　检查日期：＿＿＿＿＿

视空间与执行功能		复制立方体	画钟表（11点过10分）（3分）	得分

视空间与执行功能部分：
戊（结束）　甲　⑤　乙　②　①（开始）　丁　④　③　丙

【　】　　　【　】　　　复制立方体【　】　　　轮廓【　】　数字【　】　指针【　】　　__/5

命　名	

狮子【　】　　犀牛【　】　　骆驼【　】　　__/3

记　忆	读出下列词语，而后由患者重复上述过程重复2次 5分钟后回忆		面孔	天鹅绒	教堂	菊花	红色	不计分
		第一次						
		第二次						

注　意	读出下列数字，请患者重复（每秒一个）	顺背【　】 2 1 8 5 4　倒背【　】 7 4 2	__/2

读出下列数字，每当数字1出现时，患者必须用手敲打一下桌面，错误数大于或等于2不给分
【　】 5 2 1 3 9 4 1 1 8 0 6 2 1 5 1 9 4 5 1 1 1 4 1 9 0 5 1 1 2　__/1

100连结减7　【　】93　【　】86　【　】79　【　】72　【　】65
4–5个正确给3分，2–3个正确给2分，1分正确给1分，全部错误为0分　__/3

语　言	重复：我只知道今天张亮是来帮过忙的人【　】　　狗在房间的时候，猫总是躲在沙发下面【　】	__/2

流畅性：在1分钟内尽可能多的说出动物的名字　【　】＿＿＿（N≥11名称）　__/1

抽　象	词语相似性：如香蕉–桔子＝水果　[　]火车–自行车　[　]手表–尺子	__/2

延迟回忆	回忆时不能提示	面孔【　】	天鹅绒【　】	教堂【　】	菊花【　】	红色【　】	仅根据非提示回忆计分	__/5
选　项	分类提示							
	多选提示							

定　向	【　】日期　【　】月份　【　】年代　【　】星期几　【　】地点　【　】城市	__/6

总分　＿＿/30

附表 4-14　社会支持评定简表

序号	评估项目	评分标准	得分
1	您有多少关系密切、可以得到支持和帮助的朋友？	0 = 1 个也没有 1 = 1 ~ 2 个 2 = 3 个或以上	
2	近一年来您	0 = 远离他人，且独居一室 1 = 住处经常变动，多数时间不和家人住在一起 2 = 和家人住在一起	
3	您遇到烦恼时的求助方式	0 = 只靠自己 1 = 有时请求别人帮助 2 = 有困难时经常向家人、亲友、组织求援	
4	周围的人是否有打骂您的现象发生？	0 = 是 1 = 否	

总分：

评价标准（满分 7 分）：≤2 分　较少支持

　　　　　　　　　　3 ~ 5 分　一般支持

　　　　　　　　　　≥6 分　满意支持

附表 4-15　社会支持评定量表（SSRS）

序号	评估项目	评估选项	评分标准	得分
1	您有多少关系密切、可以得到支持和帮助的朋友？（只选一项）	①1 个也没有	1	
		②1 ~ 2 个	2	
		③3 ~ 5 个	3	
		④6 个或 6 个以上	4	
2	近一年来您（只选一项）	①远离他人，且独居一室	1	
		②住处经常变动，多数时间和陌生人住在一起	2	
		③和同学、同事或朋友住在一起	3	
		④和家人住在一起	4	
3	您与邻居（只选一项）	①相互之间从不关心，只是点头之交	1	
		②遇到困难可能稍微关心	2	
		③有些邻居很关心您	3	
		④大多数邻居都很关心您	4	

续　表

序号	评估项目	评估选项	评分标准	得分
4	您与同事（只选一项）	①相互之间从不关心，只是点头之交	1	
		②遇到困难可能稍微关心	2	
		③有些同事很关心您	3	
		④大多数同事都很关心您	4	
5	从家庭成员得到的支持和照顾（在合适的框内画"√"）	A. 夫妻（恋人） B. 父母 C. 儿女 D. 兄弟姐妹 E. 其他成员（如嫂子）	每项从无/极少/一般/全力支持分别计1~4分	
6	过去，在您遇到急难情况时，曾经得到的经济支持和解决实际问题的帮助的来源有	①无任何来源	0	
		②下列来源（可选多项） A. 配偶；B. 其他家人；C. 亲戚；D. 朋友；E. 同事；F. 工作单位；G. 党团工会等官方或半官方组织；H. 宗教、社会团体等非官方组织；I. 其他（请列出）	有几个来源就计几分	
7	过去，在您遇到急难情况时，曾经得到的安慰和关心的来源有	①无任何来源	0	
		②下列来源（可选多项） A. 配偶；B. 其他家人；C. 亲戚；D. 朋友；E. 同事；F. 工作单位；G. 党团工会等官方或半官方组织；H. 宗教、社会团体等非官方组织；I. 其他（请列出）	有几个来源就计几分	
8	您遇到烦恼时的倾诉方式（只选一项）	①从不向任何人诉述	1	
		②只向关系极为密切的1~2人诉述	2	
		③如果朋友主动询问您会说出来	3	
		④主动诉述自己的烦恼，以获得支持和理解	4	
9	您遇到烦恼时的求助方式（只选一项）	①只靠自己，不接受别人帮助	1	
		②很少请求别人帮助	2	
		③有时请求别人帮助	3	
		④有困难时经常向家人、亲友、组织求援	4	

续　表

序号	评估项目	评估选项	评分标准	得分
10	对于团体（如党团组织、宗教组织、工会、学生会等）组织活动（只选一项）	①从不参加	1	
		②偶尔参加	2	
		③经常参加	3	
		④主动参加并积极活动	4	

总分：

得分（满分40分）：客观支持分：2、6、7条评分之和

　　　　　　　　　主观支持分：1、3、4、5条评分之和

　　　　　　　　　对支持的利用度：8、9、10条评分之和

评价标准：分数越高，社会支持度越高，一般认为

　　　　　<20分，为获得社会支持较少

　　　　　20~30分，为具有一般的社会支持度

　　　　　30~40分，为具有满意的社会支持度

附表4-16　老年经济状况评估

序号	评估项目	评分标准	得分
1	您是否有固定收入?	1 = 是 0 = 否	
2	您的医疗费用是否可有其他人来支付?	1 = 是 0 = 否	
3	您的钱是否能满足您的一般需求?	1 = 是 0 = 否	

得分：

评价标准（满分3分）：≤1分：较差；2分：一般；3分：良好

附表 4-17　家庭危险因素评估工具（HFHA）及干预建议

Ⅰ. 对室内灯光的评估与建议

序号	评估内容	评估结果	建议
1	居室灯光是否合适？	□是 □否	灯光不宜过亮或过暗
2	楼道与台阶的灯光是否明亮？	□是 □否	在通道和楼梯处使用 60 瓦的灯泡；通道上宜装有光电效应的电灯
3	电灯开关是否容易打开？	□是 □否	应轻松开关电灯
4	在床上是否容易开灯？	□是 □否	在床上应很容易开灯
5	存放物品的地方是否明亮？	□是 □否	在黑暗处应安装灯泡，从亮处到暗处应稍候片刻

Ⅱ. 对地面（板）的评估与建议

序号	评估内容	评估结果	建议
1	地面是否平整？	□是 □否	地面不宜高低不平，如有应以斜坡代替；室内不应有门槛
2	地毯（垫）是否平放，没有皱褶和边缘卷曲？	□是 □否	确保地毯（垫）保持良好状态，去除破旧或卷曲的地毯
3	地板的光滑度和软硬度是否合适？	□是 □否	地面（板）不宜光滑，可以刷防滑的油漆，可铺地毯
4	地板垫子是否无滑动？	□是 □否	除去所有松动的地垫，或者将他们牢牢固定在地上，并且贴上防滑地衬垫
5	一有溢出液体是否立即抹干？	□是 □否	一有溢出的液体立即将其擦干净
6	地面上是否放置杂乱的东西？	□是 □否	地面上应整洁，尽可能不放或少放东西，应清除走廊障碍物
7	通道上是否没有任何电线？	□是 □否	通道上不应有任何电线

Ⅲ. 对卫生间的评估与建议

序号	评估内容	评估结果	建议
1	在浴缸或浴室内是否使用防滑垫?	□是 □否	在湿的地面易滑倒,浴室内应使用防滑垫,在浴缸内也应使用防滑材料
2	洗刷用品是否放在容易拿到的地方?	□是 □否	洗刷用品应放在容易拿到的地方,以免弯腰或伸得太远
3	在马桶周围、浴缸或淋浴间是否有扶手?	□是 □否	应装合适的扶手
4	是否容易在马桶上坐下和站起来?	□是 □否	如马桶过低,或老人不易坐下和站起来,应加用马桶增高垫,并在周围装上合适的扶手
5	浴缸是否过高?	□是 □否	浴缸不宜过高。如过高,应加用洗澡凳或洗澡椅等

Ⅳ. 对厨房的评估与建议

序号	评估内容	评估结果	建议
1	是否不用攀爬、弯腰或影响自己的平衡就可很容易取到常用的厨房用品?	□是 □否	整理好厨房,以便能更容易取到最常用的厨具;可配用手推托盘车。如必须上高处取物,请用宽底座和牢靠的梯子
2	厨房内灯光是否明亮?	□是 □否	灯光应明亮
3	是否常将溢出的液体立刻抹干净?	□是 □否	应随时将溢出的液体抹干净
4	是否有良好的通风设备来减少眼睛变模糊的危险性?	□是 □否	留置通风口,安装厨房抽油烟机或排气扇,做饭时更应通风
5	是否有烟雾的报警装置?	□是 □否	应装烟雾报警装置
6	是否有家用灭火器?	□是 □否	应配家用灭火器

Ⅴ. 对客厅的评估与建议

序号	评估内容	评估结果	建议
1	是否可以容易地从沙发椅上站起来？	□是 □否	宜用高度适宜又有坚固扶手的椅子
2	过道上是否没有放置任何电线、家具和凌乱的东西？	□是 □否	不可在过道上放置电话线、电线和其他杂物
3	家具是否放置在合适的位置，使您开窗或取物时不用把手伸得太远或弯腰？	□是 □否	家具应放置在合适的位置，地面应平整、防滑和安全
4	窗帘等物品的颜色是否与周围环境太相近？	□是 □否	窗帘等物品的颜色尽可能鲜艳，与周围环境应有明显区别

Ⅵ. 对卧室的评估与建议

序号	评估内容	评估结果	建议
1	室内是否有安全隐患，如过高或过低的椅子、杂乱的家居物品等？	□是 □否	卧室的地板上不要放东西；要把卧室内松动的电话线和电线系好，通道上不得有杂乱物品；椅子高度应合适
2	室内有无夜间照明设施？是否可以在下床前开灯？	□是 □否	床边安一盏灯，考虑按钮灯或夜明灯。夜晚最好在床边放一只手电筒
3	室内有无紧急呼叫设施？	□是 □否	安装紧急呼叫器
4	是否容易上、下床？	□是 □否	床高度应适中，较硬的床垫可方便上下床；下床应慢，先坐起再缓慢站立
5	卧室内是否有电话？	□是 □否	卧室内应装部电话或接分机，放在床上就可够着的地方
6	您的电热毯线是否已安全地系好，不会使您绊倒？按钮是否可以在床上够得着？	□是 □否	应将线系好，按钮应装在床上就可够得着的位置
7	床罩是否没有绳圈做的穗？	□是 □否	床罩上不应有穗或绳等
8	如果您使用拐杖或助行器，它们是否放在您下床前很容易够得着的地方？	□是 □否	将拐杖或助行器放在较合适的地方

VII. 对楼梯、台阶、梯子的评估与建议

序号	评估内容	评估结果	建议
1	是否能清楚地看见楼梯的边缘?	□是 □否	楼梯与台阶处需要额外的照明,并应明亮;楼梯灯尽量使用自动开关
2	楼梯与台阶的灯光是否明亮?	□是 □否	
3	楼梯上下是否有电灯开关?	□是 □否	
4	每一级楼梯的边缘是否安装防滑踏脚?	□是 □否	在所有阶梯上必须至少一边有扶手,每一级楼梯的边缘应装防滑踏脚
5	楼梯的扶手是否坚固?	□是 □否	扶手必须坚固
6	折梯和梯凳是否短而稳固,且梯脚装上防滑胶套?	□是 □否	尽量避免使用梯子,如需用时最好有人在旁;折梯应保持良好状态,最好用有扶手的梯子,保证安全

VIII. 对老人衣服和鞋子的评估与建议

序号	评估内容	评估结果	建议
1	是否穿有防滑鞋底的鞋子?	□是 □否	鞋子或拖鞋上应有防滑鞋底和凸出的纹路
2	鞋子是否有宽大的鞋跟?	□是 □否	鞋子上应有圆形宽大的鞋跟
3	在房屋以外的地方是否穿得是上街的鞋子而不是拖鞋?	□是 □否	避免只穿袜子、宽松的拖鞋、皮底或其他滑溜鞋底的鞋子和高跟鞋
4	穿的衣服是否合身和没有悬垂的绳子或褶边?	□是 □否	衣服不宜太长,以免绊倒(尤其是睡衣)
5	是否坐着穿衣?	□是 □否	穿衣应坐下,而不要一条腿站立

IX. 对住房外面的评估与建议

序号	评估内容	评估结果	建议
1	阶梯的边缘是否已清楚标明？	□是 □否	应在阶梯的前沿漆上不同的颜色，确保所有外面的阶梯极易看到
2	阶梯的边缘是否有自粘的防滑条？	□是 □否	阶梯边缘应贴上防滑踏脚
3	阶梯是否有牢固且容易抓的扶手？	□是 □否	阶梯应有牢固且容易抓的扶手
4	房子周围的小路情况是否良好？	□是 □否	应保持小路平坦无凹凸；清除小路上的青苔与树叶，路潮湿时要特别小心
5	夜晚时小路与入口处灯光是否明亮？	□是 □否	小路与入口处晚上应有明亮的照明
6	车库的地板是否没有油脂和汽油？	□是 □否	车库的地板应没有油脂和汽油
7	房子周围的公共场所是否修缮良好？	□是 □否	公共场所应修缮良好

附表 4-18　跌倒风险评估工具 1（FRA-1）

评估项目	权重	得分	评估项目	权重	得分
运动			用药史		
步态异常/假肢	3		新药	1	
行走需要辅助设施	3		心血管药物	1	
行走需要旁人帮助	3		降压药	1	
跌倒史			镇静催眠药	1	
有跌倒史	2		戒断治疗	1	
因跌倒住院	3		糖尿病用药	1	
精神不稳定状态			抗癫痫药	1	
谵妄	3		麻醉药	1	
痴呆	3		其他	1	
兴奋/行为异常	2		相关病史		
神志恍惚	3		精神科疾病	1	
自控能力			骨质疏松症	1	
失禁	1		骨折史	1	
频率增加	1		低血压	1	
保留导尿	1		药物/酒精戒断	1	
感觉障碍			缺氧症	1	
视觉受损	1		年龄 80 岁及以上	3	
听觉受损	1		总分：		
感觉性失语	1		评价标准		
其他情况	1		低危：1~2 分		
睡眠情况			中危：3~9 分		
多醒	1		高危：10 分及以上		
失眠	1				
夜游症	1				

附表4-19 跌倒风险评估工具2（FRA-2）

检查项目	跌倒风险筛查评估		分值	得分
1. 跌倒史	患者以跌倒入院或入院后发生过跌倒？ 如没有，近2个月有无跌倒？		是 = 6	
2. 精神状态	患者意识错乱？（如不能做决定、思维混乱、记忆力障碍） 患者定向力障碍？（如认识缺乏、时间地点或人鉴别障碍） 患者焦虑？（如害怕、易感动、多动或焦虑）		是 = 14	
3. 视力	患者需要不间断戴眼镜？ 患者报告视物模糊？ 患者有青光眼、白内障或黄斑变性？		是 = 1	
4. 如厕	排尿有无变化？（例如频率、失禁、遗尿）		是 = 2	
5. 转位分数 （TS）（从床 到椅的移动 方式）	不能——不能维持坐姿；需机械搀扶 大帮助——需要一个技术人员帮助或两个正常人 小帮助——需一个人帮助或监视 独立——使用辅助设备能独立移动	0 1 2 3	如果为0～ 3分，成绩 取7；如果 为4～6分， 成绩取0	
6. 运动得分	不能运动 借助轮椅 需要一人帮助（语言或体力上） 独立（但可使用辅助器械如手杖等）	0 1 2 3		

总分：

评价标准：0～5分：低风险；6～16分：中等风险；17～30分：高度风险

附表4-20 跌倒风险评估工具（FRA-3）

序号	评估项目	评估情况
1	起立行走测试 （timed up and go test） （46厘米高扶手椅，走3米）	□无法站立 _____秒 起身需扶椅臂： 转身困难： 使用行走辅具： □0 = 否 □1 = 是 □0 = 否 □1 = 是 □0 = 否 □1 = 是 <10秒自由活动；<20秒大部分可独自活动；20～29秒活动不稳定；>30秒活动障碍
2	功能伸展测试（functional reach）	_____厘米
3	行动 能力	单次最远行走距离 _____米 移动状态 0 = 可独立于户外行走 1 = 可户外行走但需人陪伴 2 = 只能于室内独立行走 3 = 只能于室内行走且需人陪伴 4 = 无法行走 辅具使用 0 = 无 1 = 单拐 2 = 三脚/四脚拐 3 = 助行器 4 = 轮椅

附表 4-21　老年谵妄的评估（CAM）

序号	评估项目	评估内容	评分标准	得分
1	急性发作且病程波动	1a. 与平常相比较，是否有任何证据显示患者精神状态产生急性变化？	否 =0　是 =1	
		1b. 这些不正常的行为是否在一天中呈现波动状态？症状来来去去或严重程度起起落落	否 =0　是 =1	
2	注意力不集中	患者是否集中注意力有困难？例如容易分心或无法接续刚刚说过的话	否 =0　是 =1	
3	思考缺乏组织	患者是否思考缺乏组织或不连贯？如杂乱或答非所问的对话、不清楚或不合逻辑的想法、或无预期的从一个主题跳到另一个主题	否 =0　是 =1	
4	意识状态改变	整体而言，您认为患者的意识状态为过度警觉、嗜睡木僵或昏迷	否 =0　是 =1	

总分：

评价标准：1a + 1b + 2 皆为"是"，且 3 或 4 任何一项为"是"，即为谵妄

附表 4-22　老年抑郁量表（GDS-5）

评估内容	评分标准	得分
过去一星期中：	○ 无法评估	
1. 基本上，您对您的生活满意吗？	是 =0　否 =1	
2. 您是否常常感到厌烦？	否 =0　是 =1	
3. 您是否常常感到无论做什么，都没有用？	否 =0　是 =1	
4. 您是否比较喜欢待在家里而较不喜欢外出及不喜欢做新的事？	否 =0　是 =1	
5. 您是否感觉您现在活得很没有价值？	否 =0　是 =1	

总分：

评价标准（满分 5 分）：≤1 分：正常

≥2 分：抑郁情形

附表 4-23 老年抑郁量表（GDS-15）

项　目	评分标准		得分
	1	0	
过去一星期中：			
1. 基本上，您对您的生活满意吗？	否	是	
2. 您是否常感到厌烦？	是	否	
3. 您是否常常感到无论做什么都没有用？	是	否	
4. 您是否比较喜欢在家里而较不喜欢外出及不喜欢做新的事？	是	否	
5. 您是否感到您现在生活得没有价值？	是	否	
得分（≥2 异常）			
6. 您是否减少很多活动和嗜好？	是	否	
7. 您是否觉得您的生活很空虚？	是	否	
8. 您是否大部分时间精神都很好？	否	是	
9. 您是否害怕将有不幸的事情发生在您身上？	是	否	
10. 您是否大部分时间都感到快乐？	否	是	
11. 您是否觉得您比大多数人有较多记忆的问题？	是	否	
12. 您是否觉得"现在还能活着"是很好的事情？	否	是	
13. 您是否觉得精力充沛？	否	是	
14. 您是否觉得您现在的情况是没有希望？	是	否	
15. 您是否觉得大部分人都比您幸福？	是	否	

总分（满分 15 分）：

评价标准：1~4 分：不考虑抑郁

5~9 分：可能抑郁症

≥10 分：抑郁症

附表 4-24 焦虑自评量表（SAS）

提示	每题按过去一周内症状出现的频度分四个等级：0 = 没有或很少时间；1 = 小部分时间；2 = 相当多时间；3 = 绝大部分或全部时间					

序号	评估内容	自评选项				得分
1	我觉得比平时容易紧张和着急	0	1	2	3	
2	我无缘无故地感到害怕（恐惧）	0	1	2	3	
3	我容易心里烦乱或觉得惊恐（惊恐）	0	1	2	3	
4	我觉得我可能将要发疯（发疯感）	0	1	2	3	
5	我觉得一切都很好，也不会发生什么不幸（不幸预感）	3	2	1	0	
6	我手脚发抖打颤（手足颤抖）	0	1	2	3	
7	我因为头痛、颈痛和背痛而苦恼（躯体疼痛）	0	1	2	3	
8	我感觉容易衰弱和疲乏（乏力）	0	1	2	3	
9	我觉得心平气和，并且容易安静坐着（静坐不能）	3	2	1	0	
10	我觉得心跳很快（心悸）	0	1	2	3	
11	我因为一阵阵头晕而苦恼（头晕）	0	1	2	3	
12	我有晕倒发作或觉得要晕倒似的（晕厥感）	0	1	2	3	
13	我呼气吸气都感到很容易（呼吸困难）	3	2	1	0	
14	我手脚麻木和刺痛（手足刺痛）	0	1	2	3	
15	我因为胃痛和消化不良而苦恼（胃痛或消化不良）	0	1	2	3	
16	我常常要小便（尿频）	0	1	2	3	
17	我的手常常是干燥温暖的（多汗）	3	2	1	0	
18	我脸红发热（面部潮红）	0	1	2	3	
19	我容易入睡并且一夜睡得很好（睡眠障碍）	3	2	1	0	
20	我做噩梦（噩梦）	0	1	2	3	

总分：

备注：①20 个条目中有 15 项是用负性词陈述的，按 1～4 顺序评分。其余 5 项（第 5，9，13，17，19 项）是用正性词陈述的，按 4～1 顺序反向计分

②SAS 的主要统计指标为总分。将 20 个项目的各个得分相加，即得粗分；用粗分乘以 1.25 以后取整数部分，就得到标准分，或者可以查表作相同的转换

③按照中国常模结果，SAS 标准分的分界值为 50 分，其中 50～59 分为轻度焦虑，60～69 分为中度焦虑，69 分以上为重度焦虑

附表 4-25　国际尿失禁咨询委员会尿失禁问卷表简表（ICI-Q-SF）

序号	评估项目	评估内容	评分	得分
1	出生日期	_____年____月____日		
2	性别	男□　　　女□		
3	您溢尿的次数？	从来不溢尿	0	
		一星期大约溢尿 1 次或经常不到 1 次	1	
		一星期溢尿 2～3 次	2	
		每天大约溢尿 1 次	3	
		一天溢尿数次	4	
		一直溢尿	5	
4	在通常情况下，您的溢尿量是多少（不管您是否使用了防护用品）	不溢尿	0	
		少量溢尿	2	
		中等量溢尿	4	
		大量溢尿	6	
5	总体上看，溢尿对您日常生活影响程度如何？	请在 0（表示没有影响）～10（表示有很大影响）之间的某个数字上画圈	0～10	
6	什么时候发生溢尿？（请在与您情况相符的空格画✓）	从不溢尿	□	
		在睡着时溢尿	□	
		在活动或体育运动时溢尿	□	
		在没有明显理由的情况下溢尿	□	
		未能到达厕所就会有尿液漏出	□	
		在咳嗽或打喷嚏时溢尿	□	
		在排尿完和穿好衣服时溢尿	□	
		在所有时间内溢尿	□	

总分：

ICI-Q-SF 评分：把第 3～5 个问题的分数相加为总分
评价标准：

　　　　0 分：无症状，不需要任何处理

　　　1～7 分：轻度尿失禁，不需要佩戴尿垫，到尿失禁咨询门诊就诊或电话咨询尿失禁咨询康
　　　　　　　复师进行自控训练

　　　8～14 分：中度尿失禁，需要佩戴尿垫，到尿失禁门诊就诊进行物理治疗或住院手术治疗

　　　15～21 分：重度尿失禁，严重影响正常生活和社交活动分，到专科医院或者老年医院治疗

附表 4-26　皮肤危险因子评估表（Braden Scale）

序号	评估项目	评分内容及评分标准				得分
		1	2	3	4	
1	意识状况	完全昏迷	昏迷但对痛有反应	清醒但部分感官受损	清醒正常	
2	清洁状况	失禁潮湿	失禁，更换每天 ≤3 次	失禁，每次更换	干燥、干净	
3	移动能力	完全限制不动	大部分不动	部分限制	没有限制	
4	活动能力	绝对卧床	仅限坐姿（轮椅）	经常下床	自由下床	
5	饮食状况	禁食	摄取量少 1200cal/d	特殊治疗饮食如 TPN、NG feeding	摄取量 ≥ 需要量	
6	摩擦力和剪力	有问题	潜在性问题	没问题		

总分（6~23 分）：

评价标准：≥16 分，每日皮肤评估一次

　　　　　15~12 分，2 小时翻身一次 + 皮肤评估

　　　　　≤11 分，2 小时翻身一次 + 皮肤评估 + 气垫床

附表 4-27　老年慢性疼痛的评估（数值评等量尺，NRS）

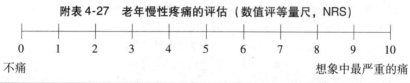

疼痛部位	分数		
	日期：	日期：	日期：
	/10	/10	/10
	/10	/10	/10
	/10	/10	/10

附表 4-28　多重用药评估

序号	药物名称	剂量与单位	给药途径	给药频率	备注
1					
2					
3					
4					
5					
6					
7					
8					
9					
10					

参 考 文 献

[1] 张建，范利. 老年医学. 北京：人民卫生出版社，2008.

[2] 郑松柏，朱汉民. 老年医学概论. 上海：复旦大学出版社，2010.

[3] 梁英，张涛，刘蕴玲，等. 老年常见疾病诊疗新进展. 济南：山东科学技术出版社，2010.

[4] 席焕久. 新编老年医学. 北京：人民卫生出版社，2001.

[5] 成蓓，曾尔亢. 老年病学. 北京：科学出版社，2004.

[6] 熊雪顺，李强，赵炬，等. 老年内分泌学. 北京：中国科学技术出版社，1999.

[7] 唐其柱，张永珍，刘昌慧. 临床老年心脏病学. 北京：科学技术文献出版社，2000.

[8] 郭云良，梅少平，武文英. 老年病学. 北京：科学出版社，2007.

[9] 李源. 老年病学. 西安：第四军医大学出版社，2005.

[10] 高焕民，柳耀泉，吕辉. 老年心理学. 北京：科学出版社，2007.

[11] 曲江川. 老年社会学. 北京：科学出版社，2007.

[12] 肖新丽，谢玉琳. 老年护理学. 北京：中国医药科技出版社，2009.

[13] 陈杏铁，张正义. 老年社会工作. 北京：中国人民大学出版社，2003.

[14] 宋岳涛. 老年综合评估. 北京：中国协和医科大学出版社，2012.

[15] 陈峥. 老年综合征管理指南. 北京：中国协和医科大学出版社，2010.

[16] 宋岳涛. 老年跌倒及其预防保健. 北京：中国协和医科大学出版社，2012.

[17] 王秋梅，刘晓红. 老年人综合评估的实施. 中华老年医学杂志，2012，31（1）：13 – 15.

[18] 陈亮恭，黄信彰. 中期照护：架构老年健康服务的关键. 台湾老年医学杂志，2007，3（1）：1 – 11.

[19] 宋岳涛. 老年病的多学科整合管理. 中国现代医生，2012，50（22）：118 – 120.

[20] 郑曦，刘前桂，高茂龙，等. 多学科整合式治疗管理模式在老年患者医疗管理中的应用研究. 中华老年多器官疾病杂志，2009，8（4）：338 – 344.

[21] RJA. Intermediate Care. British Geriatrics Society, 2008. http://www. bgs. org. uk/Home/Good Practice Guides/Intermediate Care.

[22] Gindin, J Walter-Ginzburg, A Geitzen, et al. Predictors of rehabilitation outcomes: a comparison of Israeli and Italian geriatric post-acute care (PAC) facilities using the minimum data set (MDS). J Am Med Dir Assoc, 2007, 8 (4): 233 – 242.

[23] Young J, Green J, Forster A, et al. Postacute care for older people in community hospitals: a multicenter randomized, controlled trial. J American Geriatr Assoc, 2007, 55: 1995 – 2002.

[24] Daniel Kam Yin Chan. Chan's Practical Geriatrics. Australia: BA Printing and Publishing services, 2006.

[25] David B Reuben, James T Pacala, Jane F Potter, et al. Geriatrics at Your Fingertips. 10th edition. New York: The American Geriatrics Society, 2008 – 2009, 203 – 270.

[26] Schultz D, Keyser D, Pincus HA. Developing interdisciplinary centers in aging: learning from the RAND/Hartford Building Interdisciplinary Geriatric Health Care Research Centers initiative. Acad Med, 2011, 86 (10): 1318 – 1324.

[27] Khan F, Amatya B, Hoffman K. Systematic review of multidisciplinary rehabilitation in patients with

multiple trauma. Br J Surg, 2012, 99 (Suppl 1): 88 – 96.

[28] Tan KY, Tan P, Tan L. A collaborative transdisciplinary "geriatric surgery service" ensures consistent successful outcomes in elderly colorectal surgery patients. World J Surg, 2011, 35 (7): 1608 – 1614.

[29] Fulmer T, Flaherty E, Hyer K. The geriatric interdisciplinary team training (GITT) program. Gerontol Geriatr Educ, 2003, 24 (2): 3 – 12.

[30] Joseph J Gallo, Hillary R Bogner, Terry Fulmer, et al. Handbook of Geriatric Assessment. America: Jones and Bartlett Publishers Inc, 2006.